中医疼痛学

主　编　刘方铭
副主编　师　彬　刘长信　唐学章　刘　垒　刘维菊　杨继国
编　委（按姓氏笔画排序）
　　　　于　慧（山东第一医科大学第一附属医院）
　　　　王锡友（北京中医药大学）
　　　　尹　聪（山东第一医科大学第一附属医院）
　　　　师　彬（山东第一医科大学附属颈肩腰腿痛医院）
　　　　刘　垒（山东第一医科大学第一附属医院）
　　　　刘长信（北京中医药大学东直门医院）
　　　　刘方铭（山东第一医科大学第一附属医院）
　　　　刘维菊（山东第一医科大学第一附属医院）
　　　　孙钦然（山东第一医科大学第一附属医院）
　　　　李国强（山东第一医科大学第一附属医院）
　　　　杨文龙（山东第一医科大学第一附属医院）
　　　　杨继国（山东中医药大学）
　　　　吴文庆（山东第一医科大学第一附属医院）
　　　　唐学章（中日友好医院）
　　　　崔晓鲁（山东第一医科大学第一附属医院）

科 学 出 版 社
北　京

内 容 简 介

本教材教授和传递的知识，是中医学对慢性疼痛的认知和诊疗康复预防技术，所以称《中医疼痛学》。教材分为上、下两篇共12章。上篇总论介绍了中医疼痛学理论基础，中医疼痛学核心技术常用的器械及其治疗作用、体表标志和治疗点定位，应用中医疼痛学核心技术治疗常用诊断技术，中医疼痛学核心技术治疗一般流程；下篇介绍了中医微创技术及敷熨蒸泡贴技术应用概述、头面疼痛、脊柱与关节病相关性疼痛、神经病理性疼痛和周围神经卡压综合征、慢性软组织损伤性疼痛、癌痛及内脏相关性疼痛、各种杂病所致的疼痛。

本教材适合多个交叉学科和专科教学应用，可用于针灸推拿学、中医学、中西医临床医学、康复医学等专业，也可用于西学中班和乡村医生培训班等。

图书在版编目（CIP）数据

中医疼痛学 / 刘方铭主编. -- 北京：科学出版社，2025.4. -- ISBN 978-7-03-081710-5

Ⅰ.R242

中国国家版本馆 CIP 数据核字第 20256TR237 号

责任编辑：周　园 / 责任校对：宁辉彩
责任印制：赵　博 / 封面设计：陈　敬

科学出版社 出版
北京东黄城根北街 16 号
邮政编码：100717
http://www.sciencep.com

中煤（北京）印务有限公司印刷
科学出版社发行　各地新华书店经销

*

2025 年 4 月第 一 版　开本：787×1092　1/16
2025 年 6 月第二次印刷　印张：13
字数：336 000
定价：66.00 元
（如有印装质量问题，我社负责调换）

前　　言

中医疼痛学是兼收中华各民族传统医药精华，近代又"衷中参西"的一门交叉学科。它历久弥新，但是自《黄帝内经》以来，再无系统性总结。

为落实国家《关于医教协同深化临床医学人才培养改革的意见》，适应新形势下我国中医药行业高等教育教学改革和中医药人才培养的需要，本教材结合中医药行业历版教材特别是 21 世纪以来全国高等中医药院校规划教材建设的经验，总结了全国中医药行业疼痛学从无到有的经验和探索，体现中医疼痛学理论实践的系统性、传承性和创新性。

由于以前没有这类高等教育教材，所以我们编写组暂称本教材为高校创新教材。

本教材规划过程中，校（院）教材办认真听取了教育部中医学、中药学等专业教学指导委员会相关专家的意见，结合中医药教育教学一线教师的反馈意见，加强顶层设计和组织管理，在多版相关学科优秀教材的基础上，进一步明确了"正本清源，突出中医药特色，弘扬中医药优势，优化知识结构，做好基础课程和专业核心课程衔接"的建设目标。旨在适应新时期中医药教育事业发展和教学手段变革的需要，彰显现代中医药教育理念，在继承中创新，在发展中提高，打造符合中医药教育教学规律的经典教材。

本教材建设过程中，教材办还聘请中医学、中药学、针灸推拿、中西医结合等多个专业德高望重的专家组成编审专家组，请他们参与主编确定，列席编写会议和定稿会议，对编写过程中遇到的问题提出指导性意见，参与教材内容统筹、稿件审读等工作。

本教材具有以下特点：

1. 加强顶层设计，强化中医经典地位　针对中医药人才成长的规律，正本清源，突出中医思维方式，体现中医药学科的人文特色和"读经典，做临床"的实践特点，突出中医理论在中医药教育教学和实践工作中的核心地位。

2. 精选编写队伍，汇集权威专家智慧　主编遴选严格按照程序进行，经过院校推荐、教材建设专家指导委员会专家评审、编审专家组认可后确定，确保公开、公平、公正。编委优先吸纳教学名师、学科带头人和一线优秀教师，确保了编写队伍的水平，体现了创新教材的整体优势。

3. 突出精品意识，完善学科知识体系　结合教学实践环节的反馈意见，组织编写队伍进行编写大纲和样稿的讨论，根据其在整个中医知识体系中的地位、学生知识结构和课程开设时间，突出本学科的教学重点，努力处理好继承与创新、理论与实践、基础与临床的关系。

疼痛学内容很多，治疗方法也很多，至少包含内治法和外治法两方面的内容。但是，在当今医疗格局下，药物应用多为内科专享，开放性手术多为外科操作，针灸是针灸学科的核心技术，推拿是推拿学科的支柱技能。就连曾经被斥为"迷信"的祝由科，对应现代医学的心理性疾病和心因性疼痛，也有其专有技术和范畴。因此，本教材编写，就以较为成熟的外治法为主要内容，内治法的内容暂不涉及。本教材内容若无特殊提示，其理论方法、技术操作等均为外治法理论和技术体系。本教材供针灸推拿学、中医学、中西医临床医学、康复医学等专业和西学中班、乡村医生班用。

  本教材的建设，得到校（院）领导的指导与大力支持，凝聚了全国中医疼痛学高等教育工作者的集体智慧，体现了全国中医药行业齐心协力、求真务实的工作作风，代表了全国中医药行业为中医疼痛事业发展和人才培养所作的共同努力，谨向有关单位和个人致以衷心的感谢！希望本教材的出版，能够对中医疼痛学高等教育教学的发展和中医药人才的培养产生积极的推动作用。

  需要说明的是，尽管所有组织者与编写者竭尽心智，精益求精，本教材仍有较大的提升空间，敬请各高等中医药院校广大师生和临床医师提出宝贵意见和建议，以便今后修订和提高。

《中医疼痛学》编委会

2023 年 9 月

目 录

绪论 ……………………………………………………………………………………………… 1
 第一节 概述 ………………………………………………………………………………… 1
 第二节 中医疼痛学的发展简史 …………………………………………………………… 8

上 篇 总 论

第一章 中医疼痛学理论基础 …………………………………………………………… 12
 第一节 诸痛痒疮皆属于心 ……………………………………………………………… 12
 第二节 穴位定位与局部解剖 …………………………………………………………… 17
 第三节 经络病原文、络脉病原文、经筋病原文 …………………………………… 37
 第四节 治疗原则 ………………………………………………………………………… 40

第二章 中医疼痛学核心技术常用器械及其治疗作用 ………………………………… 42
 第一节 中医微创技术常用器械及其作用 …………………………………………… 42
 第二节 热敷熨贴技术常用器械及其作用 …………………………………………… 42
 第三节 内热针技术 ……………………………………………………………………… 43
 第四节 黑膏药技术 ……………………………………………………………………… 44
 第五节 针刀镜技术系统 ………………………………………………………………… 44

第三章 中医疼痛学核心技术常用体表标志和治疗点定位 ………………………… 45
 第一节 体表标志 ………………………………………………………………………… 45
 第二节 常用治疗点 ……………………………………………………………………… 51

第四章 应用中医疼痛学核心技术治疗常用诊断技术 ……………………………… 56
 第一节 X线检查 ………………………………………………………………………… 56
 第二节 CT检查 …………………………………………………………………………… 61
 第三节 MRI检查 ………………………………………………………………………… 64
 第四节 肌骨超声检查 …………………………………………………………………… 70
 第五节 红外热成像技术检查 …………………………………………………………… 70

第五章 中医疼痛学核心技术治疗一般流程 ………………………………………… 72
 第一节 中医微创技术一般应用流程 ……………………………………………………… 72
 第二节 热敷熨贴技术一般应用流程 ……………………………………………………… 72
 第三节 内热式针灸技术一般应用流程 …………………………………………………… 73
 第四节 黑膏药技术一般应用流程 ………………………………………………………… 73

下篇 各 论

第六章 中医微创技术及敷熨蒸泡贴技术应用概述 …… 74
- 第一节 中医微创八种术式和八种技术 …… 74
- 第二节 敷熨蒸泡贴技术 …… 87
- 第三节 黑膏药技术 …… 92
- 第四节 内热针技术 …… 93

第七章 头面疼痛 …… 95
- 第一节 枕后头痛 …… 95
- 第二节 三叉神经痛 …… 95
- 第三节 颞下颌关节紊乱综合征 …… 97

第八章 脊柱与关节病相关性疼痛 …… 100
- 第一节 颈椎病 …… 100
- 第二节 腰椎间盘突出症 …… 105
- 第三节 膝痹病（膝关节骨关节炎） …… 108
- 第四节 强直性脊柱炎 …… 113

第九章 神经病理性疼痛和周围神经卡压综合征 …… 115
- 第一节 枕大神经卡压综合征 …… 115
- 第二节 腕管综合征 …… 117
- 第三节 带状疱疹后遗神经痛 …… 120
- 第四节 臀上皮神经卡压综合征 …… 121
- 第五节 梨状肌综合征 …… 123
- 第六节 股外侧皮神经卡压综合征 …… 125
- 第七节 腓总神经卡压综合征 …… 126
- 第八节 腓浅神经卡压综合征 …… 127

第十章 慢性软组织损伤性疼痛 …… 129
- 第一节 斜方肌慢性损伤 …… 129
- 第二节 头夹肌慢性损伤 …… 130
- 第三节 肩胛提肌慢性损伤 …… 131
- 第四节 冈上肌慢性损伤 …… 132
- 第五节 冈下肌慢性损伤 …… 133
- 第六节 臀中肌慢性损伤 …… 134
- 第七节 棘上韧带慢性损伤 …… 136
- 第八节 第三腰椎横突综合征 …… 137

第九节　肩关节周围炎 ································· 139
　　第十节　肱骨外上髁炎 ································· 143
　　第十一节　桡骨茎突狭窄性腱鞘炎 ························· 145
　　第十二节　屈指肌腱腱鞘炎 ······························· 146
　　第十三节　内侧副韧带慢性损伤和鹅足滑囊炎 ················ 148
　　第十四节　踝关节陈旧性损伤 ····························· 150
　　第十五节　跟痛症 ····································· 151

第十一章　癌痛及内脏相关性疼痛

　　第一节　癌痛 ··· 155
　　第二节　膈神经综合征 ································· 156
　　第三节　慢性胆囊炎 ··································· 157
　　第四节　阵发性心动过速 ······························· 158

第十二章　各科杂病所致的疼痛

　　第一节　鸡眼 ··· 161
　　第二节　纤维肌痛综合征 ······························· 162
　　第三节　会阴痛 ······································· 162
　　第四节　痛经 ··· 163
　　第五节　小儿先天性斜颈 ······························· 165
　　第六节　痉挛型脑瘫 ··································· 167
　　第七节　过敏性鼻炎 ··································· 168
　　第八节　陈旧性肛裂 ··································· 170
　　第九节　踇外翻 ······································· 172

主要参考书目 ··· 175

附录 ·· 176
　　附录1　中西医结合治疗膝骨关节炎（膝痹）专家共识 ········· 176
　　附录2　针刀松解"颈周腧穴"治疗颈椎病技术体系及技术操作（T/CI 076—2023） ········ 184
　　附录3　腰突症中医系统化诊疗体系及关键技术智能化操作（T/CI 055—2022） ·········· 189
　　附录4　内热式针灸疗法 ································· 198

绪 论

疼，医学的起源均与之相关。

痛，带有情感色彩和记忆："痛"为"疼"之甚。

疼痛，在医学上，是症状，也是疾病。而且这种疾病或症状，与潜在的或直接的机体损伤有关，与情感因素有关，有时虽未亲身体验却也感同身受。

疼痛本身，与生俱来，是人体生命活动的五大基本特征之一。作为疾病，也一路走来与医疗活动相伴。现存文献表明，中医对疼痛性疾病的诊疗研究和实践虽然日新月异，但是自《黄帝内经》以来，再无系统性总结。本教材计划在总结方面，再做一次尝试。

第一节 概 述

中医疼痛学是兼收中华各民族传统医药精华，近代又"衷中参西"的一门交叉学科，它历久弥新。有人问："中医能现代化吗？"前辈有云："能治现代病，就是现代化！"

一、中医疼痛及疼痛学的概念

《任应秋医学全集》有云：身体内外发生一种难于忍受的苦楚，叫作痛，痛而带有一些酸感的叫作疼。

《黄帝内经》中"痛"的概念：因疾病或创伤而感觉苦楚；《内经词典》中"痛"的解释为"1.疼痛、痛楚，2.怜惜、痛惜"。"痛"可为某病症的一种症状表现，而"疼"即指"痛"，或为"痛"的一种类型，关系密切，甚可互称。都为机体对刺激、损伤等的不适感受。

《广雅》："疼，痛也。"

《说文解字》："痋，动病也，从疒，蟲省声"，痋，同疼，指跳痛；"痛，病也，从疒，甬声"，"病，疾加也，从疒，丙声"，"疾，病也，从疒，矢声"，二者泛指疾病；"疒，倚也，人有疾病，象依着之形，凡疒之属皆从疒"。

疼痛二字归根结底也是有着阴阳之分。疼字较为表面，也就是身体外在的疼痛居多，所以属阳。相反痛字就更为深刻和彻底，那自然也就属阴。

将"疼"字拆开来看，去掉偏旁部首，就只剩一个"冬"字。"冬"自然就是寒冷阴寒之意，也就合理解释了在受寒或者温度过低的时候，身体的不适用"疼"字形容。当存在一些身体表面的疼时，很多办法都是冰敷，这一点与这个字的结构在某些方面又不约而同地一致了。

而我们将"痛"字拆开来看，去掉偏旁部首则只剩一个"甬"字，"甬"字无论是单看还是作为组合的字出现，多以通道的意思存在，而这也代表了一定的内在。"痛"字多形容在身体内部出现的病痛，或者较为深刻的炎症。因此，痛带来的伤害，自然是要疏通内在，疏通也就成了重中之重，那么热敷、温熨、熏蒸等也就在情理之中了。痛字的说法也和这有着不可分割的联系。

疼字无论是在病理，还是文学含义上，都相比较于痛字来得更为轻缓和柔和，少数时刻疼也存在着爱意的别样表达，而痛则是更为沉重的存在，甚至会上升到仇恨的存在。

不得不说，古人的智慧是不容小觑的，仅仅两个字却贯通了如此多的方面。

《黄帝内经》病机十九条指出："诸痛痒疮，皆属于心。"

王冰撰注《重广补注黄帝内经素问》曰："心寂则痛微，心躁则痛甚，百端之起，皆自心生，痛痒疮疡，生于心也。"第一个证实"痛"和"心"存在密切关系。

国际疼痛协会（IASP）把"疼痛"（pain）定义为：与实际或潜在组织损伤相关，或类似的令人不快的感觉和情感体验。

IASP 还解释了疼痛的词源，并对该定义做出 6 项注释：

（1）疼痛是受到生物学、心理学以及社会因素不同程度影响的个人体验。

（2）疼痛与伤害感受不同，不能仅凭感觉神经元的活动来推断疼痛。

（3）人们可以通过生活经验感知疼痛。

（4）对于疼痛的主诉应该被尊重。

（5）虽然疼痛通常是一种保护性感受，但它可能对功能、社会和心理健康产生不利影响。

（6）以语言描述疼痛仅仅是表达这种感受的众多方式之一，不表达不代表人类或动物不存在疼痛感受。

疼痛在临床上有急性和慢性之分。

疼痛学科研究的主要对象是慢性疼痛性疾病。由于我国疆域辽阔、民族及人口众多，医学有原创发展、引入根植、融合创新等形式，也就形成了我国目前中医学、西医学、各民族医学、中西医结合学等共同研究"疼痛"诊疗康复预防（简称康防）的大好局面。

本教材教授和传递的知识，是中医学对慢性疼痛的认知和诊疗康防技术，所以称"中医疼痛学"。

本教材中，若无特殊提示，疼痛即慢性疼痛的代表性简称。

二、中医疼痛学的内容

中医疼痛学是研究疼痛的中医药疗法的诊断规律、作用效应、作用机理及作用规律的学科。它运用中医药相关基础理论作指导，博采各种科学技术，对各种危害人们身心健康的慢性疼痛，进行诊疗康防保健。作为应用型学科，其诊疗技术至少应包括内治法和外治法。

疼痛学内容很多，治疗方法也很多。就中医药而言，内外妇儿康防治各有特色，针灸、推拿、正骨、导引、气功、祝由等各具优势。就本教材而言，作为医学高校应用型创新教材，在同一基础理论指导下，至少包含内治法和外治法两方面的内容。在当今医疗格局下，药物应用多为内科专享，开放性手术多为外科操作，针灸是针灸学科的核心技术，推拿是推拿学科的支柱技能。就连曾经被斥为"迷信"的祝由科，对应现代医学的心理性疾病和心因性疼痛，也有其专有技术和范畴。中医疼痛诊治，可包罗万象，无所不用。中医疼痛学科建设，应有学科自身的核心理论和专有技术，而且其诊疗范围必须符合当今的现实和法律法规要求。本教材以较为成熟的外治法为主要内容，尤以中医微创技术和敷熨蒸泡贴为主。本教材中若无特殊提示，其理论方法、技术操作等，均为外治法理论和技术体系。

（一）中医疼痛基础理论研究

这就要从中医慢性疼痛性疾病的起因说起，随之而来的就是病机转归，接着就是"辨证施治"的理、法、方、术、药及其系统化诊疗康防体系。

1. 中医基础理论对"疼痛"病因病机的分析认识

（1）《素问·至真要大论》："诸痛痒疮，皆属于心。"

（2）《素问》："心主脉""心藏神"。

（3）王冰《重广补注黄帝内经素问》："心寂则痛微，心躁则痛甚，百端之起，皆自心生，痛痒疮疡，生于心也。"

（4）《素问·举痛论》中概括了十四类疼痛表现和九类病因，诱发因素都结合了一个"寒"字。如："帝曰：愿闻人之五脏卒痛，何气使然？岐伯对曰：经脉流行不止，环周不休。寒气入经而稽迟，泣而不行。客于脉外则血少，客于脉中则气不通，故卒然而痛。"

（5）《素问·痹论》指出：①风寒湿合而为痹；②时气合于风寒湿邪则为"五体痹"；③久而

不去合于脏腑，则为"五脏痹"。

（6）《灵枢·周痹》指出：①久病可入络，为络脉痹痛。②"沫得寒则聚""热则痛解"。

（7）《灵枢·经脉》论述"五体"："人始生，先成精，精成而脑髓生，骨为干，脉为营，筋为刚，肉为墙，皮肤坚而毛发长，谷入于胃，脉道以通，血气乃行。"五体对应五脏，五脏表里六腑，经络内联脏腑外络肢节。

（8）病因：外感六淫，内伤七情，另有不内外因致病致痛。不内外因是既非内因也非外因对人体的侵害，其人或为饮食所伤，或因劳逸致病，至于痰饮、瘀血、结石者种种也。《素问·生气通天论》曰："味过于酸，肝气以津，脾气乃绝；味过于咸，大骨气劳，短肌，心气抑；味过于甘，心气喘满，色黑，肾气不衡；味过于苦，脾气不濡，胃气乃厚；味过于辛，筋脉沮弛，精神乃央。"《素问·宣明五气》曰："五劳所伤：久视伤血，久卧伤气，久坐伤肉，久立伤骨，久行伤筋。"《三因极一病证方论》曰："其如饮食饥饱，叫呼伤气，尽神度量，疲极筋力，阴阳违逆，乃至虎狼毒虫，金疮踒折、疰忤附着、畏压溺等、有背常理，为不内外因。"

（9）病机：①"诸痛痒疮，皆属于心"源于"心主神明""心主血脉"。②"不通则痛""不荣则痛""不松则痛""不正则痛""不平则痛"。③"阴阳阳秘""以平为期"，现代医学也以"生物力学动静力失衡"为软组织损伤的根本原因。④筋脉肉皮骨"五体痛"与"横络""解结"理论。⑤"心"与"脑"的主从关系。心存神，脑存智，无"想法"为"心死"，无"办法"为智穷。心为主，脑为心的执行者。

2. 理、法、方、术、药

（1）理念："心主神明""心主血脉"。
（2）治则："通则不痛""荣则不痛""松则不痛""正则不痛""平则不痛"。
（3）辨证原则：病中取证，辨证分期，按期施治。
（4）痛证分期：急性期，缓解期，恢复期。
（5）方案：微创为主，手法为辅，药物应用，设备辅助。
（6）技术：中医微创技术及其他中医技术组合。
（7）药：如芍药甘草汤、天王补心丹等。

（二）应用解剖学研究

解剖学是一切医学的基础，现在大部分中医院校应用的《正常人体解剖学》不能完全满足中医临床的需要，下面是经典文献中对人体解剖的记载，可与现代《正常人体解剖学》相结合。

1. 筋脉肉皮骨五体学说与脏腑学说 《灵枢·经脉》："骨为干，脉为营，筋为刚，肉为墙，皮肤坚而毛发长，谷入于胃，脉道以通，血气乃行。"

2. 骨度分寸，如同身寸 《灵枢·骨度》："黄帝问于伯高曰：脉度言经脉之长短，何以立之？伯高曰：先度其骨节之大小广狭长短，而脉度定矣。黄帝曰：愿闻众人之度。人长七尺五寸者，其骨节之大小长短各几何？"

"伯高曰：头之大骨围二尺六寸，胸围四尺五寸，腰围四尺二寸。发所覆者颅至项尺二寸。发以下至颐长一尺，君子终折。"

"结喉以下至缺盆中长四寸。缺盆以下至髑骬长九寸，过则肺大，不满则肺小。髑骬以下至天枢长八寸，过则胃大，不及则胃小。天枢以下至横骨长六寸半，过则回肠广长，不满则狭短。横骨长六寸半。横骨上廉以下至内辅之上廉长一尺八寸。内辅之上廉以下至下廉长三寸半。内辅下廉下至内踝长一尺三寸。内踝以下至地长三寸。膝腘以下至跗属长一尺六寸。跗属以下至地长三寸。故骨围大则太过，小则不及。"

"角以下至柱骨长一尺。行腋中不见者长四寸。腋以下至季胁长一尺二寸。季胁以下至髀枢长六寸。髀枢以下至膝中长一尺九寸。膝以下至外踝长一尺六寸。外踝以下至京骨长三寸。京骨以下至地长一寸。"

"耳后当完骨者广九寸。耳前当耳门者广一尺三寸。两颧之间相去七寸。两乳之间广九寸半。两髀之间广六寸半。"

"足长一尺二寸，广四寸半。肩至肘长一尺七寸，肘至腕长一尺二寸半。腕至中指本节长四寸，本节至其末长四寸半。"

"项发以下至背骨长二寸半，膂骨以下至尾骶二十一节长三尺，上节长一寸四分分之一，奇分在下，故上七节至于膂骨九寸八分分之七。此众人骨之度也，所以立经脉之长短也。是故视其经脉之在于身也，其见浮而坚，其见明而大者多血，细而沉者多气也。"

3. 皮神经走行与针刺穴位的定位关系 经络是人体气血运行的通路，由十二经脉、奇经八脉、十五络脉、十二经别、十二经筋和十二皮部及分布其间的上千个穴位组成。十二皮部是十二经脉功能活动反映于体表的部位。脏腑经络的病变可以反映到皮部。到目前为止，还不能证实针灸穴位是一个解剖实体，在解剖上它不同于已知的神经、循环结构以及感觉终末器官，但研究表明，只有当神经系统完整时针刺才有效。许多报告认为，针刺穴位与浅神经支的部位及感觉终末器官有关系，一般认为大多数常用针灸穴位由浅皮神经支配、被其围绕或与浅神经重叠。有报告认为刺激感觉神经末梢是止痛的基础，不管刺激的穴位是否在经络上，只要刺激部位靠近受累区的神经就有止痛作用。有研究发现针刺最有效的区域是躯体神经的浅表区域。Donnette 和 Fleck 认为针刺止痛有神经基础，许多经络的分布与外周神经有关系。他们还认为针灸穴位位于皮肤和肌肉骨骼感觉终末器官集中的部位，诸如肌梭、Ruffni 终球、Meissner 小体和游离神经末梢。我们在解剖学研究中发现，皮神经的穿出点与十二皮部的穴位分布有很多相似之处，其分布规律对临床开展中医微创疗法有一定参考价值。

（三）中医疼痛学科专有诊疗康防技术及所用器具的研究

1. 中医微创、敷熨蒸泡洗和黑膏药等技术简介

（1）八种中医微创技术的定义和八种术式

1）八种技术

针刀技术：是遵循《素问·刺齐论》关于"刺骨者无伤筋，刺筋者无伤肉，刺肉者无伤脉，刺脉者无伤皮，刺皮者无伤肉，刺肉者无伤筋，刺筋者无伤骨"之训，结合现代局部解剖和层次解剖知识，采用各种带刃针具进行刺激、切割、分离等的临床操作。

带刃针技术：是针法微型外科学的治疗技术，针法微型外科学是研究系统组织的机能状态及其微细结构改变和组织间的相对位置变化而引起局部或整体的反应的医学学科，源于九针的传承和创新，通过对组织微细结构的研究发现形成微型外科解剖学，在中医痹证理论"风寒湿三气杂至，合而为痹也""经脉气血闭阻不通，不通则痛"等指导下，结合现代医学对慢性骨伤软伤疾病的发病机制提出了"静态残余张力""应力性骨膜肌腱炎""适应性生长"等学说，研发的"带刃针"系列针法手术器械有凹刃针、推切针、平刃针、斜刃针、剑形针、侧刃针、圆头针、圆尖针、转位器等，对病变部位可实现选择性切割、剥离、翘动、松解、减压、矫形、转位等组织微细结构精确定量改变，减少健康组织的损害。

水针刀技术：是在松解剥离的同时在局部注射相应药物的技术。

钩针技术：也称钩活术，是在新夹脊穴、华佗夹脊穴、骨关节特定穴、阿是穴、十二正经腧穴、奇经八脉腧穴、经外奇穴等全身穴位点，利用钩鍉针，采取钩治、割治、挑治、针刺、放血五法并用的一种无菌操作技术。

刃针技术：是以《灵枢》"解结"的理论为指导，以减压为主要作用的中医临床操作方法。主要治疗软组织损伤导致的疼痛和功能障碍，以及影响内脏器官所致的功能症状。

长圆针技术：是在中医经筋理论指导下，运用《黄帝内经》九针之长针与员针相结合的针具，以解结法松解结筋病灶治疗疾病的方法。本方法具有易操作、见效快、效果好、创伤小、易于推广等特点。适用于骨伤科疼痛性疾病。

拨针（松解针）技术：是以一种端部钝圆的针具，对于不同层次的组织进行松解和刺激的中医临床操作技术。

铍针技术：是针对皮神经卡压造成的软组织高张力状态进行减张减压的中医临床操作技术。

2）八种术式

微创松解术：平行松解术，垂直松解术。

微创减张术：自外向内刺入减张法，自内向外挑钩减张法。

微创减压术：软组织减压术，骨减压术。

微创矫形术：通过动静力均衡方式，对姿势性、发育性畸形进行矫正的技术。

微创剥离术：对于骨折、筋伤等造成的深层软组织粘连进行铲拨分离的技术。

微创分离术：对于浅层组织粘连性疾病进行的锐性分离和钝性分离技术。

微创触及术：不侵入组织内的神经根、神经干、其他组织器官表面的触及技术。

微创刺激术：经络穴位刺激术，组织刺激术（筋膜刺激术，肌肉刺激术，骨膜刺激术，皮肤刺激术）。

（2）敷熨蒸泡洗技术

1）敷：热敷技术是将中药加热后，热敷患处，使气血流通，达到治疗目的的一种方法，本法通过药性和温度作用，使腠理开阖、气血流通，散热（或散寒）止痛，祛风除湿，达到治疗效果。

冷敷技术是将按一定处方配伍的中草药洗剂、散剂、酊剂冷敷于患处的治疗方法。

2）熨：热熨技术的常用方法有"干、湿"两种。

干热熨法：是用热水袋热敷的方法。将60~70℃的热水灌满热水袋容量的2/3，排出气体，旋紧袋口（注意不要漏水）。将热水袋装入布套或用布包好敷于患部，一般每次热敷20~30min，每日3~4次。如无热水袋，亦可用金属水壶（注意用毛巾包好），或用炒热的食盐或米或沙子装入布袋来代替。

湿热熨法：根据病情选择适当的方剂，将中草药置于布袋内，放入锅中加热煮沸或蒸20余分钟。把两块小毛巾、纱布趁热浸在药液内，轮流取出并拧半干，用自己的手腕掌侧测试其温度是否适当（必须不烫时才能敷于患部），上面再盖以棉垫，以免热气散失，大约每5min更换一次，总计20~30min。每日可敷3~4次。亦可将药袋从锅中取出，滤水片刻，然后将药袋放在治疗的部位上。

3）熏蒸：是借用中药热力及药理作用熏蒸患处的一种外治技术。以中药蒸汽为载体，辅以温度、湿度、力度的作用，促进局部的血液及淋巴循环，有利于局部水肿及炎症的吸收，消除局部肌纤维的紧张和痉挛。

4）泡洗：是借泡洗时洗液的温热之力及药物本身的功效，浸洗全身或局部皮肤，起到活血、消肿、止痛、祛瘀生新、杀虫消毒等作用的方法。

5）淋洗：又称淋射法，是用药物煎剂或冲剂不断喷洒患处的一种外治法。中药淋洗可起到疏通经络、活血化瘀、祛风散寒、清热解毒、消肿止痛等功效。

（3）黑膏药技术：黑膏药是中医"膏、丹、丸、散、汤"传统剂型之一，用中药、植物油和黄丹熬制而成，喷涂于裱褙材料上，贴敷于皮肤，起拔、截、挡、担、温、消、定七大作用。

（4）温针、火针、银质针、射频针灸与内热式针灸技术

1）温针技术：是在毫针针刺后于针尾捻裹艾绒，点燃加温，通过针体将热力传入穴位的一种治疗技术。

2）火针技术：是用火烧红的针尖迅速刺入穴内的一种治疗技术。

3）银质针技术：是用主要由银制成的针，密集刺入病变局部软组织区域，对病变组织进行切

割松解、剥离的同时，连接导热治疗仪加温的一种治疗技术。本技术可以使温热作用和松解作用联合，加快局部循环和代谢，促使机体产生免疫应激反应，促进慢性无菌性炎性反应物的吸收，达到治疗疾病的目的。

4）射频针灸技术：通过特制的射频针刺入穴位，精确输出超高频无线电波作用于局部组织，用持续、稳定、深透的射频内透热代替针灸的针刺和艾灸传导热的一种治疗技术。

5）内热式针灸技术：起源于温针灸，是针和灸的融合形式，曾经有银质针、内热针等多种表现方式，其中以内热式针灸针最具代表性。

2. 中医微创、敷熨蒸泡洗和黑膏药等各技术治疗病种范围

（1）中医微创技术

1）针刀技术：可用于治疗各种软组织损伤引起的顽固性疼痛。部分骨关节退行性疾病，如颈椎病、腰椎间盘突出症、骨关节炎等；肌肉、肌腱和韧带的慢性积累性损伤，肌紧张，损伤后遗症；某些脊柱相关性内脏疾病。

2）带刃针技术：主治颈椎病、腰椎间盘突出症、骨关节炎、强直性脊柱炎、肩关节周围炎、网球肘、狭窄性腱鞘炎、各种周围神经卡压症、斜颈、臀肌挛缩及马蹄足等慢性软组织损伤病，骨伤，骨病痛症，畸形等。

3）水针刀技术：常用于软组织损伤病、骨伤病、疼痛病及脊柱相关病的治疗，如颈痛症、肩关节周围炎、肘痛症、肱骨外上髁炎、腕痛症、弹响指、腰痛症、膝痛症、骨蚀、痹证、跟痛症及软组织损伤疾病。

4）钩针技术：常用于脊柱退变性疾病、骨关节病、软组织退变性疾病的治疗。

5）刃针技术：主要治疗软组织损伤导致的疼痛和功能障碍，以及影响内脏器官所致的功能症状。

6）长圆针技术：适用于骨伤科疼痛性疾病。

7）拨针（松解针）技术：用于治疗颈、肩、腰腿痛，类风湿关节炎，强直性脊柱炎，慢性内科疾病，疑难杂症等。

8）铍针技术：常用于治疗各种骨伤科疾病、末梢神经高张力性疼痛疾病等。

（2）敷熨蒸泡洗技术

1）热敷技术：主要用于各种软组织损伤、疼痛及各种关节炎的治疗。

2）冷敷技术：适用于外伤、骨折、脱位、软组织损伤的初期，衄血，蜇伤等，也适用于感染性皮肤病、过敏性皮肤病以及高热、中暑等。

3）热熨技术：主要用于各种软组织损伤、疼痛及各种关节炎的治疗。

4）熏蒸技术：临床广泛应用于风湿免疫性疾病和骨伤科、妇科、皮肤科及五官等各科疾病的治疗。

5）泡洗技术：不仅适用于痈、疮、肿毒、癣痔、烫伤、外伤、骨伤等局部疾病，也可用于发热、失眠、便秘、中风、关节炎、肾病、高血压、糖尿病等全身性疾患。

6）淋洗技术：适用于伤筋、骨折后关节活动不利及湿疮等疾患。

（3）黑膏药技术：适用于多种疾病。

膏药贴敷于肌表，使皮肤局部处于密封状态，再加上膏药的保温作用，使局部血液循环加快，使炎症和疼痛得到缓解；膏药中的细料大多含有芳香开窍性药物，具有极强的渗透性，能引领群药开通肌腠直达病所，产生消炎、消肿、定痛、活血化瘀、通经走络、祛风散寒、舒筋透骨等作用。此外，因膏药中有些刺激性强的药物，可以通过穴位调节机体功能促进抗体形成，提高人体免疫力。药物穿透皮肤及黏膜后，经过血管或淋巴管进入体循环，也可产生全身性药物作用。如今膏药贴敷疗法不但在骨伤科、外科中应用，也在儿科、妇科、内科等疑难杂症中广泛运用。

其治疗机理可概括为：拔、截、挡、担、温、消、定。

拔：拔毒，凡是病邪集聚的地方，用拔的机理把病邪拔出来，使疾病不能入里内陷，代表方剂是千锤膏药。

截：即截止、阻拦的意思，病所经由之处，截之则邪自断，无妄行传变之虞，比如，颈椎病引起的上肢疼痛麻木，药物贴颈椎上手就不疼痛麻木了，腰椎间盘突出症药物贴腰椎上下肢就不疼痛麻木了，方剂如五虎宣痹膏。

挡：挡邪于外，防止邪气侵袭。有未病先防之功效。

担：承担、分担的意思，在受伤疼痛之处贴上膏药，由于好的膏药有极强的柔韧性、弹性与黏性。能很好地贴附于患处，所以能分担伤处的受力，这种功效特别体现在膝、踝关节疼痛，大多数患者贴上药物能在非常短的时间起效，甚至在几分钟之内就止痛。

消：消肿、消瘀，代表方剂是太乙膏。

温：温经通络，温阳益气，通过贴敷膏药后皮肤温度会上升2℃左右，大多数人有一种微微温热的感觉，或痒痒的感觉，这是通经活络的表现。如阳和解凝膏等。

定：定痛、固定，这对急性伤科来说是非常有用的，由于膏药经过文火长时间熬煮，大量动植物被熬出树脂胶、骨胶、纤维、糖等，膏药黏性极好，能起固定患肢，保护伤处，消除疼痛的作用。

（四）中医外治法适应证研究

中医疼痛学外治法有特定的适应证范围，对于适应证的把握是中医疼痛学疗法的前提。根据已经发表的文献，中医外治法的适应证非常广泛，涉及筋脉肉皮骨"五体痛"和"五脏六腑"疼痛。包括了现代医学的头面部疼痛、脊柱与关节病相关性疼痛、神经病理性疼痛和周围神经卡压综合征、慢性软组织损伤性疼痛、癌痛及内脏相关性疼痛和各科杂病所致的疼痛。但主要还是软组织病痛、骨关节病痛和脊柱区带病痛。

中医疼痛学是一门历久弥新的交叉学科，人们对其适应证和治疗的优势病种认识尚不统一，对其适应证的夸大和缩小同时存在。但不难发现，中医外治法的适应证和优势病种还有很大拓展潜力，中医外治法的适应证和优势病种是动态的，其将随着研究的深入而不断改变。因此应当采取科学的研究方法，本着大胆假设、小心论证的科学态度来看待中医外治法的适应证。随着中医疼痛学的发展其适应证可能发生变化，不断筛选适应证和优势病种是中医疼痛学的重要任务。

（五）应用技术研究

中医疼痛学应用技术是中医镇痛的具体手段，包括中医镇痛治疗方案的优化及标准化方案的制定和修订。中医疼痛学诊疗技术是中医镇痛的重要手段，包括施术前准备、定位及定位方式、施术方式、操作手法、施术后处置和诊疗康防保健等方面。针对不同的适应证和优势病种，不断优化中医镇痛的流程和方案，是中医疼痛学的重要任务。经过长期的临床应用，中医镇痛治疗的施术前准备、定位及定位方式、施术方式、操作手法、施术后处置和诊疗康防保健等技术都在不断优化，更加符合实际。随着中医镇痛器械的逐步改良和治疗经验的逐渐积累，会逐渐形成针对特定疾病的标准化方案，甚至可对已有的标准化方案进行修订。

三、中医疼痛学的特点

（一）填补了现有诊疗康防保健体系的一项空白

1. 确立了"诸痛痒疮，皆属于心"的中医疼痛学基本思想和病机理论。
2. 明确了"心"与"脑"的主从关系。
3. 为疼痛的诊疗康防保健带来了一种新的选择。

（二）具有显著的创新性

1. 与西医疼痛学诊疗体系形成了优势互补。

2. 明确了心与脑的主从关系，与西医学"脑为疼痛高级中枢"形成了优势互补，拓展了疼痛性疾病的诊疗技术体系。

3. 增加了"治未病"等康防保健体系。

（1）预防：未病先防，已病防传变，瘥后防复发。

（2）调养："正气存内，邪不可干"之"四时调养"理论与实践。

4. 创立了"加速康复疼痛科（ERAPM）"建设和质量管理模式。

1997年，Kehlet教授提出了ERAS概念：E——Enhanced，增强，提高，增进；R——Recovery，恢复，痊愈，改善，复得；A——After，……之后；S——Surgery，外科学，外科手术，应诊时间，科室，门诊……是在外科发展遇到"瓶颈"时提出的解决方案。

现在疼痛科发展也遇到了同样的"瓶颈"——技术"先于"理论。

因此，我们借鉴ERAS，将"S"替换为"P"和"M"：P——Pain，疼痛，痛苦；M——Management，治疗，管理，科室……

ERAPM是指进入疼痛治疗后加速恢复的管理措施和过程，也称快速康复疼痛科的运行管理模式。

（三）推动了对经筋理论和经筋病证的认识

中医疼痛学发展了对经筋病的认识，推进了经筋疗法的进步，推进了中医学的发展。

现代中医学对经筋和经筋病的重视程度远不及对经脉的重视程度，现代的针具和刺法并未发挥出治疗经筋病的最佳效果。中医疼痛学科诊疗康防技术及所用器具，不但提供了新的视角去认识经筋和经筋病，同时从现代医学的角度对传统治法的实质进行了解释。根据临床规律研制开发的中医镇痛器械和治疗技术，无疑提高了人们对经筋理论的重视程度，推动了传统经筋疗法的发展，使之更加符合时代需求，同时在客观上推动了中医学的发展，在未来可能成为中医学发展的重要动力。

（四）对中医技术现代化有示范作用

1. 推动了对"五体痛"和"内脏痛"理论的整理和进一步认识。

2. 中医疼痛学是衷中参西，兼收各民族传统医药精华的一门历久弥新的交叉学科。通过中西医各自的技术相互融合形成新技术体系，对于中医现代化具有示范作用。

【思考题】

1. 中医能够实现现代化吗？请结合中医药现代化谈一谈你对党中央提出的"中西医并重"的认识。

2. 请简述中医疼痛学的概念和内容。

第二节　中医疼痛学的发展简史

一、中医疼痛学的产生

1. 与其他专业一样，社会分工产生了中医疼痛学。

2. 当今社会的需求产生了以中医系统化诊疗体系为研究对象的中医疼痛学。

3. 目前西医不能解决所有的疼痛问题，中医有明显的优势病种和成熟的理法方药及操作方案，但被主流社会忽视，没有充分发挥其应有的作用。

二、中医疼痛学的发展

2010年6月6日在北京中医药大学东直门医院刘长信、中日友好医院唐学章、安阳市中医药学校韦绪性等多位中医疼痛专家的倡议下，成立了中医界第一个疼痛学的学术组织——中华中医药学会疼痛学分会，简称中华中医疼痛学会。该会的成立标志着中医疼痛专家和从业人员结束了散兵游勇、孤立作战的局面，有了自己的学术交流平台，有了发声的机会，在中医疼痛学发展史上可以说是浓墨重彩的一笔。

该会的成立和成立后的工作，填补了中医疼痛发展史的多项空白，在学术交流、疼痛学理论、技术操作、临床拓展、教育培训、科学研究、人才培养、技术整理和推广等方面，做出了积极的贡献。

中华中医疼痛学会是中医界第一个疼痛学术组织，随后又在山东、四川、广东、上海、河南、北京、甘肃、宁夏、陕西等省（自治区、直辖市）成立了分会。受此引领，其他多个学术团体，如：中国中医药信息学会、中国中西医结合学会、中国中医药研究促进会、世界中医药学会联合会、中国民族医药学会、中国医药教育协会、中国医学装备协会等纷纷成立中医疼痛学的学术组织，并开展学术流派、技术体系和中医装备体系的研究与开发。中医疼痛学的发展，达到了一个历史新高度。

三、中医疼痛学的推广和普及

（一）高等教育

刘长信教授第一个提出了"中国式疼痛诊疗模式"的理论体系（2015年中华中医疼痛学会济南第六次年会上提出），以中医宏观理论为体，现代医学微观理论为用，指导中西医技术和药物的使用，形成了与其他国家截然不同的中医参与的疼痛疾患防治康养体系。

（二）学术交流

中华中医疼痛学会组织百名中西医疼痛界的专家联名向国家中医药管理局提出在中医院成立中医疼痛科的建议，并初步制定了中医疼痛科的建设标准。

（三）推广应用

中华中医疼痛学会设立"中医疼痛技术专项基金"，分会自筹资金，制定了申请和立项流程，专门鼓励中医疼痛治疗技术的整理、挖掘和科学研究。产生了十数项享誉全国的中医治疗疼痛适宜技术。

（四）传播与培训

中华中医疼痛学会在国家中医药管理局申请了"中医疼痛治疗研修班"和"中医微创技术研修班"，承担了中华中医药学会主办的"科创中国——基层中医疼痛诊疗技术公益大课堂"组织和教学工作，为全国尤其是基层培养了大批中医疼痛适宜技术的人才，提高了中医治疗疼痛疾患的水平。

（五）临床常见名词解释

1. 疼 这是最常遇到的一种不适感觉。那与"痛"又有什么不同？

疼，外面是一个"疒"字旁，里边是一个冬。冬，一定和冬天、寒冷有关，而"疒"字旁，代表"过寒"。《灵枢·刺节真邪》曰："寒胜其热，则骨疼肉枯。"这种感觉可以用"寒风刺骨"来形容。因此，可以理解为，由"过寒"引起的身体不适之感觉。《素问·举痛论》中概括了十四类疼痛表现和九类病因，诱发因素只有一个字"寒"。因此，对于疼，我们通常的做法，就是要避免受寒。同时"一般"用热来解决。

为什么在这里用"一般"这个词呢？因为疼痛在中医学理论中有阴阳属性。"疼"相对于"痛"而言，属阳性。"疼"字较为表面、轻、急，也就是身体外在的疼痛居多，当存在一些身体表面的疼时，很多办法都是冷敷，只有形成慢性疼痛性疾病时，才多用热敷熨蒸等。

2. 痛 外面是"疒"字旁，里边是一个"甬"字，甬者，路也。路上有"疒"，我们可以理解为"堵了""断了"等。解决的方法就是要把路打通。"通则不痛，痛则不通"，就是这个道理。

相对于"疼"而言，"痛"字就更为深刻和彻底，那自然也就属阴性了。"痛"字也多形容在身体内部出现的病痛，或者较为深刻的伤害，因此疏通内在也就成了重中之重，那么热敷、温熨、熏蒸等"热疗"也就在情理之中了。

3. 痒 在古字中"羊"和"阳"是相通的。在中医里，阳与人的生命关系密切。得阳者生，失阳者亡。阳在"疒"字旁里，说明阳气"病"了，受阻了。因此，痒，实际上是"疼痛和健康"的一种临界状态。

例如，人体从一股暖流，变成无数条暖流时，就会感觉痒；如果原来痛，现在变成痒了，说明身体在向好的方向转换。反之，原来痒，后来变成痛了，则说明身体在向坏的方向转换。

4. 酸 酸字的左边是一个"酉"，右侧是"夋"（qūn）。酉，在天干地支中，对应的是肾经当值。而"夋"字，意为"行走迟缓的样子"。在人体上，基本可以理解为肾虚。

酸和痒一样，也是一种身体的临界状态，往好的方向，就是健康；往坏的方面，可能就是疼痛了。《任应秋医学全集》说，"酸"为"疼"之渐，"痛"为"疼"之甚。

5. 胀 胀是肉月旁加一个"长"字。主要是指机体组织不正常扩大。和"肿"基本上是同义。肿，主要表现在外观；而胀，经常会是感觉。造成胀的原因很多，外在的原因可能是外伤引起的发炎，或者捆绑造成气血不畅。其实也是管道受阻，造成身体的代谢出了问题所致。要做的工作也是疏通经络，解决淤堵。

6. 麻 也是一种病态，"疒"字旁里一个"林"。这是会意字，指苘麻纤维纠缠在一起，让人烦乱、无所适从的意境和心情。

我们什么情况下会感觉麻？多是机体组织或器官被压的时间过长以后，导致气血供应不上而使肌体产生不适之感。

7. 木 麻得厉害了，就是木，是血和气都过不来了。"木"是"麻"的进一步发展，"麻"是"木"之轻，"木"是"麻"之重，病情较"麻"更为严重，病势较"麻"更为深入。病机则包括由气分入血分，由气虚转变到血瘀，且更复杂，夹有湿、痰、死血等。明代龚廷贤认为"'木'是湿痰死血也"。张璐也提出："木则全属湿痰死血，一块不知痛痒，若木然是也。"且李用粹在《证治汇补》中进一步阐述"常木为瘀血，间木为湿痰"。故"木"的病机为在气血虚弱的基础上，由虚生瘀，为痰瘀死血阻滞于脉络。

《医学正传》中提到丹溪曰："麻是气虚，木是湿痰死血。然则曰麻曰木者，以不仁中而分为二也。虽然，亦有气血俱虚，但麻而不木者。亦有虚而感湿，麻木兼作者。又有因虚而风寒湿三气乘之，故周身掣痛兼麻木并作者，古方谓之周痹。"

8. 疲 也是"疒"字旁里一个"皮"字。疲，懈怠，不起劲。皮由肺主管，而肺是相傅之官，疲多从外在表现出来，比如疲软等，明显是一种宗气消耗过度、补充不及状态。

9. 乏 是"缺少和能量不足"。与"疲"不同，乏，多为身体内在的感觉。比如我们可以说"我今天很乏"，这是一种内心的感受。"乏"能削弱人的意志，易于产生"悲观"念头。如果说我很疲乏，则是指身体由外到内都打不起精神来。疲和乏都与我们气血不足有关。

10. 劳 "劳"字的小篆字形，上面是焱（yàn），即"焰"的本字，表示热火朝天；本义为努力劳作，使受辛苦，可以理解为用力过火了。

"劳"字最好的解释就是"五劳七伤"。

五劳：久视伤血（心），久卧伤气（肺），久坐伤肉（脾），久立伤骨（肾），久行伤筋（肝），是谓五劳所伤。

七伤：大饱伤脾，大怒气逆伤肝，强力举重久坐湿地伤肾，形寒饮冷伤肺，忧愁思虑伤心，风雨寒暑伤形，恐惧不节伤志。

因此，"劳"这个字，和"久"是有关系的，不管什么样的一种情况，如果持续过了，就是劳。比如"过劳死"，就最能形象地理解"劳"这个字了。还有我们现代人得的颈椎病、腰椎病，都是和持续地坐着用电脑、开车等有关系，这些病，都是积劳成疾的结果。

11. 累 "累"字的结构是，上边一个"田"，下边一个"糸"（mì）。"糸"基本字义：细丝。幺，微小，量词，丝的二分之一。

详细字义：象形。甲骨文字形，一端像丝束的绪，一端像丝束的头，中间是丝绞。《说文》："糸，细丝也。"

这就好比，用一根细丝，来顶着一大块田地，这悬殊的力量对比，本身就说明不协调。因此，累，理解为身体无法承受的压力。

从官方辞典中，我们可以看到"累"的基本字义：①疲乏，过劳：劳累；累乏。②使疲劳：病刚好，别再累着。

和"劳"那种"久"引起的身体不适不同，"累"其实是一种短期形成的身体不适。持续的"累"，最后就会变成"劳"，"劳"是由持续的"累"引起的。

12. 疼痛 与实际或潜在组织损伤相关，或类似的令人不快的感觉和情感体验。是一种不可耐受的苦楚。

总之，人体的各种不适症状，从汉字的构成上大体可略见一斑。基本都与"疒"字旁相关联。而且多与寒、外伤、劳损等造成的经络不通有关。集酸胀麻木疼痛疲乏多种证候于一身者，就形成了以"疼痛"为代表的疾病，需要系统性治疗了。《黄帝内经》之所以强调经络，也就不言而喻了。

《中医疼痛学》是创新教材，我们编创组从临床实际与教学实用出发，尽可能理清思路、守正创新，目的是与现代经典医学的疼痛学形成优势互补，为疼痛界诊疗康防拓展思维，增加优化技术和教学体系。由于是初试，也受编者水平和视野所限，书中难免挂一漏万、思维偏颇，敬请各位同仁批评并斧正！

【思考题】

从中医疼痛学发展简史中，你能推断出什么样的结论？

上 篇 总 论

第一章 中医疼痛学理论基础

第一节 诸痛痒疮皆属于心

遵循《黄帝内经》病机十九条"诸痛痒疮，皆属于心"理念，正确理解和应用"不通则痛""不荣则痛""不松则痛""不正则痛""不平则痛"等学说。

在本章中，首先确立疼痛的中枢归属于"心"的功能，这是本教材的理论核心。本教材基础研究和技术应用紧紧围绕本理论体系展开。

《灵枢》："心主脉""心藏神"。

《素问》："心者，君主之官也，神明出焉。"

《灵枢》："脑为髓海，赖血以养。"

《灵枢》："髓海不足，则脑转耳鸣，胫酸眩冒，目无所见，懈怠安卧。"

心与脑的关系：心存神，脑存智，无"想法"为"心死"，无"办法"为智穷。心为主，脑为心的执行者。在中国现行法典：心死亡为"去世"，脑死亡算"植物人"的论述，进一步论证了心与脑的关系。

王冰《重广补注黄帝内经素问》曰："心寂则痛微，心躁则痛甚，百端之起，皆自心生，痛痒疮疡，生于心也。"第一个证实"痛"和"心"存在密切关系。

IASP 把"疼痛"定义为：与实际或潜在组织损伤相关，或类似的令人不快的感觉和情感体验，体现了患者的躯体感受、情感因素和认知因素。

《素问》中讲"心主神明""心主脉"，神明不通是情志因素，血脉不通是躯体因素，两者互为因果，最终形成了疼痛性疾病。

《素问》讲"不通则痛"（病因），"诸痛痒疮，皆属于心"（病机），"通则不痛"（治则）。

"不荣则痛""不松则痛""不正则痛""不平则痛"等理论学说均是对"不通则痛"这一病因不同角度的阐释。

进一步论述如下：

一、不通则痛

《素问·举痛论》曰："经脉流行不止，环周不休，寒气入经而稽迟，泣而不行，客于脉外则血少，客于脉中则气不通，故卒然而痛。"论述了寒邪侵犯经脉、脏腑所引起的疼痛的机理，疼痛是由邪气痹阻，经脉气血不通所致，即不通则痛。气机阻滞，血行凝滞于脏腑经脉的部位及程度不同，临床上疼痛的症状和反应也不同。如风寒湿邪侵袭，阻滞经络气血运行的"痹证"疼痛；跌打损伤，气血闭阻的肢体关节疼痛；邪气入侵，闭阻脏腑经络引起的脏腑病证疼痛等表现各异。由此看出"痛"由于邪气痹阻，经络气血"不通"所致，即不通则"痛"。

"不通则痛"是痛证的主要病因病机，但在临床辨证施治上还要根据症状具体分析。明代大医学家张景岳说："凡痛而胀闭者多实，不胀不闭者多虚。痛而拒按者实，可按者为虚。喜寒者多实，爱热者多虚。饱而甚者多实，饥而甚者多虚。脉实气热者多实，脉虚气少者多虚。痛在经者，脉多弦大，病在脏者，脉多沉微。必兼脉证而察之，则虚实自有明辨。"该论述进一步说明了疼痛的性质和症状、表现特点，为准确辨证，正确施治提供了参考依据。

"不通"是中医首先提出的关于疼痛病因病机的纲领性理论，它分为精神（神明）的和物质（血脉）的，在临证时以"不通则痛"为主导思想，治病求因，辨证论治，收到了良好的效果。

二、不荣则痛

不荣则痛是汉语词语，是中医药学的疼痛观，意思是指因为阴阳失调、气血缺损、精液亏损而出现的疼痛。出自《素问·举痛论》："经脉流行不止，环周不休，寒气入经而稽迟，泣而不行，客于脉外则血少""脉泣则血虚，血虚则痛"。

所谓"荣"，是荣养的意思，五脏六腑、十二经脉、四肢百骸、筋骨皮肉，都需要荣养，即阴血的滋养，阳气的温煦，营气的润滑，卫气的固护。有一失荣，则产生疼痛，何处失荣则何处发生疼痛。

常见"不荣则痛"的类型甚多，归纳起来不外营、卫、气、血、阴、阳六端。

（一）营失滑润，艰涩而痛

营气行于脉中，五脏六腑、四肢百骸均需营气的濡润，才能转运自如，发挥正常生理功能，若营气失润，转运失常，则发生疼痛。正如《临证指南医案·胃脘痛》云："营虚胃痛，进以辛甘。"又云："劳力，气泄阳伤，胸脘痛发，得食自缓，已非质滞停蓄，然初病气伤，久泄不止，营络亦伤，古谓络虚则痛。"说明营气亏乏，脏腑不荣，络脉失养，则疼痛发作。其疼痛的特点是痛在脏腑或筋骨，艰涩而痛，活动加重。

（二）卫失固护，痛如针刺

卫气行于脉外，在内充溢于脏腑组织间，在外布散于皮肤肌腠之间，以温养皮肤肌肉，启闭汗孔，具有抗御外邪，保卫机体的作用。若卫气不固，络脉肌肤失养，则发生疼痛。其特点是痛在肌表，猝然发作，痛如针刺。

（三）气虚不充，钝痛不休

元气是先天精气所化生，发源于命门，借三焦之道通达全身，以推动五脏六腑的功能活动。若劳动过度，久病失养，而损耗元气，致使正气不足，不能充养全身，气化功能失常，则出现糟粕停积，精华不布，精血下脱等，而产生疼痛。《证治准绳·头痛》云："更有气虚而痛者，遇劳则痛甚，其脉大。"《东垣十书》亦云："头痛耳鸣，九窍不利者，肠胃之所生，乃气虚头痛也。……久病气虚血损，及素作劳、羸弱之人患心痛者，皆虚痛也。"说明气虚不仅能导致头痛，亦能引起心痛等各种疼痛。其特点是疼痛兼胀，钝痛不休，活动则加重，按压则减轻。

（四）血虚不荣，隐隐而痛

血液循经脉周流不息，充润营养全身。若出血过多，或生血不足，致使血分不足，脏腑百脉失去营养，则发生疼痛。张景岳云："心主血脉，血虚不能营养筋脉，故腰胁相引而痛。"李东垣在《医学发明·诸脉按之无力所生诸病证》中云："六脉之下得弦细而涩，按之无力，腹中时痛，心胃控睾，阴阳而痛……腰沉沉苦痛，项背胸皆时作痛……时头痛目眩……或面白而不泽者，脱血也。"说明血虚不能营养脏腑筋脉可引起疼痛，其特点是痛处界限不清，隐隐而痛，或筋脉有拘急感。

（五）阴虚不滋，内热而痛

脏腑经脉和脑髓等均需阴液的滋养，若阴液亏乏，各组织器官失去滋养，则发生疼痛。《素问·举痛论》云："……阴气竭，阳气未入，故卒然痛，死不知人。"《灵枢·五癃津液别》云："髓液皆减而下,下过度则虚,虚故腰背痛而胫酸。"说明阴液不足,亦能引起各种疼痛,其特点为内热而痛,午后至夜间加重,遇热更甚。

(六)阳虚不化,疼痛畏寒

阳主温化,阳气虚,脏腑经脉得不到温养则发生疼痛。《叶选医衡·痛无补法辨》云:"凡治表虚而痛者,阳不足也,非温经不可……下虚而痛者,脱泄之阳也,非速救脾胃、温补命门不可。夫以温补而治痛者,非不多也,奈何医者,专执痛不可补之说,岂良法哉?"《丹溪心法·泄泻》云:"寒泄,寒气在腹,攻刺作痛,洞下清水,腹内雷鸣,米饮不化者,理中汤。或吞大已寒丸、附子桂香丸。畏寒者八味汤。"说明阳虚不化,阴邪内生引起各种疼痛,其特点为疼痛剧烈,得温则减,遇冷加剧。

三、不松则痛

不松则痛,"松"与紧相对,指松散(轻松舒缓)、松弛(不紧张)、松快(轻松愉快),局部疏松不紧张、全身轻松、心情愉快。《素问·生气通天论》有"湿热不攘,大筋软短……短为拘",指局部或全身肌痉挛、情绪紧张或低落等引起的疼痛或不适,如肝郁胁痛,也可指因寒导致的筋肉收缩而不能放松,或者是因过热而灼血液和津液,从而导致筋脉中的营养物质不足,使得其不能松弛所致的一种疼痛;《素问·举痛论》说"寒气客于脉外,则脉寒,脉寒则缩蜷,缩蜷则脉绌急,绌急则外引小络,故卒然而痛……寒气客于肠胃之间,膜原之下,血不得散,小络急引故痛",指寒气侵犯脉外,经脉受寒收缩,牵引在外的细小脉络,屈伸紧急,不能伸展所致的疼痛,是经筋病疼痛最常见的情况。

关于"不松则痛"的治疗:"松则不痛","松"指使用松的方法、技巧,以使肌肉松弛、全身放松、情绪舒畅;对于肌肉痉挛引起的疼痛,需要缓解痉挛,对于情志紧张引起的疼痛,就要疏肝解郁。以解除病因,气血平和。

四、不正则痛

"正"字的含义:不偏不倚谓之"正",符合自然规律之道谓之"正道"。在《说文解字》中许慎的解释为正的本义是"是也",即正中,平正,不偏斜。饶炯的《说文解字部首订》:"'正'下云'是也'。'是'下说'直也',义即相当无偏之谓……《书》云:'无偏无党,王道荡荡;无党无偏,王道平平;无反无侧,王道正直。'亦是意也。"清代郝懿行《尔雅义疏·释诂下》:"《考工记》注:'正,直也。'"比如唐代吴兢《贞观政要·君道》:"未有身正而影曲,上治而下乱者。"近现代汉语也用这个用法,比如鲁迅《而已集·略论中国人的脸》:"周的孟轲就用眸子来判胸中的正不正。"另外,正字可延伸有正气、正常、纠正、正道等含义。

人体之"正":广义上讲,人体的"正"包括"正气""正常""正道""纠正"。狭义的正即为纠正。

祖国医学之"正":祖国医学上"正"的含义为正气。"正气存内,邪不可干",正气即是人体的抵抗力,机体健康、抵抗力强、筋骨强壮,就不会出现机体虚弱、失衡失养而致病致痛。人体的"正"还体现在"正常""正道",日常生活工作中,注意防护、劳逸结合,让我们的身体保持在正常运转的状态,就不会有病有疼痛,反之长久的劳作和不良的超限度运动和超负荷承载等不良力学行为,即可出现"动骨伤筋",产生机体的疼痛麻木反应和功能障碍。

人体的"正",还体现为解剖位置的非正常关系和非正常的活动需要"纠正"。

机体"正则不痛",外伤可导致骨折脱位而出现结构上的不对位不对线,这就需要纠正,使之对位对线,达到正则不痛;机体的不良超限度运动和超负荷承载,亦会出现"骨错缝""筋出槽";《仙授理伤续断秘方》提及:"凡左右损处,只相度骨缝,仔细捻捺,忖度便见大概。"骨缝,指关节之间正常的间隙。"骨错缝"，指当损伤或其他因素致使关节位置发生改变时，轻者错落不合缝、骨缝参差，重者骨缝开错、叠出、裂开，引起局部产生肿胀、疼痛、活动障碍。

在祖国医学中，筋主束骨利关节，紧密联系着骨关节；在现代解剖学中，韧带、肌腱、肌筋膜、椎间盘、关节囊等组织均属"筋"之范围。《伤科大成》中"筋有弛纵、卷挛、翻转、离合各门……"均为筋的位置与功能的改变。当机体韧带、椎间盘等软组织发生形态、位置或功能上的异常变化引起疼痛不适与功能障碍，即为"筋出槽"。

动骨伤筋的错位关系均应予以纠正，人体有很强的自愈修复能力和代偿能力，筋骨位置回归自然状态后，疼痛会随之消失，达到"正则不痛"的目的，这一点也是我们提出的"不正则痛"的主要病机。

"不正则痛"的提出，更多强调机体结构异常致病的病机，经典的中医理论，更多侧重气血脏腑等的调理，着重功能性调节，即使中医正脊正骨也多仅限于手法复位、整复等手段，而提高对"不正则痛"理论的认识，可以使我们充分认识机体结构性致病致痛的重要性，为丰富中医的诊治手段，尤其是有创的纠正手段，开拓了思路。例如，我们常见的腰椎间盘突出症，可以称为椎间病，其病因为损伤，表现不仅有腰椎间盘突出压迫神经，也存在小关节紊乱、软组织损伤等筋骨错位的现象，从"不正则痛"的理论角度，对于一些重症的椎间病患者，保守治疗没有意义时，完全可以选择外科手术的方法，纠正椎管内结构失衡的状态，以求"正则不痛"。

五、不平则痛

1. 不平则痛的意义及病机 中医将正常的人称为"平人"，所谓"平"就是阴阳平衡，"平人"就是阴阳平衡的正常人。《素问·调经论》曰："阳注于阴，阴满之外，阴阳匀平，以充其形，九候若一，命曰平人。"阴阳平衡是保持人体正常生理功能的必要条件，只有阴阳平衡才能抗御外邪，保持健康，故"平人者不病也"（《素问·平人气象论》）。阴阳平衡包括阴平阳秘，气血和顺，所谓"平者顺也"（《灵枢·小针解》）。一旦阴阳平衡被打破，人体就会由正常的生理状态变为病理状态，疾病由此而生。而阴阳失衡的临床表现之一就是疼痛。这在中医典籍中多有记载。《素问·通评虚实论》曰："黄疸、暴痛、癫疾、厥狂，久逆之所生也。"《素问·玉机真脏论》曰："气逆，则头痛耳聋不聪颊肿。"《素问·方盛衰论》曰："气上不下，头痛巅疾。"这是阴不制阳，下虚上实，气机上逆所致。《金匮要略》中论述奔豚气病，曰："奔豚，气上冲胸，腹痛，往来寒热。"这也是下焦阳虚，气逆致痛的典型病证。以上所论疼痛，均为阴阳失衡，或为阳气上亢，或为阴气逆上，或为邪火冲脑所致。

现代医学对疼痛的认识逐渐深入和细化，但力的平衡失调始终是疼痛医学关注的病机之一。特别是运动系统疾病的疼痛则多由力的不平衡所致。当体内的应力能够对抗外界的压力、拉力和张力时，人体的组织器官处于相对平衡的状态，表现为正常的生理状态。而一旦体内应力不能抗衡外界的力时，人体就处于失衡的状态，临床上就表现为各种症状，其中之一就是疼痛。

以膝关节骨关节炎为例，当膝关节不能承受外界的压力时，关节软骨就会受到损伤，其结果不仅表现为疼痛，甚者出现关节畸形。再以椎间盘病变为例，腰椎间盘突出症患者产生腰腿痛症状的主要病理机制在于腰椎周围软组织的病变导致腰部动态平衡失调。正常情况下，椎间盘的内外压力是平衡的。椎间盘组织的退化，长期劳累负重或腰部肌肉长期的静力性损伤，造成椎间盘内压力增大，髓核膨出、突出甚至脱出，进而压迫周围的神经血管而产生疼痛。力平衡失调不仅表现在骨关节炎的形成上，还表现在其他病理状态上，如脊柱侧弯、股骨头坏死、肩袖综合征、跟痛症、神经卡压等。总之，"不平则痛"的病机理论在运动系统疾病中体现最为充分。

2. 不平则痛的治疗原则 "不平则痛"病机的治疗原则为"调"，中药方剂的类型就是"和"法。这一治疗原则在《黄帝内经》中就有论述。

《素问·至真要大论》说："谨察阴阳所在而调之，以平为期。"这是由"不平则痛"病机引起的疼痛性疾病的治疗原则与方法,《素问·骨空论》也指出:"调其阴阳,不足则补,有余则泻。"《素问·至真要大论》还有一段相关论述,曰:"谨守病机,各司其属,有者求之,无者求之,盛者责之,虚者责之,必先五胜,疏其血气,令其调达,而致和平。"更有"以所利而行之,调其气,使其平也"的具体用药法则。这表明,通过调整阴阳平衡来治疗疼痛是有传统理论依据的。

调(和)法是中医整体观念和辨证论治两大基本理论的具体应用,它重视人体结构和生理功能的整体性,认为局部的病变与其周围甚至全身的结构或内环境变化息息相关。疼痛也是如此,某一脏腑的疼痛有可能是其他脏腑病变所致,某一局部的疼痛有可能是其周围组织结构的不平衡所致,这种病理改变不适用"通"或"荣"的原则,而适合"调"的原则,在这一原则的指导下采取调和脏腑、调理气血、调整结构的方法方能收到止痛的效果。

用一句话来概括就是:不平则痛,非调不平。

3. "不平则痛"对临床的指导意义及应用

(1)指导诊断:根据以上的论述,我们可以在疼痛性疾病的诊断中将"不平则痛"的病机理论考虑进去,例如头痛一症,不仅应当考虑到瘀血阻络或经脉失养,还应当想到肝阳上亢、肝火上炎;对于胃痛不仅应当考虑气滞血瘀或胃阴亏虚,还应想到肝胃不和;对于腰痛,不仅应当考虑寒湿痹阻,瘀血阻络或肾精亏虚,还应想到筋骨失衡。只有这样才能在更广阔的思维方式下对疼痛性疾病做出正确的诊断,治疗才能有的放矢。

(2)指导治疗

1)用药:在调(和)的治疗原则指导下用药,对于肝阳上亢的头痛,临床多采取平肝潜阳的方法,方药如镇肝熄风汤;对于气上冲胸的奔豚气病证,则用平冲降逆的奔豚汤;对于肝气犯胃的胃脘痛可以疏肝和胃的柴胡疏肝散加减治疗。这些方法的共同点就是针对阴阳气血的偏盛偏衰采用调和的方药,达到阴阳气血平和的目的。

2)针灸治疗:针灸的作用主要在于"调",即调理经络的失衡状态,正如《灵枢·刺节真邪》所说:"用针之类,在于调气。"《灵枢·根结》也说:"用针之要,在于知调阴与阳""调阴与阳,精气乃光,合形与气,使神内藏。故曰:上工平气,中工乱脉,下工绝气危生。"指出高明的医生是要用针刺方法来"平气",即使阴阳气血平衡调和,而不是单纯的"通"。

3)针刀治疗:针刀医学关于病因病机理论的一个重要部分就是力的平衡学说。朱汉章先生在《针刀医学原理》中指出:"人体是一个封闭型的力学系统,在正常情况下,这个力学系统对于人体的生命活动来说,是相对平衡的。"在谈到骨关节炎的病因病机时又说:"骨性关节炎(小的称骨质增生,大的称为骨刺)的根本原因是'力平衡失调'。"而力平衡失调的结果不仅仅是产生骨刺,在临床症状方面最常见的就是疼痛。这是"不平则痛"病机理论在骨与关节疾病中的具体体现。"用针之要,在于知调阴与阳"。这不仅是针灸疗法的使用精髓,也是针刀疗法需遵循的原则。针刀治疗疼痛性疾病的一大特点,就是朱汉章先生说的"调节力平衡(使人体内力学状态平衡)",他还说:"针刀不仅可以调节关节内的力学平衡,还可以调节其他组织器官包括内脏器官的力学平衡。"将中医的这一治疗原则应用于针刀治疗学,对于建立针刀的治疗思路及制定有效的治疗方案都有重要的现实意义。针刀疗法与西医手术最大的不同在于,针刀疗法并不增加或减少什么,而是改变力的失衡状态。对于疼痛性疾病,特别是运动系统的疼痛性疾病,要建立力平衡失调的病机观,要有调整力平衡的意识和手段,在针刀治疗方案的设计上要时时想到如何才能有效地纠正力的失衡。例如治疗膝关节骨关节炎,要松解股四头肌韧带、髌韧带、髌副韧带、腘绳肌等,以缓解髌骨关节和胫股关节压力,不仅如此,还要配合牵引与矫正,尽可能地恢复膝关节的力平衡。治疗腰椎间盘突出症,要松解横突间肌、上下关节突关节、棘间韧带、髂横韧带等,以减轻椎间盘的压力,改善椎间孔的紧张状态,达到终止疼痛的目的。

4)推拿按摩:推拿按摩治疗疼痛性疾病的机理除了疏通经络、调理气血外,还有一个重要的机理就是调整力的不平衡状态。以腰椎间盘突出症为例,腰部肌肉的紧张使腰椎的压力加大,椎体之间的压力增加,使椎间盘受到挤压而发生膨出、突出甚至脱出,压迫脊神经而产生疼痛。推拿按摩就是通过各种手法放松椎体外软组织的紧张状态,解除椎体之间的压力,从而改善神经根的紧张度,达到止痛的目的。

(3) 指导康复养生:调和的原则也适用疼痛性疾病的康复与养生,中医认为,"法于阴阳,和于术数,食饮有节,起居有常,不妄作劳"(《素问·上古天真论》)是懂得养生之道的人的日常行为方式,"法于阴阳,和于术数"就是调和之谓,因为阴阳的正常状态就是平衡,术数的正常状态就是和顺。所以康复养生就要调和平衡。如因膝关节负重过大而导致膝关节损伤的患者,应尽量避免爬山、登高等运动,可以采取骑车、游泳、散步等锻炼方式,减少外力过大带来的关节软组织损伤。颈椎病患者应经常做仰头动作,避免长时间低头看手机,睡眠时可选择有矫正颈椎曲度作用的枕头等。另外颈椎及腰椎间盘突出症患者,可以辅以自我牵引,以减少椎间盘的压力,防止突出的进一步发展。再如肝火易动头痛目痛的患者,应当调适情志,避免恼怒;同时忌辛辣厚味饮食,多食清淡之品,防止痰热内蕴等,才是正确的康复养生法。

【思考题】
1. 请结合自己的认识谈谈"诸痛痒疮,皆属于心"。
2. 请结合自己的认识谈谈中医的"心"与"脑"的关系。

第二节 穴位定位与局部解剖

一、手太阴肺经

手太阴肺经起于中焦胃部,向下联络大肠,返回向上沿着胃口上行,通过横膈,入属肺脏,再从喉部横出腋下,沿着上臂的内侧下行于手少阴心经和手厥阴心包经的前面,经肘弯,沿前臂掌侧外缘下行,进入腕部,沿着鱼际出拇指的末端。手太阴肺经上与皮神经关系密切的有中府等10个穴位。

(一) 中府

【定位】胸前壁外上方,前正中线旁开6寸,平第1肋间隙处。

【解剖】当胸大肌胸小肌处,内侧深层为第1肋间内、外肌;上外侧有腋动、静脉,胸肩峰动、静脉;布有锁骨上神经中间支、胸前神经分支及第1肋间神经外侧皮支。

(二) 天府

【定位】腋前皱襞上端水平线下3寸,肱二头肌外缘。

【解剖】肱二头肌外侧,有头静脉及肱动、静脉分支,分布着臂外侧皮神经及肌皮神经。

(三) 侠白

【定位】天府穴下1寸,肘横纹上5寸。

【解剖】肱二头肌外侧沟中,布有头静脉及桡动、静脉分支;分布着臂外侧皮神经及肌皮神经,当肌皮神经经过处。

(四) 尺泽

【定位】肘横纹中,肱二头肌腱桡侧缘。

【解剖】在肘关节,当肱二头肌腱之外方,肱桡肌起始部;有桡侧返动、静脉分支及头静脉;布有前臂外侧皮神经,直下为桡神经。

（五）孔最

【定位】尺泽穴与太渊穴连线上，腕横纹上7寸处。

【解剖】有肱桡肌，在旋前圆肌上端之外缘，桡侧腕长短伸肌的内缘；有头静脉，桡动、静脉；布有前臂外侧皮神经、桡神经浅支。

（六）列缺

【定位】桡骨茎突上方，腕横纹上1.5寸。

【解剖】当肱桡肌与拇长展肌腱之间，有桡动、静脉的分支，浅层布有头静脉、前臂外侧皮神经和桡神经浅支。

（七）经渠

【定位】桡骨茎突内侧，腕横纹上1寸，桡动脉桡侧凹陷中。

【解剖】桡侧腕屈肌腱的外侧，有旋前方肌；当桡动、静脉外侧处，布有前臂外侧皮神经和桡神经浅支混合支。

（八）太渊

【定位】掌后腕横纹桡侧端，桡动脉的桡侧凹陷中。

【解剖】相当于桡侧屈腕肌腱止点处，桡动、静脉的外缘，布有前臂外侧皮神经和桡神经浅支混合支。

（九）鱼际

【定位】第1掌骨中点桡侧，赤白肉际处。

【解剖】有拇短展肌和拇对掌肌，血管有拇指静脉回流支，布有前臂外侧皮神经和桡神经浅支混合支。

（十）少商

【定位】拇指桡侧指甲角旁约0.1寸。

【解剖】有指掌固有动、静脉所形成的动、静脉网，布有前臂外侧皮神经和桡神经浅支混合支、正中神经的掌侧固有神经的末梢神经网。

二、手阳明大肠经

手阳明大肠经起于示指的末端，沿示指背侧外缘上行于第1、2掌骨之间，沿前臂背侧外缘，进入肘部背侧，再沿上臂的前外缘上行，出肩峰的前边，向上交会于颈部的大椎穴，向下进入缺盆，络于肺，过横膈，属大肠。手阳明大肠经上与皮神经关系密切的有偏历等8个穴位。

（一）偏历

【定位】在阳溪穴与曲池穴连线上，腕横纹上3寸。

【解剖】在桡骨远端，桡侧腕伸肌腱与拇长展肌腱之间，有头静脉；掌侧为前臂外侧皮神经和桡神经浅支，背侧为前臂后侧皮神经的末梢。

（二）温溜

【定位】在阳溪穴与曲池穴连线上，腕横纹上5寸。

【解剖】在桡侧腕伸肌腱与拇长展肌腱之间，有桡动脉分支及头静脉；布有前臂外侧皮神经和桡神经浅支。

（三）下廉

【定位】在阳溪穴与曲池穴连线上，肘横纹下 4 寸。

【解剖】在桡骨的桡侧，桡侧有腕短伸肌腱及腕伸长肌，深层有旋后肌；有桡动脉分支；布有前臂外侧皮神经和桡神经浅支。

（四）曲池

【定位】屈肘呈直角，当肘横纹外端与肱骨外上髁连线的中点。

【解剖】桡侧腕长伸肌起始部，肱桡肌的桡侧；有桡返动脉的分支；布有前臂外侧皮神经，内侧深层为桡神经本干。

（五）肘髎

【定位】屈肘，曲池穴外上方 1 寸，肱骨边缘。

【解剖】在肱骨外上髁上缘肱桡肌起始部，肱三头肌外缘，有桡侧副动脉；布有前臂外侧皮神经和桡神经浅支。

（六）臂臑

【定位】在曲池穴与肩髃穴连线上，曲池穴上 7 寸处，当三角肌下端。

【解剖】在肱骨桡侧，三角肌下端，肱三头肌外侧头的前缘；有旋肱后动脉的分支及肱深动脉；布有前臂外侧皮神经，深层有桡神经本干。

（七）天鼎

【定位】扶突穴直下 1 寸，胸锁乳突肌后缘。

【解剖】在胸锁乳突肌下部后缘，浅层为颈阔肌，深层为中斜角肌起点；有颈外浅静脉；为副神经、颈皮神经在胸锁乳突肌后缘穿出处，深层为膈神经的起点。

（八）扶突

【定位】喉结旁开 3 寸，当胸锁乳突肌的胸骨头与锁骨头之间。

【解剖】在胸锁乳突肌胸骨头与颈阔肌间隙中，深层为肩胛提肌起始点；在深层内侧有颈升动脉；其周围布有耳大神经、颈横皮神经、枕小神经及副神经。

三、足阳明胃经

足阳明胃经起于鼻旁，交会于鼻根中，在鼻旁会足太阳经，下循鼻外侧，进入上齿龈，返回挟口旁环绕口唇，向下交会于颏唇沟，退回来沿下颌出面部大迎穴，再循下颌角，上耳前，上行经颧弓，沿发际至额中部。其分支从大迎前向下行于颈侧，经颈动脉部循喉咙，入缺盆，过膈属胃络于脾。其直支自缺盆下行乳内，向下挟脐进入气街（腹股沟）中。其另一分支起于胃下口，下循腹里，会于气街，从此下行至大腿的髀关穴，循股前至伏兔，过膝盖骨循胫骨外缘，经踝前至足背，至足中趾的内侧趾缝，出次趾末端（厉兑）。足阳明胃经上有颊车等 15 个穴位与皮神经的分布密切相关。

（一）颊车

【定位】下颌角前上方一横指凹陷中，咀嚼时咬肌隆起最高处。

【解剖】在下颌角前方，深层有咬肌；有咬肌动、静脉通过；浅层布有耳大神经、面神经及咬肌神经。

（二）人迎

【定位】 喉结旁 1.5 寸，当颈总动脉之后，胸锁乳突肌前缘。

【解剖】 浅层有颈阔肌，在胸锁乳突肌前缘与甲状软骨接触部；有甲状腺上动脉通过，当颈内外动脉分歧处，有颈前浅静脉，外侧为颈内静脉；浅层布有颈皮神经、面神经颈支，深层有颈动脉球，最深层为交感神经干，外侧有舌下神经降支及迷走神经。

（三）水突

【定位】 人迎穴至气舍穴连线中点，当胸锁乳突肌前缘。

【解剖】 浅层有颈阔肌，在甲状腺外侧，胸锁乳突肌与肩胛舌骨肌上腹的交叉点；外侧为颈总外动脉；浅层布有颈皮神经，深层为交感神经发出的心上神经及交感干。

（四）乳根

【定位】 第 5 肋间隙，乳头直下。

【解剖】 在第 5 肋间隙，胸大肌下部，深层有肋间内外肌；有肋间动脉、胸壁浅静脉通过；浅层有第 5 肋间神经外侧皮支，深层为肋间神经干。

（五）髀关

【定位】 髂前上棘与髌骨外缘连线上，平臀沟处。

【解剖】 在缝匠肌和阔筋膜张肌之间，深层有旋股外侧动、静脉分支；周围布有股前皮神经、股外侧皮神经。

（六）伏兔

【定位】 在髂前上棘与髌骨外缘连线上，髌骨外上缘上 6 寸。

【解剖】 在股直肌的肌腹中，有旋股外侧动、静脉降支通过；浅层布有股前皮神经、股外侧皮神经。

（七）阴市

【定位】 在髂前上棘与髌骨外缘连线上，髌骨外上缘上 2 寸。

【解剖】 在股直肌和股外侧肌之间，有旋股外侧动脉降支通过；浅层布有股前皮神经、股外侧皮神经。

（八）犊鼻

【定位】 髌骨下缘，髌韧带外侧凹陷中。

【解剖】 在髌韧带外缘，深层有膝关节动、静脉网；浅层布有腓肠外侧皮神经及腓总神经关节支。

（九）足三里

【定位】 犊鼻穴下 3 寸，胫骨前缘外一横指处。

【解剖】 在胫骨前肌、趾长伸肌之间；有胫前动、静脉通过；浅层为腓肠外侧皮神经及隐神经的皮支分布处，深层为腓深神经。

（十）上巨虚

【定位】 足三里穴下 3 寸。

【解剖】 在胫骨前肌中，有胫前动、静脉通过；浅层布有腓肠外侧皮神经及隐神经的皮支，深层为腓深神经。

（十一）下巨虚

【定位】上巨虚穴下 3 寸。

【解剖】在胫骨前肌、趾长伸肌之间，深层为趾长伸肌；有胫前动、静脉通过；浅层为腓肠外侧皮神经及隐神经的皮支分布处，深层为腓深神经。

（十二）丰隆

【定位】外踝高点上 8 寸，条口穴外 1 寸。

【解剖】在趾长伸肌外侧和腓骨短肌之间，有胫前动脉分支通过；浅层为腓浅神经皮支。

（十三）冲阳

【定位】在解溪穴下方，姆长伸肌腱和趾长伸肌腱之间，足背动脉搏动处。

【解剖】在趾长伸肌腱外侧；浅层有足背动、静脉及足背静脉网；当腓浅神经的足背内侧皮神经第 2 支本干处，深层为腓深神经。

（十四）陷谷

【定位】足背第 2、3 跖骨关节后凹陷中。

【解剖】在第 2 跖骨间隙间，有骨间肌附着；浅层有足背静脉网，深层有第 2 跖骨动脉；布有腓浅神经足背支。

（十五）内庭

【定位】足背第 2 趾间缝纹端。

【解剖】深层有足背静脉网，浅层布有腓浅神经足背支。

四、足太阴脾经

足太阴脾经起于足大趾末端，循大趾内侧赤白肉际。可经核骨（第 1 跖骨头）后，上行内踝之前，循小腿内侧，沿胫骨后面，交出足厥阴肝经的前面，上行于膝关节和大腿的前内侧，进入腹部，属于脾，络于胃，过膈肌，挟食管，连舌根，散布于舌下。足太阴脾经上有太白等 9 个穴位与皮神经的分布关系密切。

（一）太白

【定位】第 1 跖骨小头后缘，赤白肉际处。

【解剖】在踇展肌中，有足背静脉网、足底内侧动脉及跗内侧动脉分支；浅层布有隐神经和腓浅神经分支。

（二）公孙

【定位】第 1 跖骨基底部的前下缘，赤白肉际间。

【解剖】在踇展肌中，深层有跗内侧动脉分支及足背静脉网；浅层布有隐神经和腓浅神经分支。

（三）商丘

【定位】内踝前下方凹陷中。

【解剖】深层有跗内侧动脉、大隐静脉通过，浅层布有隐神经和腓浅神经分支。

（四）漏谷

【定位】三阴交穴上 3 寸。

【解剖】在胫骨后缘与比目鱼肌之间，深层有屈指长肌；有大隐静脉，胫后动、静脉通过；浅层布有小腿内侧皮神经，深层内侧后方有胫神经。

（五）地机
【定位】 阴陵泉穴下3寸。
【解剖】 在胫骨后缘与比目鱼肌之间，前方有大隐静脉及膝最上动脉的末支，深层有胫后动、静脉；浅层布有小腿内侧皮神经，深层内侧后方有胫神经。

（六）阴陵泉
【定位】 胫骨内侧髁下缘凹陷中。
【解剖】 在胫骨后缘和腓肠肌之间，比目鱼肌起点上；前方有大隐静脉膝最上动脉，最深层有胫后动、静脉通过；浅层布有小腿内侧皮神经本干，最深层有胫神经。

（七）血海
【定位】 髌骨内上缘上2寸。
【解剖】 在股骨内上髁上缘、股内侧肌中间，有股动、静脉肌支通过；浅层布有股前皮神经及股神经肌支。

（八）箕门
【定位】 血海穴与冲门穴的连线上，血海穴直上6寸。
【解剖】 在缝匠肌内侧缘，深层有大收肌；浅层有大隐静脉通过，深层之外方有股动、静脉通过；浅层布有股前皮神经，深部有隐神经。

（九）食窦
【定位】 第5肋间隙中，前正中线旁开6寸。
【解剖】 在第5肋间隙，前锯肌中，深层有肋间内、外肌；有胸外侧动、静脉，胸腹壁动、静脉通过；浅层布有第5肋间神经外侧皮支。

五、手少阴心经

手少阴心经起于手中，属于心和心系带，下过横膈，络小肠。其支脉从心脏的系带上行挟咽喉，连目系。其直行支从心系退回上行至肺。向下出腋下，沿上臂内侧后缘，行于手太阴肺经和手厥阴心包经之后。下行肘内，循前臂掌侧内缘，到达手掌后锐骨（豌豆骨）之端，进入手掌内侧后，沿小指桡侧出小指之末端，接手太阳小肠经。手少阴心经上有极泉等4个穴位与皮神经关系密切。

（一）极泉
【定位】 腋窝正中，腋动脉搏动处。
【解剖】 在胸大肌的外下缘，深层为肱肌；外侧为腋动脉；浅层布有尺神经、正中神经、前臂内侧皮神经及臂内侧皮神经。

（二）青灵
【定位】 少海穴与极泉穴的连线上，少海穴上3寸，肱二头肌的内侧沟中。
【解剖】 当肱二头肌内侧沟处，深层有肱三头肌；有贵要静脉、尺侧上副动脉通过；浅层布有前臂内侧皮神经、尺神经。

（三）少海
【定位】 屈肘，当肘横纹内端与肱骨内上髁连线之中点。

【解剖】深层有旋前圆肌、肱肌；中间有贵要静脉、尺侧上下副动脉、尺返动脉通过；浅层布有前臂内侧皮神经，外前方有正中神经。

（四）灵道

【定位】腕横纹上 1.5 寸，尺侧腕屈肌腱的桡侧。

【解剖】在尺侧腕屈肌与指浅屈肌之间，深层为指深屈肌；有尺动脉通过；浅层布有前臂内侧皮神经，尺侧为尺神经。

六、手太阳小肠经

手太阳小肠经起于小指的末端，沿手掌的尺侧上循腕部，出尺骨小头，沿尺骨内缘直上，行于肘内侧两骨（尺骨鹰嘴和肱骨内上髁）之间，向上循上臂外后缘，出于肩关节，绕肩胛，交会于肩上，入缺盆，络于心，沿食管过横膈，到达胃部，属于小肠。手太阳小肠经上有养老等 6 个穴位与皮神经的关系密切。

（一）养老

【定位】在前臂背面尺侧，当尺骨小头近端桡侧凹陷中。

【解剖】位于尺骨背面，尺骨茎突上方，尺侧腕伸肌腱和小指固有伸肌腱之间；深层布有前臂骨间背侧动、静脉的末支，腕静脉网；浅层有前臂背侧皮神经和尺神经。

（二）支正

【定位】阳谷穴与小海穴的连线上，阳谷穴上 5 寸。

【解剖】在尺骨背面，位于尺侧腕伸肌腱的尺侧缘；深层布有骨间背侧动、静脉；浅层布有前臂内侧皮神经分支。

（三）小海

【定位】屈肘，当尺骨鹰嘴与肱骨内上髁之间凹陷中。

【解剖】位于尺神经沟中，为尺侧腕屈肌的起始部；深层有尺侧上、下副动脉和副静脉以及尺返动、静脉；浅层布有前臂内侧皮神经、尺神经皮支。

（四）曲垣

【定位】在肩胛区，肩胛冈内侧端上缘凹陷中。

【解剖】在肩胛冈上缘，斜方肌和冈上肌中；有颈横动、静脉降支，深层为肩胛上动、静脉肌支；布有第 2 胸神经后支外侧皮支、副神经，深层为肩胛上神经肌支。

（五）肩外俞

【定位】第 1 胸椎棘突下旁开 3 寸。

【解剖】在肩胛骨内侧角边缘，表层为斜方肌，深层为肩胛提肌和菱形肌；有颈横动、静脉穿过；浅层布有第 1 胸神经后支内侧皮支、肩胛背神经和副神经。

（六）天窗

【定位】喉结旁开 3.5 寸，在胸锁乳突肌之后缘。

【解剖】在斜方肌前缘，肩胛提肌后缘，深层为头夹肌；有耳后动、静脉及枕动、静脉分支通过；浅层布有颈横皮神经，正当耳大神经丛的发出部及枕小神经。

七、足太阳膀胱经

足太阳膀胱经起于目内眦，上额交会于头顶。其直行主线从头顶入内络于脑，复出并分开下行项后，沿肩胛骨内侧挟脊柱下行至腰部，进入脊旁肌肉络于肾，属膀胱。其支脉自腰部下行，过臀部进入腘窝；背部又分支从肩胛内左右分开下行，通过肩胛下，挟着脊柱两旁，经股骨大转子，循大腿后外侧下行，会合于腘窝中。由此向下行，通过腓肠肌内，出于外踝的后面，经第5跖骨粗隆，至小趾外侧端，下接足少阴肾经。足太阳膀胱经上有承光等44个穴位与皮神经的分布关系密切。

（一）承光
【定位】前发际正中直上2.5寸，旁开1.5寸。
【解剖】浅层有帽状腱膜；深层有额动、静脉，颞浅动、静脉的吻合网；当额神经外侧支和枕大神经会合处。

（二）通天
【定位】承光穴后1.5寸。
【解剖】浅层有帽状腱膜，深层有颞浅动、静脉和枕动、静脉的吻合网，浅层布有枕大神经分支。

（三）络却
【定位】通天穴后1.5寸。
【解剖】在枕肌抵止处，有枕动、静脉分支通过，浅层布有枕大神经分支。

（四）玉枕
【定位】后发际正中直上2.5寸，旁开1.3寸。
【解剖】深层有枕肌，枕动、静脉通过，浅层布有枕大神经分支。

（五）天柱
【定位】后发际正中直上0.5寸，旁开1.3寸，当斜方肌外缘凹陷中。
【解剖】在斜方肌起始部，深层为头半棘肌，有枕动、静脉干通过；浅层布有枕大神经分支。

（六）大杼
【定位】第1胸椎棘突下，旁开1.5寸。
【解剖】浅层有斜方肌、菱形肌、上后锯肌，深层为最长肌；有第1肋间动、静脉后支通过；浅层布有第1胸神经后支的皮支，深层为第1胸神经后支外侧支。

（七）风门
【定位】第2胸椎棘突下，旁开1.5寸。
【解剖】浅层有斜方肌、菱形肌，深层为最长肌；有第3肋间动、静脉后支通过；浅层布有第3或第4胸神经后支的皮支，深层为第3胸神经后支外侧支。

（八）肺俞
【定位】第3胸椎棘突下，旁开1.5寸。
【解剖】浅层有斜方肌、菱形肌，深层为最长肌；有第3肋间动、静脉后支通过；浅层布有第3或第4胸神经后支的皮支，深层为第3胸神经后支外侧支。

（九）厥阴俞

【定位】 第 4 胸椎棘突下，旁开 1.5 寸。

【解剖】 浅层有斜方肌、菱形肌，深层为最长肌；布有第 4 肋间动、静脉后支；浅层正当第 4 或第 5 胸神经后支的皮支，深层为第 4 胸神经后支外侧支。

（十）心俞

【定位】 第 5 胸椎棘突下，旁开 1.5 寸。

【解剖】 浅层有斜方肌、菱形肌，深层为最长肌；有第 5 肋间动、静脉后支通过；浅层布有第 5 或第 6 胸神经后支的皮支，深层为第 5 胸神经后支外侧支。

（十一）督俞

【定位】 第 6 胸椎棘突下，旁开 1.5 寸。

【解剖】 浅层有斜方肌、背阔肌，深层为最长肌；有第 6 肋间动、静脉后支通过；浅层布有第 6 或第 7 胸神经后支的皮支，深层为第 3 胸神经后支外侧支。

（十二）膈俞

【定位】 第 7 胸椎棘突下，旁开 1.5 寸。

【解剖】 浅层在斜方肌下缘，有背阔肌，深层为最长肌；有第 7 肋间动、静脉后支通过；浅层布有第 7 或第 8 胸神经后支的皮支，深层为第 7 胸神经后支外侧支。

（十三）肝俞

【定位】 第 9 胸椎棘突下，旁开 1.5 寸。

【解剖】 浅层在背阔肌、最长肌和髂肋肌之间；有第 9 肋间动、静脉后支通过；浅层布有第 9 或第 10 胸神经后支的皮支，深层为第 9 胸神经后支外侧支。

（十四）胆俞

【定位】 第 10 胸椎棘突下，旁开 1.5 寸。

【解剖】 在背阔肌最长肌和髂肋肌之间；有第 10 肋间动、静脉后支通过；浅层布有第 10 胸神经后支的皮支，深层为第 10 胸神经后支外侧支。

（十五）脾俞

【定位】 第 11 胸椎棘突下，旁开 1.5 寸。

【解剖】 在背阔肌、最长肌和髂肋肌之间；有第 11 肋间动、静脉后支通过；浅层布有第 11 胸神经后支的皮支，深层为第 11 胸神经后支外侧支。

（十六）胃俞

【定位】 第 12 胸椎棘突下，旁开 1.5 寸。

【解剖】 在腰背筋膜、最长肌和髂肋肌之间；有肋下动、静脉后支通过；浅层布有第 12 胸神经后支的皮支，深层为第 12 胸神经后支外侧支。

（十七）三焦俞

【定位】 第 1 腰椎棘突下，旁开 1.5 寸。

【解剖】 在腰背筋膜、最长肌和髂肋肌之间；有肋下动、静脉后支通过；浅层布有第 12 胸神经后支的皮支，深层为第 12 胸神经后支外侧支。

（十八）肾俞

【定位】第 2 腰椎棘突下，旁开 1.5 寸。

【解剖】在腰背筋膜、最长肌和髂肋肌之间；有第 2 腰动、静脉后支通过；浅层布有第 1 腰神经后支的外侧支，深层为第 1 腰丛。

（十九）气海俞

【定位】第 3 腰椎棘突下，旁开 1.5 寸。

【解剖】在腰背筋膜、最长肌和髂肋肌之间；有第 2 腰动、静脉后支通过；浅层布有第 2 腰神经后支的外侧支，深层为第 1 腰丛。

（二十）大肠俞

【定位】第 4 腰椎棘突下，旁开 1.5 寸。

【解剖】在腰背筋膜、最长肌和髂肋肌之间；有第 4 腰动、静脉后支通过；浅层布有第 3 腰神经后支的外侧支，深层为腰丛。

（二十一）关元俞

【定位】第 5 腰椎棘突下，旁开 1.5 寸。

【解剖】在骶棘肌起始部和臀大肌起始部之间，有骶外侧动、静脉后支通过，浅层布有第 5 腰神经后支。

（二十二）小肠俞

【定位】在第 1 骶椎棘突下，旁开 1.5 寸。

【解剖】在骶棘肌起始部和臀大肌起始部之间，有骶外侧动、静脉后支通过，浅层布有第 5 腰神经后支。

（二十三）膀胱俞

【定位】在第 2 骶椎棘突下，旁开 1.5 寸。

【解剖】在骶棘肌起始部和臀大肌起始部之间，有骶外侧动、静脉后支通过，浅层布有臀中皮神经分支。

（二十四）中膂俞

【定位】在第 3 骶椎棘突下，旁开 1.5 寸。

【解剖】在臀大肌骶结节韧带下内缘，有臀下动、静脉的分支通过，浅层布有臀下皮神经。

（二十五）白环俞

【定位】在第 4 骶椎棘突下，旁开 1.5 寸。

【解剖】位于臀大肌骶结节韧带下内缘；有臀下动、静脉通过，深层为阴部内动、静脉；浅层布有臀中皮神经，深层为阴部神经。

（二十六）殷门

【定位】承扶穴与委中穴连线上，承扶穴下 6 寸。

【解剖】在半腱肌与股二头肌之间，深层为大收肌；外侧为股深动、静脉第 3 穿支；浅层布有股后皮神经，深层正当坐骨神经。

（二十七）浮郄

【定位】 委阳穴上1寸，在股二头肌腱内侧。

【解剖】 在股二头肌腱内侧；有膝上外侧动、静脉通过；浅层布有股后皮神经，正当腓总神经处。

（二十八）委中

【定位】 腘横纹中央。

【解剖】 位于腘窝正中，浅层有腘筋膜；皮下有腘斜静脉，深层内侧为腘静脉，最深层为腘动脉；浅层有股后皮神经，正当胫神经处。

（二十九）志室

【定位】 第2腰椎棘突下，旁开3寸。

【解剖】 有背阔肌、髂肋肌；有第2腰动、静脉后支通过；浅层布有臀上皮神经，深层为臀上神经。

（三十）胞肓

【定位】 第2骶椎棘突下，旁开3寸。

【解剖】 深层有臀大肌、臀中肌及臀小肌；有臀上动、静脉通过；浅层布有臀上皮神经，深层为臀上神经。

（三十一）秩边

【定位】 第4骶椎棘突下，旁开3寸。

【解剖】 位于臀大肌、梨状肌下缘；有臀下动、静脉通过；深层有臀下神经，外侧为坐骨神经。

（三十二）合阳

【定位】 委中穴直下2寸。

【解剖】 在腓肠肌两头之间；有小隐静脉，深层为腘动、静脉；浅层布有腓肠肌内侧皮神经，深层为胫神经。

（三十三）承筋

【定位】 合阳穴与承山穴连线的中点。

【解剖】 在腓肠肌两肌腹之间；有小隐静脉，深层为胫后动、静脉；浅层布有腓肠肌内侧皮神经，深层为胫神经。

（三十四）承山

【定位】 腓肠肌两肌腹之间凹陷的顶端。

【解剖】 在腓肠肌两肌腹交界下端；有小隐静脉，深层为胫后动、静脉通过；浅层布有腓肠肌内侧皮神经，深层为胫神经。

（三十五）飞扬

【定位】 昆仑穴直上7寸，承山穴处下方。

【解剖】 深层有腓肠肌及比目鱼肌，浅层布有腓肠肌外侧皮神经。

（三十六）跗阳

【定位】 昆仑穴直上3寸。

【解剖】在腓骨的后部，跟腱外前缘，深层为踇长屈肌；有小隐静脉通过，深层为腓动、静脉末支；浅层布有腓肠神经。

（三十七）昆仑
【定位】外踝高点与跟腱之间凹陷中。
【解剖】深层有腓骨短肌，有小隐静脉及外踝后动、静脉，浅层布有腓肠神经。

（三十八）仆参
【定位】昆仑穴直下，赤白肉际处。
【解剖】深层有腓动、静脉的跟骨外侧支，浅层布有腓肠神经跟骨外侧支。

（三十九）申脉
【定位】外踝下缘凹陷中。
【解剖】在腓骨长、短肌腱上缘，有外踝动脉网及小隐静脉，浅层布有腓肠神经的足背外侧皮神经分支。

（四十）金门
【定位】申脉穴与京骨穴连线中点，当股骨外侧凹陷中。
【解剖】在腓骨长肌腱和小趾外展肌之间；有足底外侧动、静脉；布有足背外侧皮神经，深层为足底外侧神经。

（四十一）京骨
【定位】在第5跖骨粗隆下，赤白肉际处。
【解剖】在小趾外展肌下方；有足底外侧动、静脉；浅层布有足背外侧皮神经，深层为足底外侧神经。

（四十二）束骨
【定位】第5跖趾关节后缘，赤白肉际处。
【解剖】在小趾外展肌下方；有第4趾跖侧总动、静脉；浅层有第4趾跖侧神经及足背外侧皮神经分布。

（四十三）足通谷
【定位】第5跖趾关节前缘，赤白肉际处。
【解剖】有趾侧动、静脉，浅层布有趾跖侧固有神经及足背外侧皮神经。

（四十四）至阴
【定位】足小趾外侧趾甲角旁约0.1寸。
【解剖】有趾背动脉及趾跖侧固有动脉形成的动脉网，浅层布有趾跖侧固有神经及足背外侧皮神经。

八、足少阴肾经

足少阴肾经起于足小趾的下面，斜向脚心，出于足然谷（足舟骨的下面），沿内踝后，分支进入足跟，上行至腓肠肌内，出于腘窝的内侧，上行于大腿的内侧后缘，贯通脊柱，属于肾，络于膀胱。足少阴肾经上有大钟等7个穴位与皮神经的分布关系密切。

（一）大钟

【定位】太溪穴下 0.5 寸稍后，跟腱内缘。

【解剖】在跟腱附着部的内前缘；有胫后动脉的跟内侧支通过；浅层布有小腿内侧皮神经，当胫神经的跟骨内侧神经经过处。

（二）水泉

【定位】太溪穴直下 1 寸。

【解剖】同大钟穴。

（三）照海

【定位】内踝下缘凹陷中。

【解剖】在内踝下方，足趾外展肌止点；后下方有胫后动、静脉通过；浅层布有小腿内侧皮神经，深部为胫神经本干。

（四）复溜

【定位】太溪穴上 2 寸。

【解剖】在胫骨后方，比目鱼肌下方移行于跟腱处之内侧；深层前方有胫后动、静脉通过；浅层布有腓肠内侧皮神经和小腿内侧皮神经，深部前方为胫神经。

（五）交信

【定位】复溜穴前约 0.5 寸。

【解剖】在胫骨内缘后方、趾长屈肌中；深层前方有胫后动、静脉通过；浅层布有小腿内侧皮神经，深部前方为胫神经。

（六）筑宾

【定位】太溪穴上 5 寸，在太溪穴与阴谷穴的连线上。

【解剖】在腓肠肌内侧肌腹下方移行于跟腱处，下方为比目鱼肌；深层有胫后动、静脉通过；浅层布有腓肠内侧皮神经和小腿内侧皮神经，深层为胫神经本干。

（七）阴谷

【定位】屈膝，腘窝内侧，当半腱肌腱与半膜肌腱之间。

【解剖】在胫骨内侧腘后方，半腱肌腱与半膜肌腱之间；有膝上内侧动、静脉通过；浅层布有股内侧皮神经。

九、手厥阴心包经

手厥阴心包经起于胸中，浅出属于心包，通过横膈，历经胸部、上腹部和下腹部，络于三焦。其支脉沿着胸中出于胁部，在腋下 3 寸处向上至腋窝顶点，循上臂内侧，行于手太阴和手少阴之间，进入肘中，下行于前臂两筋（掌长肌腱和桡侧腕屈肌腱）之间，进入掌中，沿中指桡侧出中指之端，又一分支从掌中分出，沿手环指出其端接手少阳三焦经。手厥阴心包经上有天泉等 3 个穴位与皮神经的分布关系密切。

（一）天泉

【定位】在臂内侧，当腋前纹头下 2 寸，肱二头肌的长、短头之间。

【解剖】在胸大肌外下部，胸小肌下部起端，深层为第 4 肋间内外肌；有胸腹壁静脉，胸外侧动、静脉分支通过；浅层布有胸前皮神经分支及第 4 肋间神经。

（二）郄门

【定位】 腕横纹上 5 寸，掌长肌腱与桡侧腕屈肌腱之间。

【解剖】 浅层有指浅屈肌，深部为指深屈肌；有前臂正中动、静脉通过，深层为前臂掌侧间动、静脉；浅层布有前臂内侧皮神经，下为正中神经，深层有前臂掌侧骨间神经。

（三）大陵

【定位】 腕横纹中央，掌长肌腱与桡侧腕屈肌腱之间。

【解剖】 在掌长肌腱与桡侧腕屈肌腱之间，有拇长屈肌和指深屈肌腱；有腕掌侧动、静脉网；当正中神经本干，浅层布有前臂内侧皮神经。

十、手少阳三焦经

手少阳三焦经起于手环指末端，上行小指与环指之间，循手背上出于前臂背侧两骨之间，上行越过肘尖，循上臂外侧上行至肩部，交出足少阳经的后面，进入缺盆，散布于胸中，散络于心包。向下通过横膈，属于上、中、下三焦。手少阳三焦经上有阳池等 7 个穴位与皮神经的分布关系密切。

（一）阳池

【定位】 腕背横纹处，指总伸肌腱尺侧缘凹陷中。

【解剖】 位于尺骨和腕骨的关节部，在指总伸肌腱与小指固有伸肌腱之间；下有腕背静脉网腕背动脉通过；浅层布有尺神经手背支及前臂背侧皮神经末支。

（二）外关

【定位】 腕背横纹上 2 寸，桡骨与尺骨之间。

【解剖】 在指总伸肌和拇长伸肌之间，深层有前臂骨间背侧动脉和前臂骨间掌侧动、静脉通过，浅层布有前臂背侧皮神经和骨间背侧神经。

（三）会宗

【定位】 支沟穴尺侧约 1 寸，于尺骨的桡侧缘取之。

【解剖】 在尺侧腕伸肌和小指固有伸肌之间，深层有示指固有伸肌；下方有前臂背侧骨间动、静脉通过；浅层布有前臂背侧皮神经，深层有前臂骨间背侧神经和骨间掌侧神经。

（四）三阳络

【定位】 支沟穴上 1 寸，桡骨与尺骨之间。

【解剖】 在指总伸肌、拇长展肌起端之间；有前臂骨间背侧动、静脉通过；浅层布有前臂背侧皮神经，深层有前臂骨间背侧神经和骨间掌侧神经。

（五）天井

【定位】 屈肘，尺骨鹰嘴上 1 寸许凹陷中。

【解剖】 在肱骨下端后面的鹰嘴窝中，尺骨鹰嘴突起上缘，深层有肱三头肌腱；有肘关节动、静脉网；浅层布有前臂背侧皮神经和桡神经的肌支。

（六）消泺

【定位】 在尺骨鹰嘴与肩髎穴连线上，清冷渊穴上 3 寸。

【解剖】在肱骨后面，肱三头肌肌腹的中间；深层有桡侧副动、静脉通过；浅层布有臂背侧皮神经和桡神经的肌支。

（七）臑会

【定位】在尺骨鹰嘴与肩髎穴连线上，肩髎穴下3寸，当三角肌的后缘。
【解剖】在肱骨上端背面，肱三头肌中；有中侧副动、静脉；浅层布有臂背侧皮神经和桡神经的肌支，深层为桡神经。

十一、足少阳胆经

足少阳胆经起于目外眦，向上到达头角，下行耳后，循颈侧行于手少阳三焦经的前面，至肩上退回交出手少阳三焦经的后面，进入缺盆。其支脉，从耳后进入耳中，出来行于耳前，到达目外眦的后面。又一支脉，从目外眦分开，下行大迎，会合于手少阳三焦经至目下，下过颊车，下行颈部，合于缺盆，从此下行胸中，通过横膈，络于肝，属于胆。沿胸胁里边，出于气街（腹股沟动脉处），绕阴部毛际，横向进入股骨大转子部位。其直行主干从缺盆下行腋下，沿着胸侧，经过季胁，向下会合于股骨大转子部位。由此向下，沿着大腿外侧，膝部外侧，下行腓骨小头前缘，下达绝骨的上端，向下出于外踝的前面，沿着足背到第4趾的外侧端。足少阳胆经上有听会等15个穴位与皮神经的分布关系密切。

（一）听会

【定位】耳屏间切迹前，下颌髁突的后缘，张口凹陷处。
【解剖】有颞浅动脉耳前支通过，深部有颈外动脉及面后静脉分支通过；深层布有耳大神经，皮下为面神经分支。

（二）率谷

【定位】耳尖直上，入发际1.5寸。
【解剖】在颞肌中，有颞浅动、静脉顶支通过，布有耳蜗神经和枕大神经会合支。

（三）承灵

【定位】正营穴后1.5寸。
【解剖】在帽状腱膜中，有枕动、静脉分支通过，浅层布有枕大神经分支。

（四）脑空

【定位】在头部，横平枕外隆凸的上缘，风池直上。
【解剖】在枕肌中，有枕动、静脉分支，布有枕大神经分支。

（五）风池

【定位】胸锁乳突肌与斜方肌之间凹陷中，平风府穴处。
【解剖】在胸锁乳突肌与斜方肌停止部的凹陷中，深层为头夹肌；有枕动、静脉分支通过；浅层布有枕小神经分支。

（六）辄筋

【定位】渊腋穴前1寸，第4肋间隙。
【解剖】在胸大肌外缘，有前锯肌，肋间内、外肌；有胸外侧动、静脉及第4肋间动、静脉通过；浅层布有第4肋间神经外侧皮支。

（七）日月

【定位】 乳头下方，第 7 肋间隙。

【解剖】 在腹外斜肌腱膜中，有腹内斜肌、腹横肌附着；有第 7 肋间动、静脉通过；浅层布有第 7 肋间神经。

（八）居髎

【定位】 髂前上棘与股骨大转子高点连线的中点。

【解剖】 浅层为阔筋膜张肌，深部为股外侧肌；有旋髂浅动、静脉分支及旋股外侧动、静脉升支通过；浅层布有股外侧皮神经。

（九）环跳

【定位】 股骨大转子高点与骶管裂孔连线外 1/3 与内 2/3 交界处。

【解剖】 在臀大肌、梨状肌下缘；内侧有臀下动、静脉通过；浅层布有臀下皮神经、臀下神经，深部正当坐骨神经。

（十）风市

【定位】 大腿外侧正中，腘横纹水平线上 7 寸。

【解剖】 在阔筋膜张肌下股外侧肌中，有旋股外侧动、静脉肌支通过，浅层布有股外侧皮神经、股神经肌支。

（十一）膝阳关

【定位】 阳陵泉穴上 3 寸，股骨外上髁上方的凹陷中。

【解剖】 在髂胫束后方、股二头肌腱前方，有膝上外侧动、静脉通过，浅层布有股外侧皮神经末支。

（十二）阳陵泉

【定位】 腓骨小头前下方凹陷中。

【解剖】 当腓骨长、短肌中，有膝下外侧动、静脉通过，当腓总神经分为腓浅神经及腓深神经处。

（十三）阳交

【定位】 外踝高点上 7 寸，腓骨后缘。

【解剖】 在腓骨长肌附着处，有腓动、静脉分支通过，浅层布有腓肠外侧皮神经。

（十四）外丘

【定位】 外踝高点上 7 寸，腓骨前缘。

【解剖】 在腓骨长肌与趾总伸肌之间，深层为腓骨短肌；有胫前动、静脉肌支通过；浅层布有腓浅神经。

（十五）足窍阴

【定位】 第 4 趾外侧趾甲角旁约 0.1 寸。

【解剖】 有趾背侧动、静脉，跖趾侧动、静脉形成的动脉网和静脉网；浅层布有趾背侧神经。

十二、足厥阴肝经

足厥阴肝经起于足大趾上丛毛的边际，向上沿着足背内侧，上内踝 1 寸处，再由内踝上 8 寸处交出于足太阴脾经之后，上行腘窝内侧处，沿大腿内侧，进入阴毛，到达小腹部，与胃经并行，属于肝，络于胆。向上通过横膈，分布于胁肋。沿气管喉咙的后面，向上进入咽峡部，联系目系，上行出于前额，与督脉会合于头顶。足厥阴肝经上有中封等4个穴位与皮神经的分布关系密切。

（一）中封

【定位】内踝前1寸，胫骨前肌腱内缘。

【解剖】有足背静脉网、内踝前动脉通过，浅层布有足背内侧皮神经的分支及隐神经。

（二）膝关

【定位】阴陵泉穴后1寸。

【解剖】在胫骨内髁后下方，腓肠肌内侧头的上部；深部有胫后动脉；浅层布有腓肠内侧皮神经分支，深部为胫神经。

（三）阴包

【定位】股骨内髁上4寸，缝匠肌后缘。

【解剖】在股内侧肌和缝匠肌之间，有长收肌，深层为短收肌；深部外侧有股动、静脉及旋股内侧动脉浅支通过；浅层布有股前皮神经，闭孔神经浅深支。

（四）阴廉

【定位】曲骨穴旁2寸，直下2寸。

【解剖】在耻骨结节下方，长收肌起点的上端，其下为短收肌；有旋股内侧动、静脉分支通过，深层为闭孔神经浅、深支。

十三、奇经八脉

奇经八脉包括督脉、任脉、冲脉、带脉、阳跷脉、阴跷脉、阳维脉和阴维脉，其上有哑门等21个穴位与皮神经的分布关系密切。

（一）哑门

【定位】后发际正中直上0.5寸。

【解剖】在第1、2颈椎之间，有枕动、静脉分支及棘突间静脉丛分布，浅层位于第3枕神经和枕大神经分布处。

（二）风府

【定位】后发际正中直上1寸。

【解剖】在枕骨和第1颈椎之间，有枕动脉分支及棘突间静脉丛分布，浅层布有第3枕神经和枕大神经之分支。

（三）脑户

【定位】在头部，枕外隆凸的上缘凹陷中。

【解剖】在左右枕骨肌之间；有左右枕动、静脉分支；布有枕大神经分支。

（四）强间

【定位】脑户穴直上1.5寸。

【解剖】在矢状缝和人字缝交界处，帽状腱膜中；有左、右枕动、静脉吻合网分布；浅层布有枕大神经之分支。

（五）后顶

【定位】强间穴直上 1.5 寸。

【解剖】在帽状腱膜中，有左、右枕动、静脉吻合网分布，浅层布有枕大神经之分支。

（六）百会

【定位】后发际正中直上 7 寸。

【解剖】在帽状腱膜中，有左、右浅动静脉吻合网及左、右枕动静脉吻合网分布，浅层布有枕大神经之分支及额神经分支。

（七）石门

【定位】脐下 2 寸。

【解剖】血管同中极穴。浅层布有第 11 肋间神经前支的内侧皮支（内部为小肠）。

（八）阴交

【定位】脐下 1 寸。

【解剖】血管同中极穴。浅层布有第 10 肋间神经前支的内侧皮支（内部为小肠）。

（九）神阙

【定位】脐的中间。

【解剖】有腹壁下动、静脉通过，浅层布有第 10 肋间神经前支的内侧皮支（内部为小肠）。

（十）水分

【定位】脐上 1 寸。

【解剖】有腹壁下动、静脉通过，浅层布有第 8、9 肋间神经前支的内侧皮支（内部为小肠）。

（十一）下脘

【定位】脐上 2 寸。

【解剖】有腹壁下动、静脉通过，浅层布有第 8 肋间神经前支的内侧皮支（内部为横结肠）。

（十二）中脘

【定位】脐上 4 寸。

【解剖】有腹壁下动、静脉通过，浅层布有第 7 肋间神经前支的内侧皮支（当胃幽门部）。

（十三）鸠尾

【定位】剑突下，脐上 7 寸。

【解剖】有腹壁下动、静脉通过，浅层布有第 6 肋间神经前支的内侧皮支。

（十四）中庭

【定位】胸剑联合的中点。

【解剖】有胸廓内动、静脉的前穿支通过，浅层布有第 5 肋间神经前支的内侧皮支。

（十五）膻中

【定位】前正中线，平第 4 肋间隙。

【解剖】在胸骨体上，有胸廓内动、静脉的前穿支通过，浅层布有第 4 肋间神经前支的内侧皮支。

（十六）玉堂

【定位】前正中线，平第 3 肋间隙。

【解剖】在胸骨体中点，有胸廓内动、静脉的前穿支通过，浅层布有第 3 肋间神经前支的内侧皮支。

（十七）紫宫

【定位】前正中线，平第 2 肋间隙。

【解剖】有胸廓内动、静脉的前穿支通过，浅层布有第 2 肋间神经前支的内侧皮支。

（十八）华盖

【定位】前正中线，胸骨角的中点。

【解剖】在胸骨柄体之间，有胸廓内动、静脉的前穿支通过，布有第 1 肋间神经前支的内侧皮支。

（十九）璇玑

【定位】前正中线，胸骨柄的中央。

【解剖】在胸骨柄上，有胸廓内动、静脉的前穿支通过，浅层布有锁骨上神经前支及第 1 肋间神经前支的内侧皮支。

（二十）廉泉

【定位】舌骨体上缘的中央处。

【解剖】在舌骨上方，左、右颏舌骨肌之间；有颈前浅静脉通过；浅层布有颈皮神经的分支，深层为舌根，有舌下神经及舌咽神经的分支。

（二十一）承浆

【定位】颏唇沟的中点。

【解剖】在口轮匝肌下方，下唇方肌和颏肌之间；有下唇动、静脉的分支通过；浅层布有面神经的下颌支及颏神经分支。

十四、经外奇穴

（一）翳明

【定位】翳风穴后 1 寸。

【解剖】胸锁乳突肌上，有耳后动、静脉通过，浅层布有耳大神经和枕小神经。

（二）安眠

【定位】翳风穴与风池穴连线的中点。

【解剖】在胸锁乳突肌和头夹肌中，有枕动、静脉通过，浅层布有耳大神经和枕小神经。

（三）颈臂

【定位】锁骨内 1/3 与外 2/3 交界处直上 1 寸。

【解剖】有胸锁乳突肌，颈外侧动、静脉之分支通过，浅层布有臂丛神经。

（四）臂中

【定位】腕横纹至肘横纹的中点，桡骨与尺骨之间。

【解剖】在掌长肌、桡侧腕屈肌之间，有屈指前肌、屈指深肌；有前臂正中动、静脉通过；浅层布有前臂内侧皮神经,前臂掌侧骨间神经。

(五) 环中

【定位】环跳穴与腰俞穴连线的中点。
【解剖】臀大肌中;布有臀下动、静脉;浅层有臀下皮神经,深层有臀下神经、坐骨神经。

(六) 百虫窝

【定位】血海穴上1寸。
【解剖】在股内侧肌中;有股动、静脉通过;浅层布有股神经前皮支,深层有股神经肌支。

(七) 鹤顶

【定位】髌骨上缘正中凹陷处。
【解剖】在髌骨上缘,股四头肌腱中;有膝关节动脉网;浅层布有股神经前皮支及肌支。

(八) 胆囊穴

【定位】阳陵泉穴下1~2寸处。
【解剖】在腓骨长肌与趾长伸肌处;有胫前动、静脉分支通过;浅层布有腓肠外侧皮神经,深层有腓深神经。

(九) 阑尾穴

【定位】足三里穴下约2寸处。
【解剖】在胫骨前肌、趾长伸肌中,有胫前动、静脉通过,浅层布有腓肠外侧皮神经、腓深神经。

(十) 夺命穴

【定位】曲池穴与肩髃穴连线的中点。
【解剖】在肱二头肌中,深层为肱肌,其深层为桡神经沟。

(十一) 夹脊穴

【定位】在脊柱区,第1胸椎至第5腰椎棘突下两侧,后正中线旁开0.5寸,一侧17穴。
【解剖】在背肌浅层(斜方肌、菱形肌、胸腰筋膜、后锯肌)及背肌深层(竖脊肌)中,穴区浅层有胸或腰神经后支的皮支分布,深层有胸或腰神经后支和肋间后动脉、腰动脉分布。

十五、颈周腧穴

(一) 脑空

【定位】在头部,横平枕外隆凸的上缘,风池直上。
【解剖】在枕肌中;有枕动、静脉分支;布有枕大神经分支。

(二) 天宗

【定位】在肩胛区,约当肩胛冈中点与肩胛骨下角连线上1/3与下2/3交点凹陷中。
【解剖】冈下窝中央冈下肌中;有旋肩胛动、静脉肌支;布有肩胛上神经。

(三) 曲垣

【定位】在肩胛区,肩胛冈内侧端上缘凹陷中。
【解剖】在肩胛冈上缘,斜方肌和冈上肌中;有颈横动、静脉降支,深层为肩胛上动、静脉肌支;布有第2胸神经后支外侧皮支、副神经,深层为肩胛上神经肌支。

（四）脑户

【定位】在头部，枕外隆凸的上缘凹陷中。

【解剖】在左、右枕骨肌之间；有左、右枕动、静脉分支；布有枕大神经分支。

（五）大椎

【定位】在颈后部，第7颈椎棘突下凹陷中，后正中线上。

【解剖】在腰背筋膜、棘上韧带及棘间韧带中；有颈横动脉分支和棘间皮下静脉丛；布有第8颈神经后支的内侧支；深部为脊髓。

【思考题】

简述颈周腧穴的定位及临床应用。

第三节　经络病原文、络脉病原文、经筋病原文

一、手太阴肺经

手太阴之筋，起于大指之上，循指上行，结于鱼后，行寸口外侧，上循臂，结肘中，上臑内廉，入腋下，出缺盆，结肩前髃，上结缺盆，下结胸里，散贯贲，合贲下，抵季胁。其病：当所过者支，转筋痛，甚成息贲，胁急、吐血。

肺手太阴之脉，是动则病，肺胀满，膨膨而喘咳，缺盆中痛，甚则交两手而瞀，此为臂厥。是主肺所生病者，咳，上气，喘喝，烦心，胸满，臑臂内前廉痛厥，掌中热。气盛有余，则肩背痛，风寒汗出中风，小便数而欠；气虚，则肩背痛、寒，少气不足以息，溺色变。

手太阴之别，名曰列缺。起于腕上分间，并太阴之经，直入掌中，散入于鱼际。其病：实，则手锐掌热；虚则欠㰦，小便遗数。取之去腕半寸。别走阳明也。

二、手阳明大肠经

手阳明之筋，起于大指次指之端，结于腕；上循臂，上结于肘外；上臑，结于髃。其支者，绕肩胛，挟脊；直者从肩髃上颈。其支者上颊，结于頄；直者上出手太阳之前，上左角，络头，下右颔。其病：当所过者支痛及转筋，肩不举，颈不可左右视。

大肠手阳明之脉，是动则病，齿痛，颈肿。是主津液所生病者，目黄，口干，鼽衄，喉痹，肩前臑痛，大指次指痛不用。气有余，则当脉所过者热肿；虚，则寒栗不复。

手阳明之别，名曰偏历。去腕三寸，别入太阴；其别者，上循臂，乘肩髃，上曲颊偏齿；其别者，入耳，合于宗脉。实，则龋、聋；虚，则齿寒、痹隔，取之所别也。

三、足阳明胃经

足阳明之筋，起于中三趾，结于跗上，邪外上加于辅骨，上结于膝外廉，直上结于髀枢，上循胁，属脊。其直者，上循骭，结于膝。其支者，结于外辅骨，合少阳。其直者，上循伏兔，上结于髀，聚于阴器，上腹而布，至缺盆而结，上颈，上挟口，合于頄，下结于鼻，上合于太阳。太阳为目上网，阳明为目下纲。其支者，从颊结于耳前。其病：足中趾支，胫转筋，脚跳坚，伏兔转筋，髀前肿，㿉疝，腹筋急，引缺盆及颊，卒口僻，急者目不合。热则筋纵、目不开。颊筋有寒则急，引颊移口；有热则筋弛纵，缓不胜收，故僻。

胃足阳明之脉，是动则病，洒洒振寒，善伸，数欠，颜黑，病至则恶人与火，闻木声则惕然而惊，心欲动，独闭户塞牖而处；甚则欲上高而歌，弃衣而走，贲响腹胀，是为骭厥。是主血所

生病者，狂、疟、温淫，汗出，鼽衄，口㖞，唇胗，颈肿，喉痹，大腹水肿，膝膑肿痛，循膺、乳、气街、股、伏兔、骭外廉、足跗上皆痛，中趾不用。气盛，则身以前皆热，其有余于胃，则消谷善饥，溺色黄；气不足，则身以前皆寒栗，胃中寒则胀满。

足阳明之别，名曰丰隆。去踝八寸，别走太阴；其别者，循胫骨外廉，上络头项，合诸经之气，下络喉嗌。其病：气逆则喉痹卒喑。实，则狂巅；虚，则足不收，胫枯。取之所别也。

四、足太阴脾经

足太阴之筋，起于大趾之端内侧，上结于内踝。其直者，结于膝内辅骨，上循阴股，结于髀，聚于阴器。上腹，结于脐；循腹里，结于肋，散于胸中；其内者着于脊。其病：足大趾支，内踝痛，转筋痛，膝内辅骨痛，阴股引髀而痛，阴器纽痛，上引脐与两胁痛，引膺中，脊内痛。

脾足太阴之脉，是动则病，舌本强，食则呕，胃脘痛，腹胀善噫，得后与气，则快然如衰，身体皆重。是主脾所生病者，舌本痛，体不能动摇，食不下，烦心，心下急痛，溏瘕泄，水闭，黄疸，不能卧，强立，股膝内肿、厥，足大趾不用。

足太阴之别，名曰公孙。去本节之后一寸，别走阳明；其别者，入络肠胃。厥气上逆则霍乱。实，则肠中切痛，虚，则鼓胀。取之所别也。

五、手少阴心经

手少阴之筋，起于小指之内侧，结于锐骨；上结肘内廉；上入腋，交太阴，挟乳里，结于胸中；循臂，下系于脐。其病：内急，心承伏梁，下为肘网，其病当所过者支转筋、筋痛。

心手少阴之脉，是动则病，嗌干，心痛，渴而欲饮，是为臂厥。是主心所生病者，目黄，胁痛，臑臂内后廉痛、厥，掌中热。

手少阴之别，名曰通里。去腕一寸半；别而上行，循经入于心中，系舌本，属目系。其实，则支膈；虚，则不能言。取之掌后一寸。别走太阳也。

六、手太阳小肠经

手太阳之筋，起于小指之上，结于腕；上循臂内廉，结于肘内锐骨之后，弹之应小指之上；入结于腋下。其支者，后走腋后廉，上绕肩胛，循颈，出走太阳之前，结于耳后完骨。其支者，入耳中；直者，出耳上，下结于颔，上属目外眦。

其病：小指支，肘内锐骨后廉痛；循臂阴，入腋下，腋下痛，腋后廉痛，绕肩胛引颈而痛，应耳中鸣痛，引颔，目瞑良久乃得视。颈筋急则为筋瘘，颈肿，寒热在颈者。

小肠手太阳之脉，是动则病，嗌痛，颔肿，不可以顾，肩似拔，臑似折。是主液所生病者，耳聋、目黄，颊肿，颈、颔、肩、臑、肘臂外后廉痛。

手太阳之别，名曰支正。上腕五寸，内注少阴。其别者，上走肘，络肩髃。实，则节弛肘废；虚，则生疣，小者如指痂疥。取之所别也。

七、足太阳膀胱经

足太阳之筋，起于足小趾，上结于踝；邪上结于膝；其下循足外踝，结于踵，上循跟，结于腘；其别者，结于腨外，上腘中内廉，与腘中并，上结于臀。上挟脊上项；其支者，别入结于舌本。其直者，结于枕骨；上头下颜，结于鼻。其支者，为目上纲，下结于頄。其支者，从腋后外廉，结于肩髃。其支者，入腋下，上出缺盆，上结于完骨。其支者，出缺盆，邪上出于頄。

其病：小趾支，跟肿痛，腘挛，脊反折，项筋急，肩不举，腋支，缺盆中纽痛，不可左右摇。

膀胱足太阳之脉，是动则病，冲头痛，目似脱，项如拔，脊痛，腰似折，髀不可以曲，腘如结，腘如裂，是为踝厥。是主筋所生病者，痔，疟，狂，癫疾，头囟项痛，目黄，泪出，衄鼽，项、背、腰、尻、腘、腨、脚皆痛，小趾不用。

足太阳之别，名曰飞扬。去踝七寸，别走少阴。实则鼽窒，头背痛；虚则鼽衄。取之所别也。

八、足少阴肾经

足少阴之筋，起于小趾之下，并足太阴之筋，邪走内踝之下，结于踵；与太阳之筋合，而上结于内辅之下，并太阴之筋而上，循阴股，结于阴器。循脊内挟膂，上至项，结于枕骨，与足太阳之筋合。

其病：足下转筋，及所过而结者皆痛及转筋。病在此者，主痫瘛及痉，在外者不能俯，在内者不能仰。故阳病者腰反折，不能俯；阴病者，不能仰。

肾足少阴之脉，是动则病，饥不欲食，面如漆柴，咳唾则有血，喝喝而喘，坐而欲起，目䀮䀮如无所见，心如悬若饥状。气不足则善恐，心惕惕如人将捕之，是为骨厥。是主肾所生病者，口热，舌干，咽肿，上气，嗌干及痛，烦心，心痛，黄疸，肠澼，脊、股内后廉痛，痿、厥，嗜卧，足下热而痛。

足少阴之别，名曰大钟。当踝后绕跟，别走太阳。其别者，并经上走于心包下，外贯腰脊。其病：气逆则烦闷。实，则闭癃；虚，则腰痛。取之所别者也。

九、手厥阴心包经

手心主之筋，起于中指，与太阴之筋并行，结于肘内廉；上臂阴，结腋下；下散前后挟胁。其支者，入腋，散胸中，结于贲。

其病：当所过者支转筋，前及胸痛、息贲。

心主手厥阴心包络之脉，是动则病，手心热，臂、肘挛急，腋肿；甚则胸胁支满，心中憺憺大动，面赤，目黄，喜笑不休。是主脉所生病者，烦心，心痛，掌中热。

手心主之别，名曰内关。去腕二寸，出于两筋之间，循经以上，系于心包，络心系。实，则心痛；虚，则为头强。取之两筋间也。

十、手少阳三焦经

手少阳之筋，起于小指次指之端，结于腕；上循臂，结于肘；上绕臑外廉，上肩，走颈，合手太阳。其支者，当曲颊入系舌本；其支者上曲牙，循耳前，属目外眦，上乘颔，结于角。

其病：当所过者即支、转筋，舌卷。

三焦手少阳之脉，是动则病，耳聋，浑浑焞焞，嗌肿，喉痹。是主气所生病者，汗出，目锐眦痛，颊痛，耳后、肩、臑、肘、臂外皆痛，小指次指不用。

手少阳之别，名曰外关。去腕二寸，外绕臂，注胸中，合心主。病：实，则肘挛；虚，则不收。取之所别也。

十一、足少阳胆经

足少阳之筋，起于小趾次趾，上结外踝，上循胫外廉，结于膝外廉。其支者，别起外辅骨，上走髀，前者结于伏兔之上，后者结于尻。其直者，上乘䏚、季胁，上走腋前廉，系于膺乳，结于缺盆。直者上出腋，贯缺盆，出太阳之前，循耳后，上额角，交巅上，下走颔，上结于頄。支者，结于目眦，为外维。

其病：小趾次趾支转筋，引膝外转筋，膝不可屈伸，腘筋急，前引髀，后引尻，即上乘䏚季胁痛，上引缺盆、膺乳，颈维筋急，从左之右，右目不开，上过右角，并跷脉而行，左络于右，故伤左角，右足不用，命曰维筋相交。

胆足少阳之脉，是动则病，口苦，善太息，心胁痛，不能转侧，甚则面微有尘，体无膏泽，足外反热，是为阳厥。是主骨所生病者，头痛，颔痛，目锐眦痛，缺盆中肿痛，腋下肿，马刀侠瘿，汗出振寒，疟，胸、胁、肋、髀、膝外至胫、绝骨、外踝前，及诸节皆痛，小趾次趾不用。

足少阳之别，名曰光明。去踝五寸，别走厥阴，下络足跗。

实则厥；虚则痿躄，坐不能起。取之所别也。

十二、足厥阴肝经

足厥阴之筋，起于大趾之上，上结于内踝之前，上循胫，结内辅骨之下，上循阴股，结于阴器，络诸筋。

其病：足大趾支，内踝之前痛，内辅痛，阴股痛，转筋，阴器不用。伤于内则不起，伤于寒则阴缩入，伤于热则纵挺不收。

肝足厥阴之脉，是动则病，腰痛不可以俯仰，丈夫㿉疝，妇人少腹肿，甚则嗌干，面尘脱色。是主肝所生病者，胸满，呕逆，飧泄，狐疝，遗溺，闭癃。

足厥阴之别，名曰蠡沟。去内踝五寸，别走少阳。其别者，经胫，上睾，结于茎。其病：气逆则睾肿卒疝。实则挺长；虚则暴痒。取之所别也。

十三、任　脉

任脉之别，名曰尾翳。下鸠尾，散于腹。实则腹皮痛，虚则痒搔。取之所别也。

十四、督　脉

督脉之别，名曰长强。挟膂上项，散头上，下当肩胛左右，别走太阳，入贯膂。实则脊强，虚则头重，高摇之，挟脊之有过者。取之所别也。

十五、脾之大络

脾之大络，名曰大包。出渊腋下三寸，布胸胁。实则身尽痛，虚则百节尽皆纵。此脉若罗络之血者，皆取之脾之大络脉也。

凡此十五络者，实则必见，虚则必下。视之不见，求之上下。人经不同，络脉异所别也。

【思考题】
1. 谈一谈对经筋病中"支、转筋、痛"的理解。
2. 在中西医技术应用过程中，如何体现理论自信？

第四节　治疗原则

（一）《素问·刺要论》原文

黄帝问曰：愿闻刺要？

岐伯对曰：病有浮沉，刺有浅深，各至其理，无过其道，过之则内伤，不及则生外壅，壅则邪从之。浅深不得，反为大贼，内动五脏，后生大病。

故曰：病有在毫毛腠理者，有在皮肤者，有在肌肉者，有在脉者，有在筋者，有在骨者，有在髓者。

是故刺毫毛腠理无伤皮，皮伤则内动肺，肺动则秋病温疟，溯溯然寒栗。

刺皮无伤肉，肉伤则内动脾，脾动则七十二日四季之月，病腹胀烦不嗜食。

刺肉无伤脉，脉伤则内动心，心动则夏病心痛。
刺脉无伤筋，筋伤则内动肝，肝动则春病热而筋弛。
刺筋无伤骨，骨伤则内动肾，肾动则冬病胀，腰痛。
刺骨无伤髓，髓伤则销铄胻酸，体解㑊然不去矣。

（二）《素问·刺齐论》原文

黄帝问曰：愿闻刺浅深之分。

岐伯对曰：刺骨者无伤筋，刺筋者无伤肉，刺肉者无伤脉，刺脉者无伤皮，刺皮者无伤肉，刺肉者无伤筋，刺筋者无伤骨。

帝曰：余未知其所谓，愿闻其解。

岐伯曰：刺骨无伤筋者，针至筋而去，不及骨也。刺筋无伤肉者，至肉而去，不及筋也。刺肉无伤脉者，至脉而去，不及肉也。刺脉无伤皮者，至皮而去，不及脉也。所谓刺皮无伤肉者，病在皮中，针入皮中，无伤肉也。刺肉无伤筋者，过肉中筋也。刺筋无伤骨者，过筋中骨也。此之谓反也。

（三）刺经筋病原则

治在燔针劫刺，以知为数，以痛为输。

（四）《素问·刺禁论》原文

黄帝问曰：愿闻禁数。

岐伯对曰：脏有要害，不可不察。肝生于左，肺藏于右，心部于表，肾治于里，脾为之使，胃为之市。鬲肓之上，中有父母，七节之旁，中有小心。从之有福，逆之有咎。

刺中心，一日死，其动为噫。刺中肝，五日死，其动为语。刺中肾，六日死，其动为嚏。刺中肺，三日死，其动为咳。刺中脾，十日死，其动为吞。刺中胆，一日半死，其动为呕。

刺跗上中大脉，血出不止死。刺面中溜脉，不幸为盲。刺头中脑户，入脑，立死。刺舌下中脉太过，血出不止为喑。刺足下布络中脉，血不出为肿。刺郄中大脉，令人仆，脱色。刺气街中脉，血不出为肿鼠仆。刺脊间中髓，为伛。刺乳上中乳房，为肿，根蚀。刺缺盆中内陷，气泄，令人喘咳逆。刺手鱼腹内陷，为肿。

无刺大醉，令人气乱。无刺大怒，令人气逆。无刺大劳人，无刺新饱人，无刺大饥人，无刺大渴人，无刺大惊人。

刺阴股中大脉，血出不止，死。刺客主人内陷中脉，为内漏，为聋。刺膝髌出液，为跛。刺臂太阴脉，出血多，立死。刺足少阴脉，重虚出血，为舌难以言。刺膺中陷中肺，为喘逆仰息。刺肘中内陷，气归之，为不屈伸。刺阴股下三寸内陷，令人遗溺。刺腋下胁间内陷，令人咳。刺少腹中膀胱，溺出，令人少腹满。刺腨肠内陷，为肿。刺匡上陷骨中脉，为漏为盲。刺关节中液出，不得屈伸。

【思考题】

1. 请结合中医现代化理论，谈谈中医微创的治疗原则。
2. 请思考如何用现代语言更好地表达经典著作原文的意思。

第二章 中医疼痛学核心技术常用器械及其治疗作用

第一节 中医微创技术常用器械及其作用

1. 中医微创器械的总体作用 ①松解作用；②减张作用；③减压作用；④矫形作用；⑤剥离作用；⑥分离作用；⑦触及作用；⑧刺激作用。

2. 中医微创技术常用器械及作用特点

（1）针刀技术：常用工具是各种规格针刀。其运用各种带刃针具进行刺激、切割、分离等临床操作，具有活血化瘀，舒筋通络，止痛除痹的作用。

（2）刃针技术：常用工具是各种规格刃针。以减压为主要作用，主要治疗软组织损伤导致的疼痛和功能障碍，以及影响内脏器官所致的功能症状。

（3）带刃针技术：常用工具是各种规格带刃针。"带刃针"系列针法手术器械有凹刃针、推切针、平刃针、斜刃针、剑形针、侧刃针、圆头针、圆尖针、转位器等，对病变部位可实现选择性切割、剥离、翘动、松解、减压、矫形、转位等组织微细结构精确定量改变，减少健康组织的损害。

（4）水针刀技术：常用工具是各种规格水针刀。水针刀技术是在松解剥离的同时在局部注射相应药物的技术，可发挥针刀和药物的双重作用，常用于软组织损伤病、骨伤病、疼痛病及脊柱相关病的治疗。

（5）钩针技术：常用工具是各种规格钩针。钩针技术是在全身穴位点，利用钩鍉针，采取钩治、割治、挑治、针刺、放血五法并用的一种无菌操作技术。常用于脊柱退变性疾病、骨关节病、软组织退变性疾病的治疗。

（6）长圆针技术：常用工具是各种规格长圆针。以解结法松解结筋病灶治疗疾病。本方法具有易操作、见效快、效果好、创伤小、易于推广等特点。适用于骨伤科疼痛性疾病。

（7）铍针技术：常用工具是各种规格铍针。铍针技术是针对皮神经卡压造成的软组织高张力状态进行减张减压的中医临床操作技术，常用于治疗各种骨伤科疾病、末梢神经高张力性疼痛疾病等。

（8）拨针（松解针）技术：常用工具是各种规格拨针（松解针）。拨针可以对不同层次的组织进行松解和刺激，用于治疗颈、肩、腰腿痛，类风湿关节炎，强直性脊柱炎，慢性内科疾病，疑难杂症等。

第二节 热敷熨贴技术常用器械及其作用

1. 热敷熨贴技术

（1）穴位贴敷技术：是将药物制成一定剂型敷贴到人体穴位，通过刺激穴位，激发经气，发挥治疗作用。常用于软组织损伤等疼痛性疾病，支气管哮喘、过敏性鼻炎等呼吸系统疾病，慢性胃炎、胃溃疡等消化系统疾病，月经不调、痛经等妇科疾病的治疗。

（2）中药热熨技术：是将中药加热后，热敷患处，借助药性及温度等物理作用，使气血流通，达到治疗目的的一种方法，本法通过药性和温度作用，使腠理开阖、气血流通，散热（或散寒）

止痛，祛风除湿，达到治疗效果。主要用于各种软组织损伤、疼痛及各种关节炎的治疗。

（3）冷敷技术：是将按一定处方配伍的中草药洗剂、散剂、酊剂冷敷于患处的治疗方法。该技术可使中药透皮吸收后发挥药效，同时，应用低于皮温的物理因子刺激机体而达到降温、止痛、止血、消肿、减轻炎性渗出的作用。适用于外伤、骨折、脱位、软组织损伤的初期、衄血、蜇伤，也适用于感染性皮肤病、过敏性皮肤病以及高热、中暑等。

（4）湿热敷技术：是将中药加工成药散，或水煎汤，或用95%的乙醇浸泡5～7天，然后用纱布蘸药汤敷患处来治疗疾病的一种方法，具有抑制渗出、收敛止痒、消肿止痛、控制感染、促进皮肤愈合等作用，适用于软组织损伤，以及骨折临床愈合后肢体功能障碍者，也适用于疖、痈等急性化脓性感染疾病还未溃破者。

（5）熏蒸技术：是借用中药热力及药理作用熏蒸患处的一种外治技术。以中药蒸气为载体，辅以温度、湿度、力度的作用，促进局部血液及淋巴的循环，有利于局部水肿及炎症的吸收，消除局部肌纤维的紧张和痉挛。临床广泛应用于风湿免疫性疾病、骨伤科、妇科、皮肤科及五官等各科疾病的治疗当中。

（6）泡洗技术：借泡洗时洗液的温热之力及药物本身的功效，浸洗全身或局部皮肤，起到活血、消肿、止痛、祛瘀生新、杀虫消毒等作用。本法不仅适用于痈、疮、肿毒、癣、痔、烫伤、外伤、骨伤等局部疾病，也可用于发热、失眠、便秘、中风、关节炎、肾病、高血压、糖尿病等全身性疾患。

（7）淋洗技术：淋洗，又称淋射法，是用药物煎剂或冲剂不断喷洒患处的一种外治法。中药淋洗可起到疏通经络、活血化瘀、驱风散寒、清热解毒、消肿止痛等功效。

2. 热敷熨贴技术的作用

（1）刺激穴位，激发经气。

（2）开阖腠理，流通气血，散热（或散寒）止痛，祛风除湿。

（3）降温，止痛，止血，消肿，减轻炎性渗出。

（4）抑制渗出，收敛止痒，消肿止痛，控制感染，促进皮肤愈合。

（5）促进局部的血液及淋巴的循环，有利于局部水肿及炎症的吸收，消除局部肌纤维的紧张和痉挛。

（6）活血，消肿，祛瘀生新，杀虫消毒。

（7）疏通经络，活血化瘀，祛风散寒，清热解毒。

3. 冷热敷熨帖技术常用器械

（1）盐水冰袋：选用一次性输液袋（100ml、250ml、500ml等规格），灌装20%盐水，放入冰箱冷冻室冷冻2～4小时，取出后外观成霜状液体或冰水混合物，即可应用。

（2）热水袋：将60～70℃的热水灌满热水袋容量的2/3，排出气体，旋紧袋口（注意不要漏水）。将热水袋装入布套或用布包好敷于患部，一般每次热敷20～30min，每日3～4次。如无热水袋，亦可用金属水壶（注意用毛巾包好），或用炒热的食盐、米或沙子装入布袋来代替。

第三节 内热针技术

1. 内热针技术简介 内热针治疗，即内热针软组织松解术，或经皮骨骼肌松解术，或称为骨骼肌内热针血管重建术，俗称骨骼肌内热针打孔治疗，是一种治疗各种原因造成的骨骼肌痉挛、僵硬和变性的方法。它是根据肌筋膜痉挛变性缺血的程度和区域，通过用内热针，在缺血的肌筋膜区，分片分次打多个贯穿骨骼肌的小孔造成创伤，诱导骨骼肌再生和再血管化，并直接对针体进行加热，以减小痉挛变性肌肉的张力和无菌性炎症，从而使肌筋膜痉挛变性缺血情况得以改善，达到治疗的目的。

内热针具体的治疗方法是，将要松解的人体肌筋膜软组织病变部位定位、消毒、麻醉后，刺入多个内热针，连接仪器对针体进行加热，持续 20min，拔出针，即完成治疗。

2. 内热针技术的作用

（1）温经散寒，活血通络。

（2）松解及修复痉挛变性肌肉的组织，促进肌细胞再生和再血管化。

（3）促进局部血液循环，减轻肌筋膜的张力和无菌性炎症。

第四节　黑膏药技术

黑膏药是中医"膏、丹、丸、散、汤"传统剂型之一，用中药、植物油和黄丹熬制而成，喷涂于裱褙材料上，贴敷于皮肤，起拔、截、挡、担、温、消、定这七大作用。

【思考题】

1. 常见的中医微创技术有哪些？
2. "黑膏药"与"药膏"有什么区别？

第五节　针刀镜技术系统

针刀镜属于内镜系统，是针刀微创技术在人体组织内直视操作的装备。针刀镜系统与其他西医内镜微创手术系统的最大不同，是其"靶点"及其对"靶点"的处置方式：①西医理论指导下的内镜技术，主要还是用最小的生物学代价和创伤，把病灶组织"取出来"。其理念仍为"开放性手术"。②针刀镜技术，是中医理论指导下的中医微创手术直视操作模式，通俗地讲就是"镜下做针刀"，是"闭合性手术"理念。是针刀技术的再次升级，是中医技术现代化成就的典范。

针刀镜系统的应用范围，在涵盖传统针刀技术应用范围的同时，把针刀技术安全准确地应用到了腔隙内，如椎管内、关节腔内、腹腔内等，成功地突破了以往针刀技术操作的部分禁区和局限。

随着机械制造技术的进步和人工智能的普及，中医智能针灸机器人、中医智能针刀机器人等将会是中医装备研发的热点之一。届时，针刀镜技术系统可能会有更多用武之地。

【思考题】

1. 针刀镜属中医装备吗？
2. 中医装备的概念是什么？
3. 简述针刀镜技术系统的应用前景。

第三章 中医疼痛学核心技术常用体表标志和治疗点定位

第一节 体表标志

（一）面部

1. 眶上缘 为眶上方的骨缘。眶上缘的中内 1/3 交点处，或距头部前正中线约 2.5cm 为眶上孔或眶上切迹，内有眶上血管和神经通过。用力按压时，可引起明显压痛。

2. 眶下缘 为眶下方的骨缘。眶下缘的中点下方约 0.8cm 处为眶下孔，内有眶下血管和神经通过。此处可进行眶下神经阻滞。

3. 眉弓 为眶上缘上方约 1.5cm 处的横行骨性隆起，男性隆起较显著，其内侧的深面有额窦。

4. 颧弓 位于耳屏至眶下缘的连线上，为颧骨向后延伸的骨性隆起，由颧骨的颞突和颞骨的颧突共同构成。因其位置突出，是颌面部骨折的好发部位之一。颧弓下缘与下颌切迹间的半月形中点，为咬肌神经封闭及上、下颌神经阻滞麻醉的进针点。

5. 颞窝 为颧弓上方凹陷处，内有颞肌等结构。

6. 下颌头 在颧弓下方，耳屏的前方，做开口和闭口运动时，能触及下颌头向前、后滑动。

7. 下颌角 在耳前下方，为下颌体下缘后端与下颌支后缘下端相互移行的转角处。下颌角位置较突出，骨质较为薄弱，是下颌骨骨折的好发部位。

8. 耳屏 位于耳甲腔前方的扁平突起，其内部为软骨。在耳屏前方约 1cm 处可触及颞浅动脉的搏动。

9. 咬肌 位于耳垂前下方，下颌支外侧面，当上、下牙列咬合时，呈肌性隆起。

10. 颞肌 在颧弓上方的颞窝内。

11. 人中沟 为上唇表面正中线上的纵行浅沟。人中沟的上、中 1/3 交点处为水沟穴。

12. 鼻唇沟 为鼻翼外侧向口角外侧延伸的浅沟，位于上唇与颊之间，左右对称。若发生面瘫，左右鼻唇沟可深浅不一。

13. 颏唇沟 为下唇下方与颏部交界处正中线上的浅沟。

（二）头部

1. 枕外隆凸 是枕鳞中央的骨性隆起，位于头颈交界处，枕部正中线上有项韧带附着。沿项沟向上摸，为明显的骨性隆起。

2. 上、下项线和项平面 上项线位于枕外隆凸的两侧，为自枕外隆凸至乳突的稍向上的弧形线，内面适对横窦，有斜方肌、头夹肌及胸锁乳突肌附着。自枕外隆凸向前下方发出一骨嵴称为枕外嵴，为项韧带的附着部。自枕外嵴中点斜向外下方的弓状线称为下项线，为头后大直肌、头后小直肌和头上斜肌的附着部。上、下项线之间的平面称为项平面，为头半棘肌的附着部。

3. 乳突 为位于耳垂后方的圆丘状骨性隆起，位于两侧颞骨，外耳门的后下方，是颞骨乳突部的一部分，其深面后半为乙状窦。若将头旋向对侧时，可明显地见到胸锁乳突肌终止于该处。

4. 前囟点 又称额顶点，为冠状缝和矢状缝前端的交点。在新生儿，此处的颅骨因骨化尚未完成，仍为结缔组织膜性连接，呈菱形凹陷称为前囟，在 1~2 岁时闭合。临床上可借前囟的鼓出或内陷，判断颅内压的高低。

5. 人字点 又称顶枕点，为矢状缝后端与人字缝的交点，位于枕外隆凸上方约 6cm 处。此处呈一线形凹陷，称为后囟。后囟较前囟小，生后不久即闭合。患有佝偻和脑积水时，前、后囟均闭合较晚，甚至不闭合。

（三）颈项部

1. 颈椎横突 是颈椎弓根的移行部向两侧各发出的伸向外方的突起。第 2~6 颈椎横突在乳突至第 6 颈椎横突前结节的连线上，紧贴皮下时易于触及。其中第 2 颈椎横突位于乳突尖下 1.5cm 处；第 4 颈椎横突相当于颈外静脉与胸锁乳突肌交叉水平或平甲状软骨上缘，或胸锁乳突肌后缘中点上 1cm 处；第 3 颈椎横突位于第 2 颈椎与第 4 颈椎横突连线的中点，相当于舌骨水平；第 6 颈椎横突是颈椎中最为明显、最易扪及的，它的位置相当于环状软骨水平。第 6 颈椎横突较长，且前结节显著，当头转向对侧时在胸锁乳突肌后缘、锁骨上三横指处可触及。颈总动脉在其前方通过，故有颈动脉结节之称。上述各横突间距平均为 1.6cm。胸锁关节上 3cm 相当于第 7 颈椎横突水平。第 2~6 颈椎横突上有孔称为横突孔，有椎动、静脉通过。

2. 椎骨棘突 背部后正中线上的纵行浅沟，称为背纵沟。在沟底可触及各椎骨的棘突。头俯下时，平肩处可摸到显著突起的第 7 颈椎棘突，常用为辨认椎骨序数的标志。胸椎棘突斜向后下，呈叠瓦状。腰椎棘突呈水平位，第 4 腰椎棘突平髂嵴最高点。骶椎棘突退化后融合成骶正中嵴。

3. 胸骨上窝 胸骨柄上方、两侧胸锁乳突肌之间的凹陷。为位于胸骨颈静脉切迹上方的凹窝，两侧是胸锁关节和胸锁乳突肌胸骨头。暴露颈前部下方即可观察到，正常气管位于其后。

4. 锁骨上窝 在锁骨中 1/3 的上方、胸锁乳突肌的后方有锁骨上窝，在窝中可摸到第 1 肋。

5. 胸锁乳突肌 位于颈部两侧皮下，当头用力向一侧倾斜，并用手推挡同侧下颌，使面部转向对侧时，胸锁乳突肌即隆起，其起止点及前后缘十分明显，是颈部分区和划分诸三角的分界线。

6. 舌骨 位于颏隆凸的下后方、喉结上方，适对第 3 颈椎下缘平面。舌骨体两侧可触及舌骨大角，是寻找舌动脉的标志。

7. 甲状软骨 位于舌骨下方，在成人，其上缘平第 4 颈椎上缘，正对颈总动脉分叉处。颈部前正中线上的甲状软骨前角、喉结及上缘处呈一"Ｖ"形凹陷的甲状软骨切迹均可触及，临床上常作为辨别颈部前正中线的标志，喉结在成年男性则更加清晰可见。

8. 环状软骨 位于甲状软骨的下方，以环甲正中韧带（环甲膜）与甲状软骨相连，急性喉阻塞患者可在此做环甲膜切开或穿刺。该软骨在喉、气管软骨中是唯一完整的软骨环，气管切开时，若误伤此软骨易造成呼吸道阻塞。环状软骨约平第 6 颈椎，该平面是喉与气管、咽与食管的分界处，是计数气管软骨环和甲状腺触诊的标志。

9. 气管软骨 自环状软骨弓向下，沿颈部前正中线至胸骨上窝，可清楚地触及气管颈部。

10. 颈动脉结节 为第 6 颈椎横突前结节，因颈总动脉行其前方而得名。在环状软骨弓平面，于胸锁乳突肌前缘处可触到该动脉的搏动，若向后压迫，可阻断颈总动脉血流，达到暂时止血的目的。

（四）肩部

1. 喙突 锁骨下窝的外侧部，约距锁骨 2cm，自三角肌前缘向后可摸到肩胛骨的喙突。

2. 肩胛冈 在肩部的后面，自肩峰向内可摸到肩胛冈全长。肩胛冈上方为冈上窝，下方为冈下窝。自肩胛冈内侧端向下可摸到肩胛骨内侧缘至下角，下角平对第 7 胸椎棘突、第 7 肋或第 7 肋间隙。

3. 肩峰 肩胛冈外侧段扁平的骨面，与锁骨肩峰端相关节。

（五）上肢部

1. 肱骨大结节 位于肱骨上端的外侧，该结节突出于肩峰外下方，为肩部最外之骨性隆起。

触摸大结节时，一手拇指按于肩峰下、肱骨上端的最外侧，另一手握其上臂旋转，此时拇指即可感到肱骨大结节在厚实的三角肌下隆起和滚动。

2. 肱骨小结节　位于肱骨上端前方，喙突尖端外侧约 2.5cm 处的稍下方。置指尖于该处，旋转肱骨即可触及小结节在指下滚动，小结节相当于肱骨头的中心，有肩胛下肌附着，向下移行为小结节嵴。

3. 结节间沟　肱骨大、小结节之间为结节间沟，内有肱二头肌长头腱通过。

4. 三角肌粗隆　位于臂中部的外侧，是三角肌的止点。当上臂平举时，此处表面皮肤可见一小的凹陷。

5. 肱骨内外上髁及尺神经沟　在肘关节两侧的稍上方，内侧最突出的骨点为肱骨内上髁，外侧最突出的骨点为肱骨外上髁。在内上髁与尺骨鹰嘴之间为尺神经沟，内有尺神经通过。外上髁较内上髁略小，此处疼痛，临床上称为网球肘。

6. 尺骨鹰嘴　为肘后明显的骨性突起，有肱三头肌附着。当肘关节屈伸时，可见其上下移动。

7. 肘后三角　正常肘关节伸直时，尺骨鹰嘴及肱骨内、外上髁三个骨性标志位于同一水平线上，称为肘后直线。而屈肘时，此三点即形成一个底边在上的等腰三角形，即肘后三角。

8. 桡骨头　在肘后窝内极易摸到桡骨头，如将前臂做交替性的旋前、旋后动作，可清晰地感知桡骨头在旋转，若将肘关节屈曲，检查者的中指按在外上髁，则放在下面与之平行的示指所接处就是桡骨头。

9. 尺骨头　位于尺骨下端，在腕部尺侧偏后方可摸到。

10. 桡骨茎突　腕部外侧可摸到自桡骨末端向外突出的桡骨茎突。

11. 尺骨茎突　腕部内侧可摸到尺骨头及其后内侧向下突出的尺骨茎突。

12. 桡骨背侧结节　在腕的背侧面，桡骨下端背面可摸到桡骨背侧结节。

13. 腕尺、桡侧隆起　腕尺侧隆起位于腕前尺侧的皮下，后伸腕关节明显隆起，深面为豌豆骨；腕桡侧隆起位于腕前桡侧的皮下，后伸腕关节明显隆起，深面为手舟骨。

14. 舟骨结节及大多角骨结节　在腕远侧皮肤皱襞的桡侧半深面可触及舟骨结节，在舟骨结节的远侧紧挨着可摸到大多角骨结节，两结节共同构成腕骨桡侧隆起。

15. 豌豆骨及钩骨钩　在腕远侧皮肤皱襞的尺侧端可触及豌豆骨，亦可沿尺侧腕屈肌腱向下触得，因为豌豆骨是尺侧腕屈肌的抵止处。在豌豆骨的远侧平第 4 掌骨尺侧缘可以摸到钩骨的钩，两者共同构成腕骨尺侧隆起。

16. 三角肌　为一个底朝上而尖向下的三角形肌肉，从前、后、外侧包裹肩关节，使肩部呈圆隆状。在肩关节脱位或三角肌萎缩时，可呈"方肩"畸形。

17. 肱三头肌　当前臂伸直时，在三角肌后缘下方的一条纵行肌隆起为其长头，其外侧的隆起为外侧头，内下方的隆起为内侧头。

18. 肱二头肌　位于上臂前面的肌性隆起，屈肘时更加明显，该肌下部肌腱可在肘窝处摸到。

19. 腕掌侧的肌腱　握拳屈腕时，在腕掌侧可见到 3 条肌腱，位于中间者为掌长肌腱，位于桡侧者为桡侧腕屈肌腱，位于尺侧者为尺侧腕屈肌腱。在桡侧腕屈肌腱与掌长肌腱之间可按压到正中神经。

20. 腕背侧的肌腱　当拇指伸直和外展时，在腕背桡侧可见到 3 条肌腱，自桡侧向尺侧依次为拇长展肌腱、拇短伸肌腱和拇长伸肌腱。在拇长伸肌腱的尺侧为指伸肌腱。

21. 鱼际、小鱼际　鱼际为位于手掌桡侧的隆起，深方为运动拇指的肌肉，包括拇短展肌、拇短屈肌和拇对掌肌；小鱼际为位于手掌尺侧的隆起，深方为运动小指的肌，包括小指短展肌、小指短屈肌和小指对掌肌。两侧隆起之间的凹陷称为掌心。

22. 腋窝　为胸部外侧与上臂之间的凹陷，位于肩部的下方。其前壁主要由胸大肌构成，后壁主要由大圆肌和背阔肌构成。当上肢下垂时，用手伸入腋窝可辨别其前后壁及前后缘。

23. 腋前、后襞 上肢下垂时，在腋窝前壁，上臂皮肤与胸部皮肤交界处为腋前襞；在腋窝后壁，上臂皮肤与背部皮肤交界处为腋后襞。

24. 肱二头肌内、外侧沟 肱二头肌的内、外侧缘各有一纵行的浅沟，分别称为肱二头肌内、外侧沟。肱二头肌内侧沟较明显，内有肱血管、正中神经、尺神经等通过。

25. 肘窝横纹 屈肘时，出现于肘窝处横行的皮肤皱纹。

26. 腕掌侧横纹 屈腕时，在腕掌侧出现2～3条横行的皮肤皱纹，分别称为近侧横纹、中间横纹（不甚恒定）和远侧横纹。近侧横纹约平尺骨头，远侧横纹较明显。远侧横纹桡侧端可摸到手舟骨，手舟骨的远侧可摸到大多角骨；其尺侧端的隆起为豌豆骨，豌豆骨的远侧可摸到钩骨。

27. 鼻烟壶 位于腕背外侧部的浅凹，当拇指外展及后伸时明显。其外侧界为拇长展肌腱和拇短伸肌腱，内侧界为拇长伸肌腱；窝底为手舟骨和大多角骨。窝内有桡动脉通过，可触及其搏动。

28. 手掌纹 有3条。鱼际纹斜行于鱼际的尺侧；此纹的近侧端常与腕远侧横纹的中点相交，其深面有正中神经通过；此纹的远侧端达手掌桡侧缘，正对第2掌指关节。掌中纹形式不一，一般此纹的桡侧端与鱼际纹重叠，尺侧端终于第4指蹼向近侧的延长线。掌中纹与掌中线的交点，为掌浅弓的顶点。掌深弓位于掌浅弓近侧约1～2cm处。掌远纹自手掌尺侧缘横行向桡侧，稍弯向第2指蹼处，正对第3～5掌指关节的连线上。

（六）胸部

1. 胸骨柄 是胸骨上部最宽厚的部分，上缘游离，为颈静脉切迹，下缘与胸骨体结合形成胸骨角，外上方有锁骨切迹，并与锁骨构成胸锁关节；外下方有第一肋骨切迹，与第一肋软骨形成胸肋软骨结合，胸骨柄前面平滑而稍隆突，位于皮下，可触及。

2. 胸骨角 胸骨柄与胸骨体不在同一平面，两者的结合部稍向前突形成胸骨角，角度大致在140°。位于颈静脉切迹下方约5cm处，从体表既可看到，又可以摸认。胸骨角平面是胸部的重要平面，作为一个体表可触及的标志，在临床上有重要的意义。

3. 胸骨体 为一薄而狭长的长方形骨板，上与胸骨柄相连形成胸骨角，下与剑突相接形成剑胸结合。终止部分浅居皮下，易于触及，两侧部分有胸大肌起点覆盖，位置较深，不易摸清。

4. 剑突 扁而薄，位于胸骨的最下端，为软骨性，长短不一，形态变异较多。有时可呈分叉形或有穿孔。

5. 肋和肋弓 肋共12对，由肋骨和肋软骨构成。除第1肋位于锁骨后方不易触及外，其余各肋及肋间隙在胸壁均可摸到。第1～7对肋骨借肋软骨直接与胸骨相连；第8～10对肋软骨不直接连于胸骨，而是依次连于上一肋软骨，如此形成一对肋弓。左、右肋弓是肝和脾的触诊标志，其最低点即第10肋的最低处向后约平对第2、3腰椎之间。左、右肋弓在前正中线相交会，两者之间的夹角称为胸骨下角，为70°～110°；一侧肋弓与剑突之间的夹角称为剑肋角，左剑肋角为心包穿刺常用的进针部位之一。第11、12肋前端游离于腹壁肌肉之中。第12肋在背部下方可触及，为背部和腰部的分界标志。

6. 胸大肌 为胸前壁上部的肌性隆起。当肩关节内收及旋内时，在胸前、外侧交界区可摸到该肌的下缘。

7. 前锯肌 当上肢做前推动作时，在胸侧壁上可见到前锯肌下部的肌齿，肌肉发达者比较明显。与前锯肌下部肌齿交错处为腹外斜肌的附着部位。

8. 胸部划线 为了诊断和应用的方便，通常在胸部做下列垂线，以说明脏器的位置和体表投影：前正中线，沿身体前面中线所做的垂线；胸骨线，通过胸骨最宽处外侧缘所做的垂线；锁骨垂线，通过锁骨中点的垂线；胸骨旁线，通过胸骨线和锁骨中线之间的中点的垂线；腋前线，通过腋窝前壁（腋前襞）所做的垂线；腋后线，通过腋窝后壁（腋后襞）所做的垂线；腋中线，通过腋前、腋后线之间的中点的垂线；肩胛线，通过肩胛骨下角的垂线；肩胛间线，后正中线与肩胛线之间的垂线；后正中线，沿身体后面中线（通过椎骨棘突）所做的垂线。

（七）腹部体表标志

1. 腹壁上界 在腹壁上界从中线向两侧可触及胸骨的剑突、肋弓、第 11 及 12 肋游离端，肋弓是确定肝、脾大小的一个标志。

2. 腹壁下界 在下界可摸到耻骨联合的上缘、耻骨嵴、耻骨结节、髂前上棘和髂嵴等。

3. 白线 腹前壁的正中线，位置与其深层的白线相当。白线由腹壁扁肌的腱膜在此与对侧相互交织而成，附着于剑突与耻骨联合之间。在此中线上的脐，位置不恒定，一般相当于第 3、4 腰椎之间。当腹肌收缩时，在腹前壁正中线的两侧，可见腹直肌的隆起。

4. 腹直肌 位于腹部前正中线两侧，被 3~4 条横沟分成多个肌腹，这些横沟即腱划，该肌收缩时在脐以上可见到。

5. 腹外斜肌 在腹外侧壁，以肌齿起自下数肋，其轮廓较为清楚。

6. 半月线 由腹直肌外侧缘形成，自第 9 肋软骨前端向下至耻骨结节，呈略向外侧凸的弧线。右侧半月线与右肋弓的相交处，相当于胆囊底的体表投影点。肥胖者此线则不明显。

7. 腹股沟 位于髂前上棘与耻骨结节之间，是腹部和股前部在体表分界的浅沟，其深面有腹股沟韧带。

（八）背腰骶部体表标志

1. 棘突 枕外隆凸在头颈交界处，自此向下沿后正中线，首先摸到第 7 颈椎棘突，当颈前屈时则更加明显，其余颈椎棘突由于上覆项韧带，不易触到。胸椎及腰椎的棘突均可逐一摸清。两侧肩胛冈下角的连线横过第 7 颈椎的棘突；左右棘突最高点的连线经过第 3、4 腰椎棘突间或第 4 腰椎的棘突。

2. 第 12 肋 位于胸廓后面最下方，其前端短而细，伸入腹侧壁肌层中，不与胸骨相连，故名浮肋，通常在竖脊肌的外侧皮下可触知第 12 肋的外侧段。

3. 竖脊肌 为背肌中最粗大者。该肌在背部正中纵沟的两侧形成纵行的隆起，填充于棘突与肋角之间的深沟内。总体肌腱起自骶骨背面、腰椎棘突和髂嵴后部及胸腰筋膜。肌束向上，在腰部开始分为 3 个纵行的肌柱，外侧叫髂肋肌，止于下 6 个肋角的下缘。中间叫最长肌，止于全部胸椎横突和其附近的肋骨。内侧叫棘肌，止于上部胸椎棘突。竖脊肌向上可达枕部，在棘突的两侧可以触及。所有肋角相连的线是竖脊肌外侧缘在背部的投影线，在腰部该肌的外侧缘可以清楚触及，由此向前摸到的肌板为腹外侧肌群。

4. 脊柱沟 在背部正中线，可见一略微凹陷的纵沟，名脊柱沟。容纳背部深层肌肉，该沟向上与项部正中沟相连续。在纵沟的底部可摸到部分颈椎和全部胸椎、腰椎以及骶椎的棘突，在脊柱沟的两侧，为竖脊肌形成的纵行隆起。

5. 斜方肌 由项部后正中线及胸椎棘突向肩峰伸展而成三角形的轮廓，一般不明显，运动时略可辨认。

6. 背阔肌 为覆盖腰部及胸部下份的阔肌，运动时可辨认其轮廓。

7. 骶正中嵴 在骶骨后面正中线上可触及，其中以第 2、3 骶椎处最显著。此嵴为骶椎棘突愈合而成。

8. 骶管裂孔和骶角 沿骶正中嵴向下，由第 4、5 骶椎后面的切迹与尾骨围成的孔为骶管裂孔，为骶管下端的开口。该裂孔两侧向下突起为骶角，体表易于触及，是骶神经麻醉的进针定位标志。

9. 尾骨尖 位于骶骨下方，肛门后上方约 4cm 处可触及。

10. 菱形区 由第 5 腰椎棘突、两侧髂后上棘和尾骨尖所围成的菱形区域，当腰椎或骶、尾骨骨折或骨盆畸形时，此区可出现变形。

11. 臀裂 为两侧臀部在骶骨后面正中线上的纵行浅沟,该沟可作为骶管裂孔穿刺进针的定位标志。

(九) 髋部

1. 髂嵴 髂嵴是髂骨的一部分,髂骨位于髋骨的后上部,分为髂骨体和髂骨翼两部。髂骨体构成髋臼的上2/5,髂骨翼上缘肥厚呈弓形,称髂嵴。

2. 髂前上棘 沿髂嵴向前翼的前缘弯曲向下,达于髋臼的骨性突起,为髂前上棘。

3. 髂后上棘 髂嵴后端摸到的骨性突起为髂后上棘,髂后上棘在瘦弱者呈隆起状态,但在年轻人及肥胖者则为一凹陷,该处为骶部菱形窝的外侧点。

4. 髂后下棘 在髂后上棘的下缘,隐约可触及一隆起,为髂后下棘。

5. 坐骨大切迹 在髂后下棘的下方可触及一深窝,相当于坐骨大孔,此孔的外侧缘为坐骨大切迹,但需在臀大肌放松时才易触及。

6. 耻骨联合上缘和耻骨结节 在腹部前正中线的下端可触及耻骨联合上缘,其下有外生殖器。耻骨联合上缘外侧约2.5cm处为耻骨结节。

7. 坐骨结节 在臀部臀大肌下缘深处,可触及坐骨结节,由于坐骨结节在人体直立时由臀大肌下缘所遮盖,故当髋关节处于屈曲位时易于触及。

8. 坐骨棘 是坐骨上支后缘的一个棘状突起,位置较深,通过体表不易触及。但用手指通过阴道或直肠向外上方可以摸到该骨性标志。

9. 臀大肌 形成臀部圆隆的外形。

(十) 下肢部

1. 股骨大转子 为股骨颈与股骨体交界处向上外侧的方形隆起,构成髋部最外侧的骨性边界。髂结节下方10cm处,能明显触及股骨大转子。

2. 股骨头 在腹股沟韧带中点下方2cm股动脉搏动处,用手指用力压向深方,同时使大腿做旋转运动,则可扪及肌肉下随之转动的股骨头。

3. 髌骨 在膝关节的前面,可摸到位居皮下的髌骨。在膝伸直位时,髌骨可被左右移动;屈膝时,髌骨紧贴股骨下端前面。在髌骨的下方,极易触及强韧的髌韧带,它向下附着于隆起的胫骨粗隆。

4. 股骨内、外侧髁 髌骨两侧可分别触及上方的股骨内、外侧髁,股骨内、外侧髁的最突出部称为股骨内、外上髁。在股骨内上髁上方还可触及收肌结节。

5. 胫骨内、外侧髁 在股骨内外侧髁的下方可摸到胫骨内、外侧髁,胫骨粗隆即位于两髁之间的前面,是髌韧带的止点,沿胫骨粗隆向下,续于胫骨的前缘,髌韧带及其内侧的胫骨前面都位于皮下,向下沿至内髁,都可以在体表摸到。临床常用测量下肢长度的方法有两种,一是内髁至髂前上棘的距离,二是脐至两下肢内髁的距离。

6. 胫骨粗隆 为胫骨内、外侧髁间前下方的骨性隆起,向下续于胫骨前缘。在髌韧带下端可触及胫骨粗隆。

7. 胫骨前后缘及内侧面 自胫骨粗隆向下延伸为胫骨前缘,为一条较锐的骨嵴,全长均可于皮下触及。胫骨内侧面在胫骨前缘的内侧,位于皮下,易触及。胫骨后缘为胫骨内侧面的后缘,皮下可触及。

8. 腓骨头 胫骨外侧髁的后外方,约在胫骨粗隆的水平,可摸到腓骨头。腓骨体的下部和外踝形成一窄长隆起,位居皮下,也可扪到。

9. 内外踝 内踝为胫骨下端内侧面的隆凸,为测量下肢长度的标志点。外踝为腓骨下端一窄长的隆起,比内踝尖低1cm。

10. 载距突 在足的内侧面,内踝顶端下方约2.5cm处,可摸到载距突。

11. 舟骨粗隆　是足舟骨向内下方的隆起，位于足内侧缘中点稍后处。载距突的前方，可见到并摸到舟骨粗隆。

12. 第5跖骨粗隆　在足的外侧面中部可摸到第5跖骨粗隆。

13. 跟骨结节　在足跟处可摸到跟骨结节。

14. 臀股沟　为臀部皮肤与大腿后面皮肤之间的横行浅沟。

15. 腘窝横纹　为膝关节后面横行的皮肤皱纹。

16. 股四头肌　形成大腿前面的肌性隆起，肌腱经膝关节前面包绕髌骨的前面和两侧缘，向下延伸为髌韧带，止于胫骨粗隆，为临床上膝跳反射叩击部位。

17. 半腱肌腱、半膜肌腱　附于胫骨上端的内侧，构成腘窝的上内界。屈膝，在膝关节后面的内侧可触及半腱肌腱和半膜肌腱。

18. 股二头肌腱　为一粗索，附着于腓骨头，构成腘窝的上外界。屈膝，在膝关节后面的外侧可触及股二头肌腱。

19. 腓肠肌内、外侧头　腓肠肌肌腹形成小腿后面的肌性隆起，俗称"小腿肚"。其内、外侧头构成腘窝的下内界和下外界。

20. 跟腱　在踝关节后方，呈粗索状，向下止于跟骨结节。

21. 胫骨前肌腱、长伸肌腱和趾长伸肌腱　位于踝关节前面，当伸踝和伸趾时，可见到3条肌腱，位于中间者为长伸肌腱，位于内侧者为胫骨前肌腱，位于外侧者为趾长伸肌腱。

【思考题】
1. 常用的骨性体表标志有哪些？
2. 经筋的"结、聚、散、络"与骨性标志有什么关系。

第二节　常用治疗点

（一）枕项部

1. 枕外隆凸压痛点　枕外隆凸下前方枕骨的骨面，为项韧带在枕骨后下方的附着处。位于两侧项平面之间，其外缘各有一斜方肌上端的腱性组织附着，与项韧带紧密相连接。

2. 枕骨上项线和项平面压痛点　枕骨后下方在上项线的内1/3段，系斜方肌附着处；此肌的深层为头半棘肌，附着于上项线和下项线之间的项平面；上项线外1/2段直到颞骨乳突附着的是胸锁乳突肌上端；其下方为自上项线直到乳突附着的头夹肌。

3. 颞骨乳突压痛点　乳突的前缘和外方直到上项线外1/2段附着的是胸锁乳突肌上端。此肌的深层也是自乳突前缘和外方直到上项线外1/3段附着的头夹肌。头夹肌的深层是附着于乳突后下缘的头最长肌。

上述3个肌附着处的疼痛部位均在头颅骨后下方和侧下方的上项线和乳突之间的连接线上。以左侧为例，患者端坐位，检查者站立于患者左方，用左手按住患者前额或下颌，保持颈脊柱于适度的前凸位置，可放松项部伸肌群，便于指尖深入检查压痛点。再以右拇指尖深入沿枕外隆凸下前方的枕骨骨面，再向左侧沿枕骨的上项线和项平面，最后直到左颞骨乳突的诸肌附着处逐一滑动按压，可分别查得压痛点。

（二）颈项部

1. 颈椎棘突压痛点　检查者站在患者左侧，左手按住患者的前额或下颌，以保持患者颈椎适度前凸，右手拇指按住患者左侧颈椎棘突端侧面软组织附着处，自第2~7颈椎逐一顺次滑动按压，可查得压痛点，多以第2~5颈椎压痛点明显。

2. 项部肌肉压痛点　在上述检查颈椎棘突压痛点位置上，检查者的拇指向外移，位于颈椎棘突和横突之间的部位，按住项部伸肌群的肌腹做滑动按压，可查得压痛点。

3. 颈椎横突压痛点 用两示指分别按在颈旁两侧所属的横突尖上，逐一顺次滑动按压，可查得压痛点。

4. 胸锁乳突肌下端压痛点 检查者站在患者背后，两手拇指分别按住两侧胸骨柄上前方，做滑动按压；以后再按住胸骨内段上缘做滑动按压，均可查得压痛点。

5. 前斜角肌压痛点 检查者用拇指在锁骨上窝第1肋骨的斜角肌结节上，做滑动按压，可查得压痛点。

（三）肩部

1. 肩胛提肌肩胛骨附着处压痛点 检查者用双手拇指分别按住肩胛骨内角此肌附着处，由内向外滑动按压，可查得压痛点。

2. 肩胛骨脊柱缘压痛点 检查者站在患者左侧，用左手按住患者右肩关节使其固定制动，右手第2~5指放置在腋缘部位，拇指按住脊柱缘下滑，可查得压痛点。

3. 冈上肌肩胛骨附着处压痛点（右侧为例） 检查者站在患者右侧，用右拇指按住患者右侧冈上窝，垂直此肌附着处的骨面做滑动按压，可查得压痛点。

4. 斜方肌肩胛骨附着处压痛点 在上述压痛点检查位置上，检查者拇指移向肩胛冈上缘，自内向外做滑动按压，可查得压痛点。

5. 冈下肌肩胛骨附着处压痛点 站在患者右侧，右手按住患者右肩制动，左手第2~5指扣住肩胛骨脊柱缘，拇指按在冈下窝部，当拇指针对冈下肌附着处做滑动按压，可查得压痛点。

6. 小圆肌肩胛骨附着处压痛点 检查者右手握住患者前臂近端，使肩关节于垂直位，左手第2~5指扣住肩胛骨脊柱缘，拇指按住腋缘，并沿腋缘背面滑动按压时可查得压痛点。

7. 大圆肌肩胛骨附着处压痛点（右侧为例） 在冈下肌压痛点的位置上，下移至肩胛骨下1/3段的背面，位于大圆肌附着处滑动按压可查得压痛点。

8. 肩胛骨喙突压痛点 滑动按压喙突处。

（四）上肢部

1. 肱骨外上髁压痛点 检查者拇指分别在肱骨外上髁、桡骨小头的环韧带与肱骨外缘肘关节囊屈侧附着处滑动按压，可查得压痛点。

2. 肱骨内上髁与尺神经压痛点 检查者拇指在肱骨内上髁针对肌附着处骨面做滑动按压，或在尺神经沟处按压，可查得压痛点。

3. 桡骨茎突压痛点 Finkelstein征：患者腕关节呈轻度掌屈桡屈位，拇指内收置于掌心，另四指紧握，检查者将患者的拳头向尺侧做被动屈曲，引起患者桡骨茎突处剧痛为阳性。检查者一手握住患者的前臂中段，另一手掌托住患者的掌背面，用拇指滑动按压患者的桡骨茎突，可引出桡骨茎突压痛点。

4. 尺骨小头背侧压痛点 检查者一手握住患者的前臂中段，另一手握住患腕下方的掌骨部，而拇指按住尺骨小头背侧，滑动按压时可查得压痛点。

5. 尺骨茎突压痛点 检查者用拇指尖嵌插在三角骨与尺骨茎突之间的软组织间隙，滑动按压尺骨茎突的顶端，可查得压痛点。

6. 屈肌支持带压痛点 检查者用拇指在大小鱼际肌之间的屈肌支持带处滑动按压，可查得压痛点。

7. 屈指肌腱腱鞘压痛点 检查者一手握住患指，用拇指在掌骨颈掌侧滑动按压，可查得压痛点。

（五）背部

1. 胸椎棘突压痛点 患者俯卧，检查者拇指尖自第1~12胸椎的每一棘突端侧方的肌附着处顺次逐一检查，由棘突旁侧向前内方向进行滑动按压，该处出现无菌性炎症病变时，可查得压痛点。

2. 胸椎后关节压痛点 患者俯卧，检查者拇指尖自第 1 胸椎后关节开始，顺次垂直深压每一个后关节直至第 12 胸椎后关节为止。若该处附着的肌腱组织出现无菌性炎症病变时，则滑动按压可查得压痛点。

3. 胸椎板压痛点 在上述俯卧位上，检查者用拇指尖针对第 1 胸椎椎板，由上向下和由后前方向逐一滑动按压直至第 12 胸椎椎板为止。椎板骨膜具有无菌性炎症病变时会引起局限痛，可查得压痛点。

4. 脊柱背伸肌群压痛点 检查者用拇指沿椎板做逐一深压，横行滑动按压时可查得压痛点。一般在第 5、6、8、9、11、12 胸椎椎板处压痛最为敏感。

（六）腰骶部

1. 第 2 腰椎横突压痛点 患者俯卧，检查者两拇指分别按放在两侧腰际，紧靠在第 12 肋骨下查得压痛点。

2. 第 3、4 腰椎横突压痛点 用上述方法两拇指按放在第 3、4 腰椎横突部位，向内方向顺次滑动按压两个横突尖，可查得压痛点。

3. 第 12 肋骨下缘压痛点 患者俯卧，检查者站于患者右侧，在检查第 2 腰椎横突压痛点位置上，检查者拇指稍向上移，针对第 12 肋下缘，做滑动按压，可查得压痛点。

4. 腰椎棘突与骶中嵴压痛点 患者俯卧，检查者用拇指自第 12 胸椎～第 5 骶椎沿每一棘突端与骶中嵴的两旁，向前向内方向滑动按压。可查得压痛点，一般以第 4 腰椎棘突～第 1 骶椎骶中嵴的压痛多见。

5. 骶棘肌下外端附着处压痛点 患者俯卧，检查者拇指沿髂嵴的腰三角区开始，向内至髂后上棘内缘，再向下至骶髂关节内缘，针对此肌附着处，做滑动按压，可查得压痛点。

6. 腰椎椎板与骶骨背面压痛点 患者俯卧，拇指自第 11 胸椎椎板～第 1 骶椎背面的每一节上，顺次逐一深压腰部深肌层，可查得压痛点。

7. 侧隐窝 在侧椎管位置，其前面为椎体后缘，后面为上关节突前面与椎板和椎弓根连结处，外面为椎弓根的内面。侧隐窝为椎体孔两侧向外陷入部分，向外下方形成脊神经根通道，与椎间孔相续。侧隐窝是椎管最狭窄部分，为神经根的通道，侧隐窝狭窄卡压神经根是腰腿痛的原因之一。

（七）髋部

1. 髂嵴压痛点 患者俯卧，用拇指沿整个髂嵴针对肌附着处做滑动按压，可查得压痛点。有时在胸廓外下方的肋骨缘也可查得压痛点。

2. 髂胫束压痛点 患者俯卧，检查者先用两手第 2～3 指分别按住两髂前上棘处，将两拇指分别按在髂前上棘后方臀部约一横掌处加以浅压，可查得压痛点。

3. 臀上皮神经压痛点 在髂胫束检查法的基础上，检查者拇指移向臀中肌部位，于髂嵴下 2～3 横指处，即臀上皮神经分布区域，由外向内做浅表性的滑动按压，可查得压痛点。

4. 髂后上棘压痛点 患者俯卧，检查者以拇指在髂后上棘部位做表浅的滑动按压，可出现两种不同情况：如系臀大肌附着处病变，压痛点在髂后上棘的臀后线处；如系臀上皮神经内支支配区域，压痛点在靠近臀后线偏外部位。一般来说，髂后上棘压痛点比其他臀部压痛点少出现。

5. 阔筋膜张肌压痛点 患者侧卧，患侧在上，检查者一手抬患肢使其充分外展，应放松所有肌肉，另一手的拇指在髂前上棘外缘与外方做表浅的滑动按压，可查得压痛点。

6. 臀小肌压痛点 在检查阔筋膜张肌压痛点的基础上，检查者用另一手拇指在齐股骨大粗隆的上方，向内下方向做深层的滑动按压，可查得压痛点。

7. 臀中肌压痛点 在检查阔筋膜张肌压痛点的基础上，检查者用另一手的拇指在髋外侧的髂嵴下方臀中肌附着处滑动按压，可查得压痛点。至于臀中肌内方与内下方的压痛点，应在俯卧位另做检查，方能明确。

8. 臀下神经压痛点　检查者用拇指向内向前横过神经支做表浅的滑动按压，可触及疼痛的细索状物，即为压痛点。

9. 坐骨神经梨状肌下口处压痛点　患者俯卧，检查者以拇指深压臀部坐骨神经部位，横过神经支做滑动按压可查得压痛点。一般在找到此压痛点后再找臀中肌坐骨大孔上缘、上方、内上缘、内上方等压痛点，比较容易定位。

10. 臀上神经压痛点　患者俯卧，检查者的拇指深压臀上神经部位，横过神经支滑动按压，可查得压痛点。

11. 骶尾骨下缘与股骨粗隆压痛点　患者俯卧，检查者以拇指分别针对骶尾骨下外缘与股骨臀肌粗隆的肌附着处骨面，做滑动按压，可查得压痛点。

12. 股内收肌群耻骨附着处压痛点　患者仰卧，两下肢髋膝关节屈曲，两足底对紧，两下肢相对外展，检查者两拇指分别先在两侧耻骨上支与耻骨结节肌附着处做滑动按压，后在两侧耻骨下支肌附着处做滑动按压，最后在股骨内上髁肌附着处做滑动按压，可查得压痛点。

13. 耻骨联合附着处压痛点　患者俯卧，检查者用拇指针对两侧耻骨联合与耻骨结节上缘骨面而滑动按压，可查得压痛点。

14. 髂前下棘压痛点　检查者用拇指在髂前上棘下方一横指处做深层滑动按压，可查得压痛点。

（八）下肢部

1. 股骨臀肌粗隆压痛点　患者仰卧，下肢伸直，检查者的拇指尖针对股骨后方的臀肌粗隆部位做滑动按压，可查得压痛点。

2. 股骨内上髁压痛点　患者仰卧，患肢伸直。检查者一手的拇指尖针对内侧膝关节间隙或其下前方部按压，引出剧痛后保持压力不变；再用另一手拇指尖针对股骨内上髁软组织附着处特别在内收肌结节上按压，引出剧烈的内上髁痛，可使内侧膝关节间隙或其下方部位的压痛立即消失；如果此时终止股骨内上髁的按压，则内侧膝关节间隙或其下方部位的压痛又会立即重演。通过上述检查，就可查得股骨内上髁的潜性或显性压痛点。

3. 股骨外上髁压痛点　患者仰卧，患肢伸直。检查者一手拇指尖针对外侧膝关节间隙按压，引出剧痛后保持压力不变，再用另一手拇指尖针对股骨外上髁软组织附着处按压引出剧烈的外上髁痛，可使外侧膝关节间隙的压痛立即消失；如果此时终止股骨外上髁的按压，则外侧膝关节间隙的压痛又会立即重演。通过上述检查，就可查得股骨外上髁潜性或显性压痛点。

4. 膝关节内侧或外侧间隙压痛点　患者仰卧，检查者一手的拇指尖按压痛侧膝关节的内侧间隙或外侧间隙做上下滑动，其间再用另一手握住患者小腿，改换其体位由伸直变为屈曲，更易明确半月板所在的关节间隙之解剖位置，此时引出膝关节内侧或外侧剧痛，就可查得各处的压痛点，但此压痛点不受股骨内上髁或外上髁软组织损害性压痛点的传导影响。

5. 髌下脂肪垫压痛点　检查者一手的第1~2指按住髌骨上缘，推向下方，使髌骨尖向前突出和另一手的拇指掌侧向上，指尖针对髌骨下端的后方骨面与髌骨的下1/2段边缘，由后向前与由上向下做滑动按压，可查得压痛点。

6. 胫骨粗隆压痛点　检查者用拇指尖滑动按压胫骨粗隆的髌韧带附着处，可查得压痛点。

7. 胫骨骨干内侧或外侧压痛点　检查者用拇指尖在胫骨骨干内侧或外侧骨面的软组织附着处，自上而下地滑动按压较大面积的病变部位，可查得压痛点。

8. 腓骨骨干内侧或外侧压痛点　检查者拇指尖分别针对腓骨骨干内侧或外侧骨面的软组织附着处，自上而下地滑动按压这些较大面积的病变部位，可查得压痛点。

9. 踝前方关节囊压痛点 检查者拇指尖针对踝关节前方起自内踝，沿胫骨下关节面上方直至腓骨外踝关节面的关节囊附着处滑动按压，可查得压痛点。

10. 内踝后下方压痛点 检查者用拇指尖嵌入内踝沟，自内踝后方、下方直至前方做滑动按压，可查得压痛点。

11. 外踝后下方压痛点 检查组者用拇指尖自外踝后下方滑动按压，可查得压痛点。

12. 跗骨窦压痛点 检查者拇指尖针对跗骨窦脂肪垫并向窦壁周围做深入的滑动按压，可查得压痛点。

13. 舟骨粗隆压痛点 检查者用拇指尖针对舟骨粗隆的胫骨后肌附着处做滑动按压，可查得压痛点。

14. 跟结节、跟腱囊、跟腱鞘和跟腱前脂肪垫压痛点 检查者用拇指尖沿跟腱后方至其跟结节附着处做滑动按压，可查得跟结节、跟腱囊和跟腱鞘的压痛点。跟腱前脂肪垫压痛点的检查：患者采取仰卧位或俯卧位，保持患侧下肢伸直，可在踝关节过度跖屈位上放松跟腱后，再用拇指尖由跟腱前外方指向踝后关节囊深压病变脂肪垫，可查得压痛点。

【思考题】
1. 简述各部位常用治疗点。
2. 简述侧隐窝的解剖位置。

第四章 应用中医疼痛学核心技术治疗常用诊断技术

第一节 X线检查

X线具有穿透性、荧光效应、感光效应、电离效应等特性，当X线穿透人体不同厚度及密度的组织后会被吸收衰减，到达荧屏胶片上，通过处理，便能获得黑白差异、层次对比的灰阶影像。

一、颈椎X线阅片要点

1. 熟悉颈椎影像解剖结构。

2. 颈椎正位X线由于上颌骨遮挡显示不清，故常用张口位片观察齿状突与寰椎侧块间隙是否对称（图4-1），进而判断有无寰枢关节半脱位及齿状突骨折。

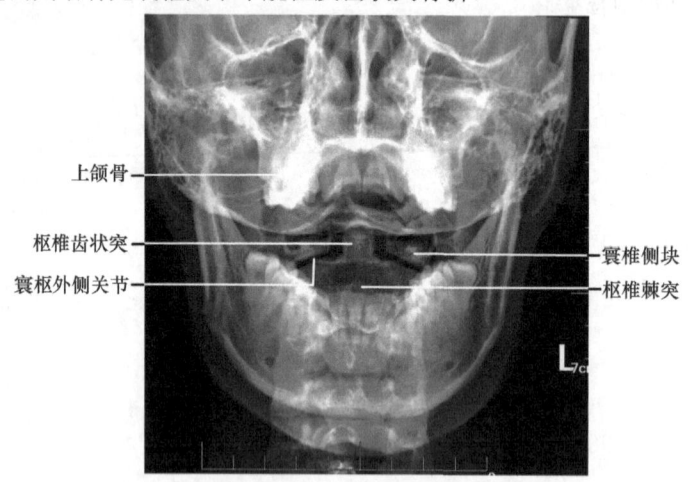

图4-1 颈椎张口位

3. 第2颈椎（枢椎）棘突显影宽大、第7颈椎（隆椎）棘突显影长而宽大，为影像定位常用标志（图4-2）。

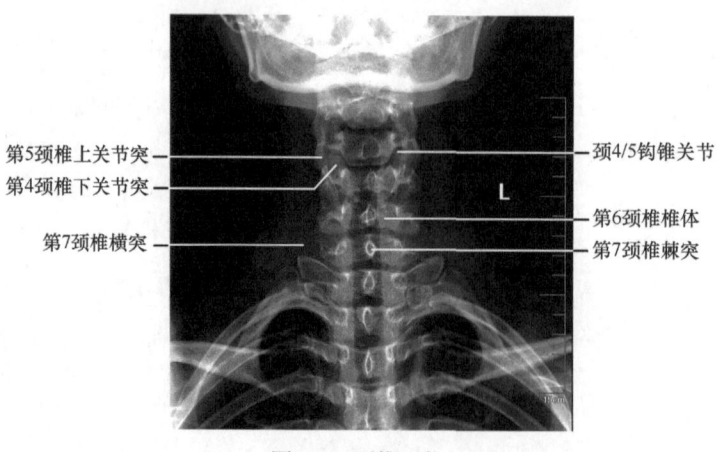

图4-2 颈椎正位

4. 注意颈椎生理曲度有无变直（图 4-3）。

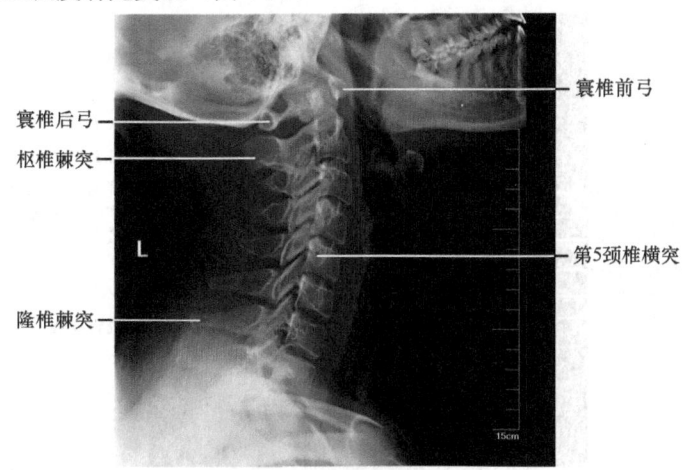

图 4-3　颈椎侧位

5. 注意棘突连线、椎体前后缘连线以判断椎体是否有滑脱及不稳。
6. 注意椎间隙、钩椎关节间隙、横突间隙、棘突间隙、关节突间隙等。
7. 观察有无韧带钙化及椎体边缘、关节骨质增生。

二、腰椎 X 线阅片要点

1. 熟悉腰椎影像解剖结构（图 4-4）。

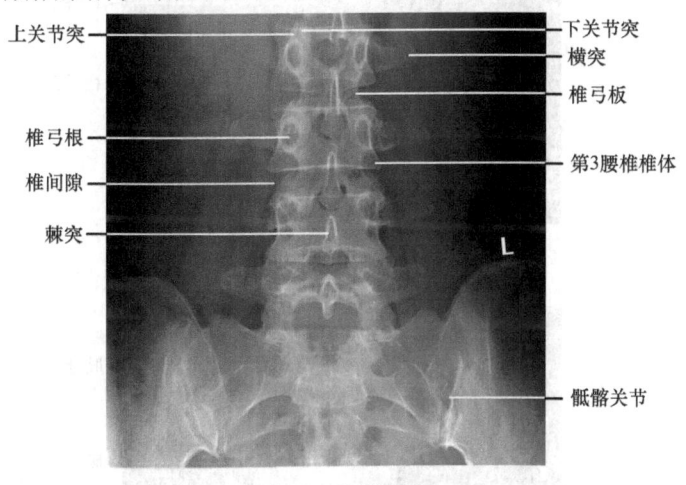

图 4-4　腰椎侧位

2. 注意棘突连线、椎体前后缘连线、椎板后缘连线、横突连线以判断椎体是否有滑脱及不稳或脊柱侧弯。
3. 注意椎间隙有无变窄，考虑腰椎间盘突出及周围软组织病变挛缩。
4. 观察有无骨质疏松、骨质增生及韧带钙化。

三、肘、膝关节 X 线阅片要点

1. 熟悉肘、膝关节影像解剖结构（图 4-5～图 4-8）。
2. 注意关节间隙有无变窄，有无关节畸形、失稳、脱位。

3. 观察有无关节面硬化、骨质增生及韧带钙化。

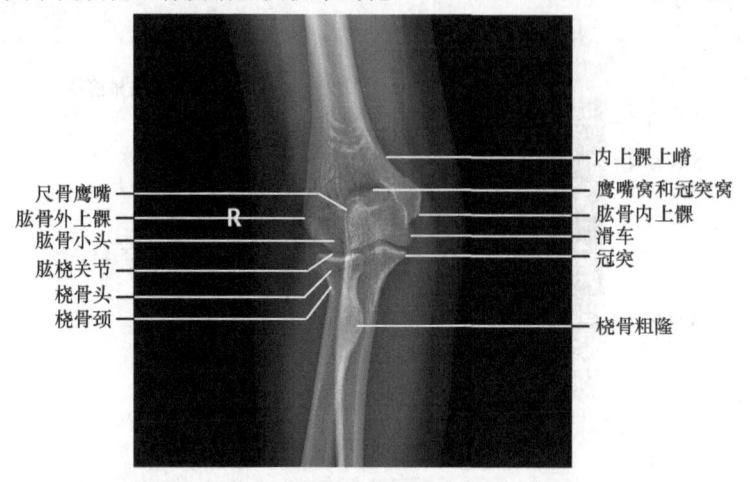

图 4-5 肘关节正位

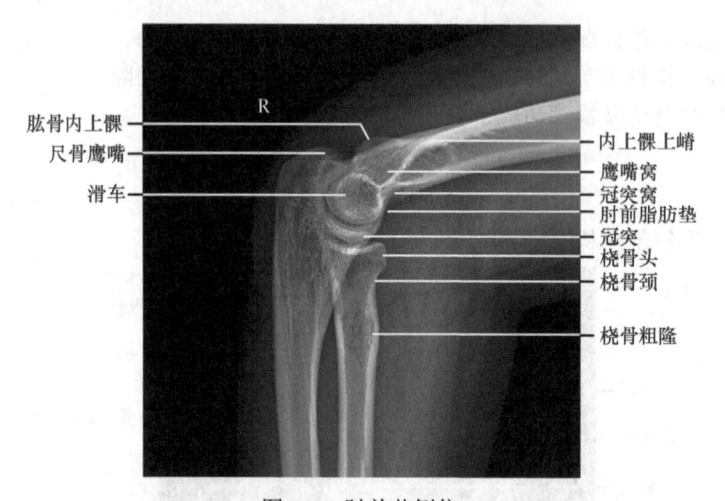

图 4-6 肘关节侧位

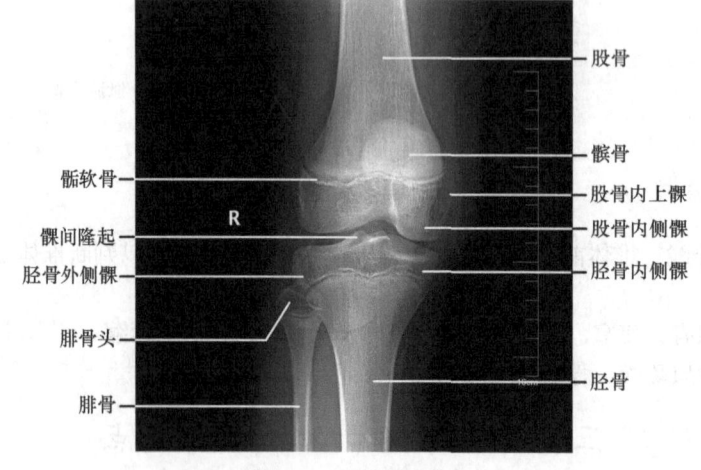

图 4-7 膝关节正位

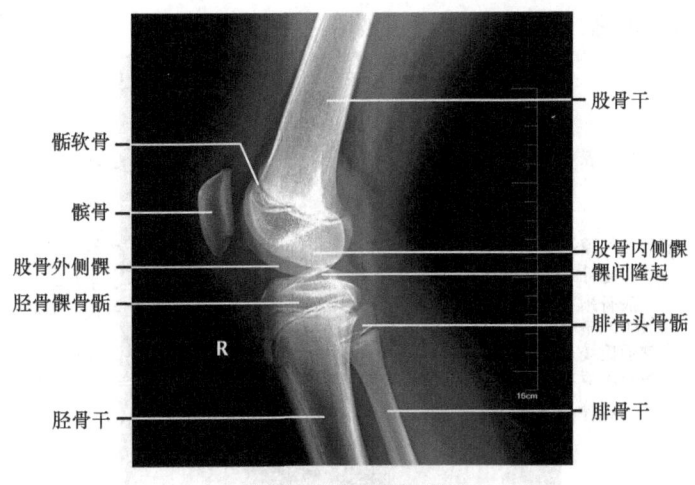

图 4-8　膝关节侧位

四、肩关节 X 线阅片要点

1. 熟悉肩关节影像解剖结构（图 4-9）。
2. 注意关节间隙有无变窄，有无关节畸形、失稳、脱位。
3. 注意肩关节有无骨质增生、硬化，关节软骨损伤。

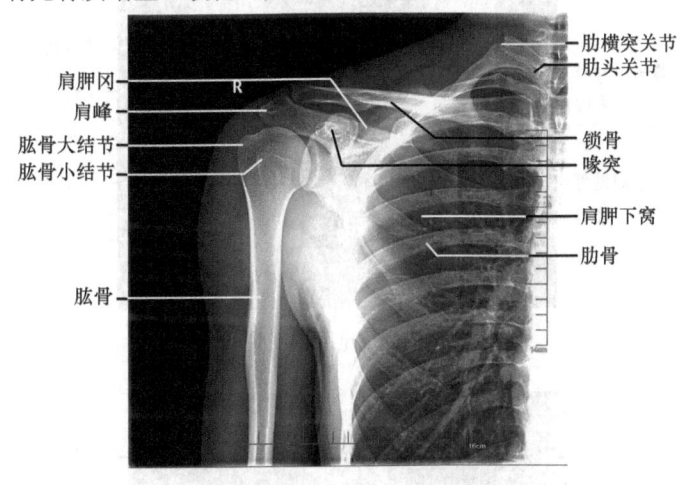

图 4-9　肩关节正位

五、骨盆和髋关节 X 线阅片要点

1. 熟悉髋关节及骶髂关节影像解剖结构（图 4-10）。
2. 注意两侧髋关节是否对称，关节间隙有无改变，骨皮质是否连续，骨小梁排列是否正常。
3. 注意骶髂关节面是否毛糙，关节间隙是否对称，有无变窄。
4. 观察有无关节面硬化及骨质增生。
5. 注意周围组织有无肿胀、钙化等。

六、腕、踝关节 X 线阅片要点

1. 熟悉腕、踝关节影像解剖结构（图 4-11～图 4-13）。
2. 注意关节间隙有无变窄，有无关节畸形、失稳。

3. 观察有无关节面硬化、骨质增生及骨质破坏。

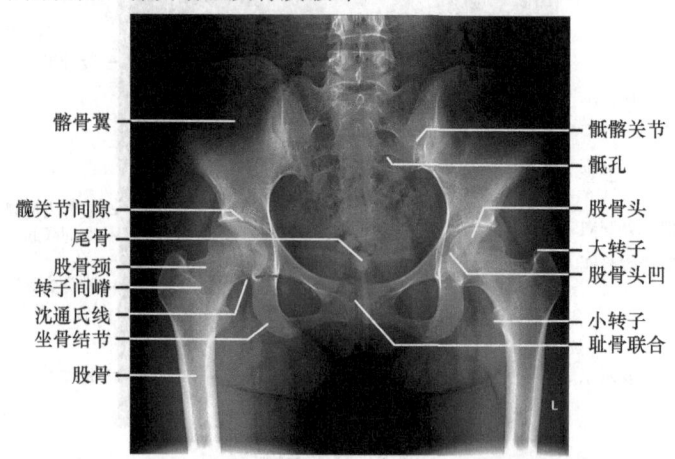

图 4-10　骨盆正位

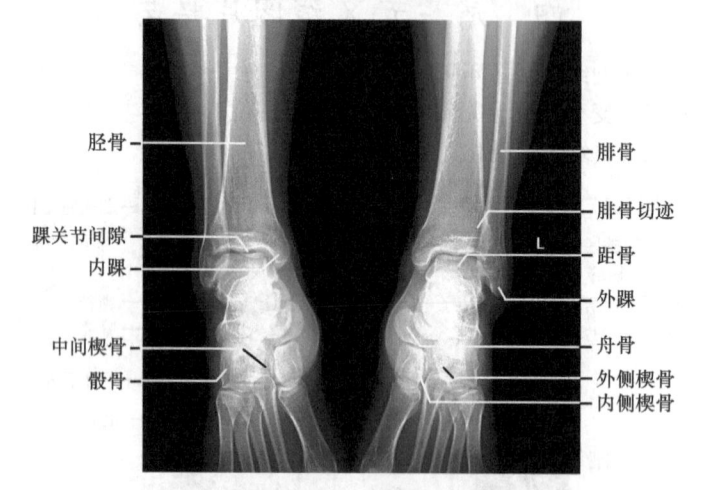

图 4-11　足踝部正位

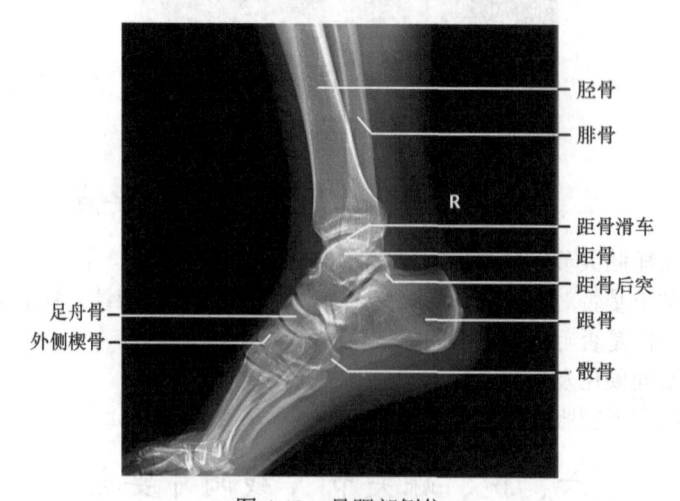

图 4-12　足踝部侧位

图 4-13　腕部正位

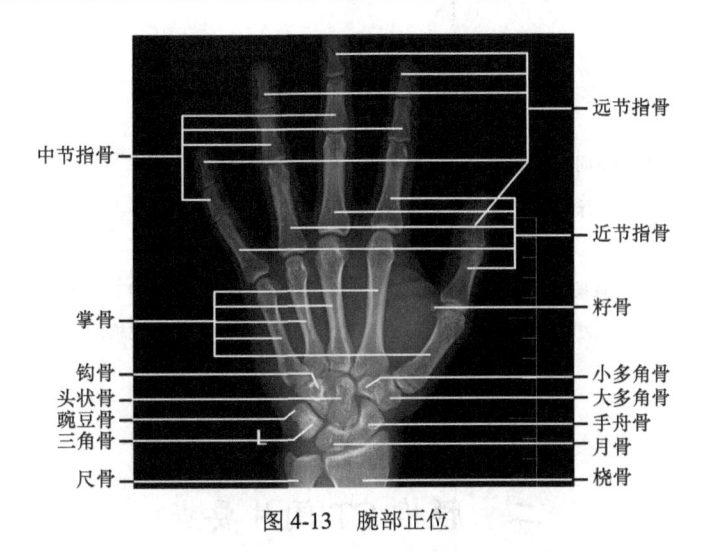

第二节　CT 检查

计算机体层成像（CT）装置开创了数字化成像的先河，成功地解决了普通 X 线成像时组织结构相互重叠的缺陷。

一、颈椎 CT 阅片要点

1. 颈椎 CT 阅片基础与 X 线大致相同。

2. 颈椎寰枢关节平扫时注意观察齿状突与寰椎侧块间隙是否对称，进而判断有无寰枢关节半脱位（图 4-14）。

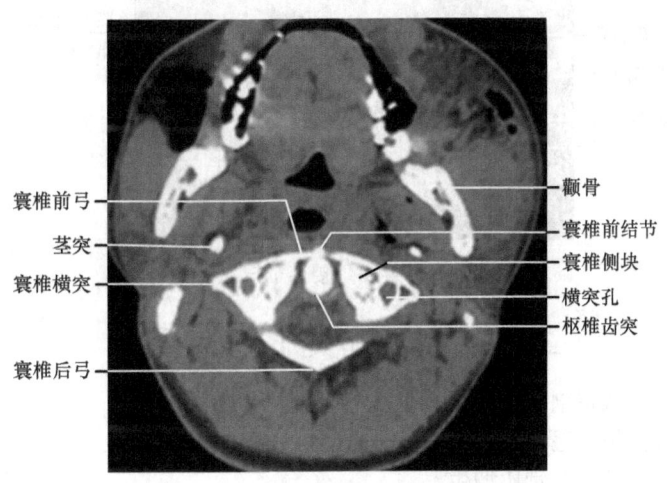

图 4-14　寰枢椎平扫

3. 注意椎体边缘有无唇样骨质增生、钩椎关节有无骨质增生，黄韧带、项韧带等周围软组织有无增厚钙化。

4. 颈椎间盘有无突出、膨出等，是否卡压神经根、脊髓及周围软组织（图 4-15）。

5. 椎间盘内是否有积气或许莫氏结节形成。

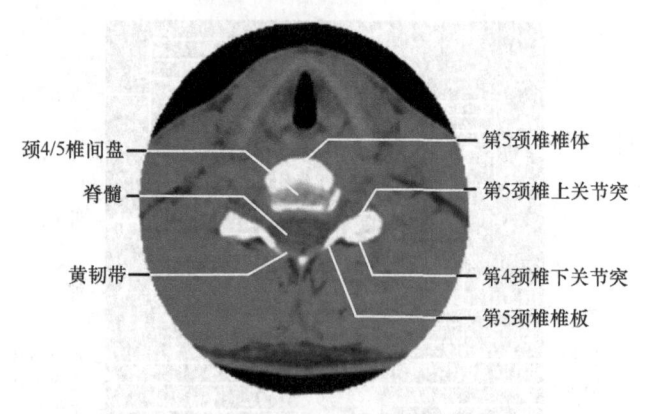

图 4-15　颈椎平扫

二、腰椎 CT 阅片要点

1. 腰椎 CT 阅片基础与 X 线大致相同（图 4-16）。
2. 注意椎体边缘、小关节有无骨质增生，黄韧带、棘上韧带等周围软组织有无增厚钙化。
3. 注意腰椎间盘有无突出、膨出等，是否卡压神经根、脊髓及周围软组织。
4. 椎间盘内是否有积气或许莫氏结节形成。

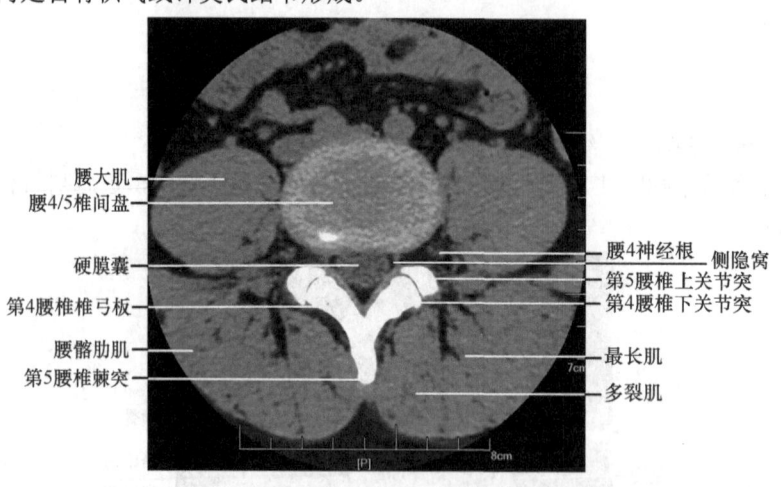

图 4-16　腰椎平扫

三、骶髂关节 CT 阅片要点

1. 熟悉骶髂关节影像解剖结构（图 4-17）。
2. 注意骶髂关节面是否毛糙，关节间隙是否对称、有无变窄。
3. 观察有无关节面硬化及骨质增生。

四、肘、膝关节 CT 阅片要点

1. 熟悉肘、膝关节影像解剖结构（图 4-18、图 4-19）。
2. 注意关节间隙有无变窄、软骨下骨质有无囊变。
3. 观察有无关节面骨质增生及关节周围韧带钙化。
4. 严重者注意观察有无关节囊扩张、关节积液。

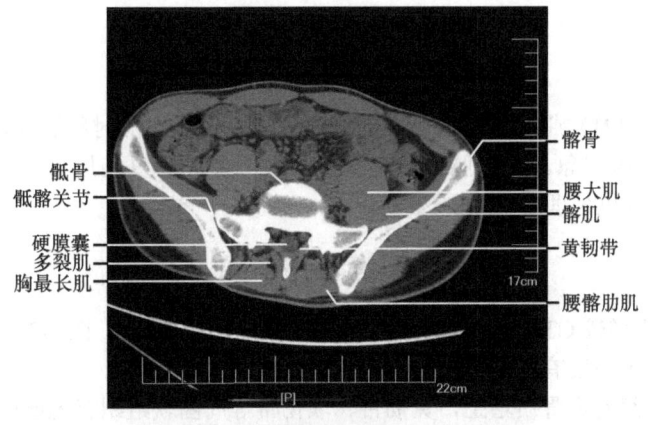

图 4-17 骶髂关节平扫

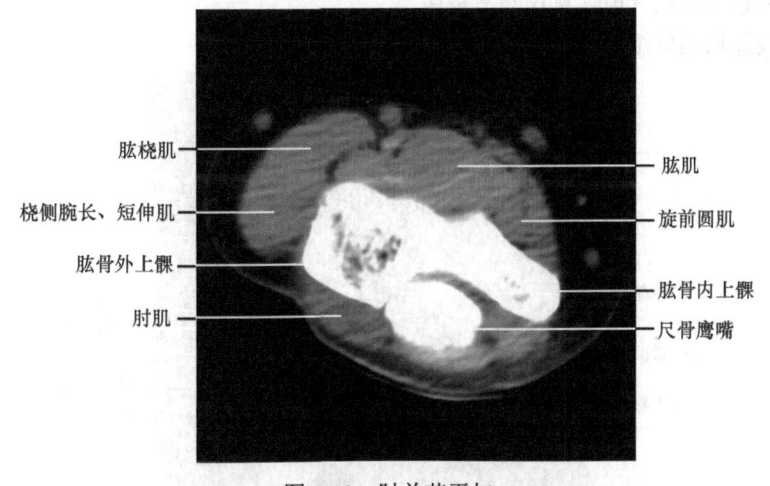

图 4-18 肘关节平扫

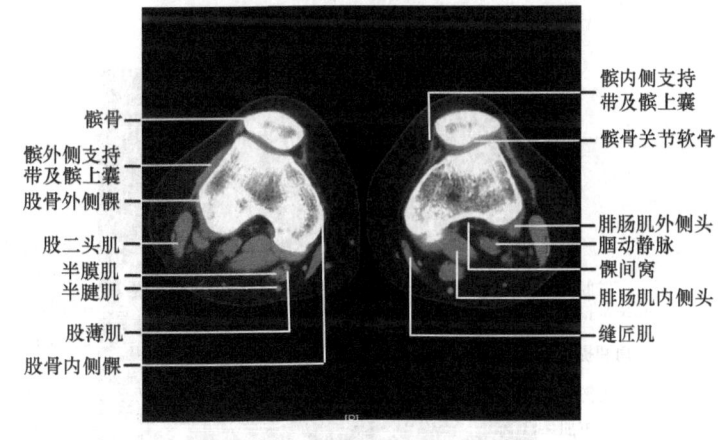

图 4-19 膝关节平扫

【思考题】

谈谈 X 线检查与 CT 检查的异同点。

第三节 MRI 检查

磁共振成像（MRI）通过对静磁场中的人体施加特定频率的射频脉冲，使人体中的氢质子受到激励而发生磁共振现象。停止脉冲后，质子释放能量并恢复到原来状态（弛豫时间）并产生 MR 信号，经过计算机处理后生成图像。

一、颈椎 MRI 阅片要点

1. 颈椎 MRI 影像较 CT 更清楚直接地反映解剖结构（图 4-20、图 4-21）。
2. 注意颈椎生理曲度有无变直。
3. 注意椎体边缘有无骨质增生，黄韧带、项韧带等周围软组织有无增厚钙化。
4. 颈椎间盘有无突出、膨出等，是否卡压神经根、脊髓及周围软组织。
5. 椎间盘内是否有积气或许莫氏结节形成。
6. 颈椎终板及周围软组织有无病理信号。

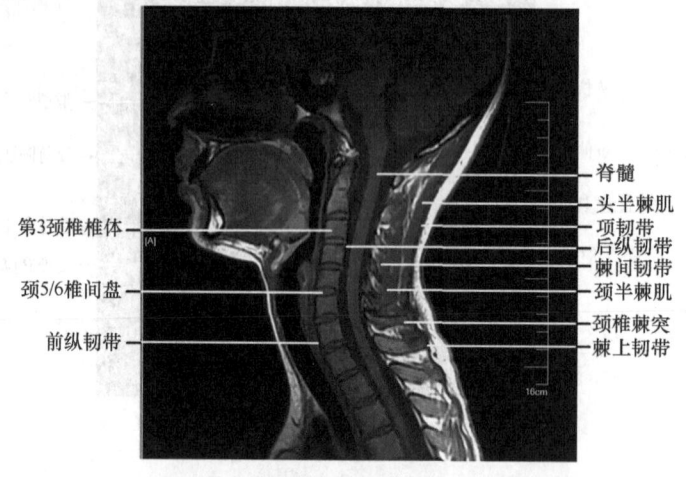

图 4-20 颈椎侧位

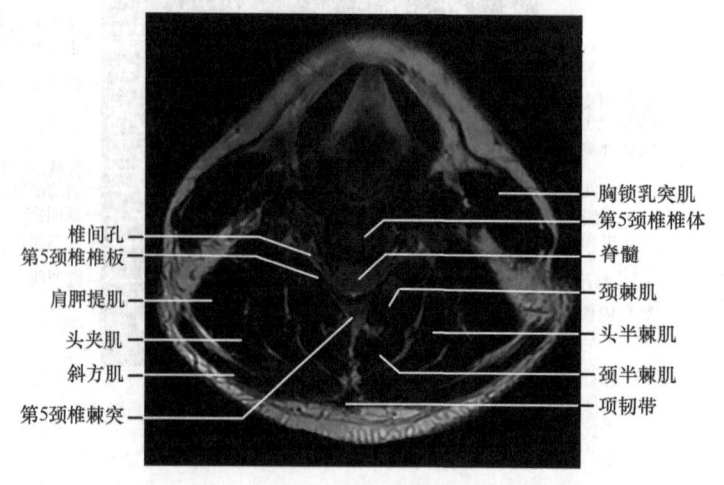

图 4-21 颈椎平扫

二、腰椎 MRI 阅片要点

1. 熟悉腰椎影像解剖结构（图 4-22～图 4-24）。
2. 注意腰椎生理曲度有无变直。
3. 注意椎体边缘、小关节有无骨质增生，黄韧带、棘上韧带等周围软组织有无增厚钙化。
4. 注意腰椎间盘有无失水退变，有无突出、膨出等，是否卡压神经根、脊髓及周围软组织。
5. 椎间盘内是否有积气或许莫氏结节形成。
6. 腰椎终板及周围软组织有无病理信号。

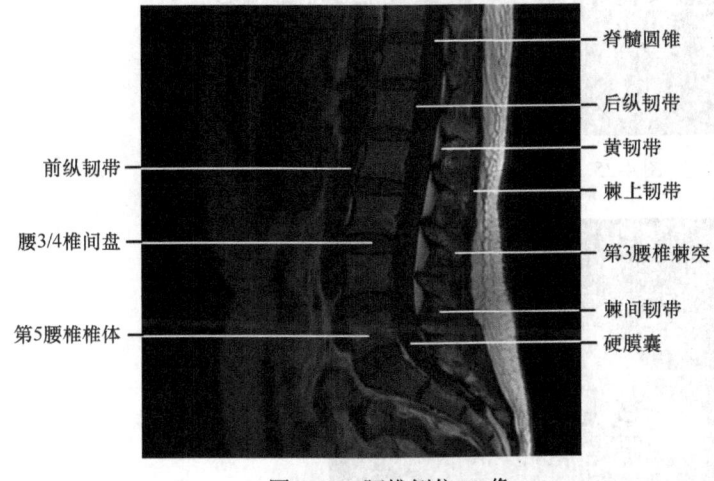

图 4-22　腰椎侧位 T_1 像

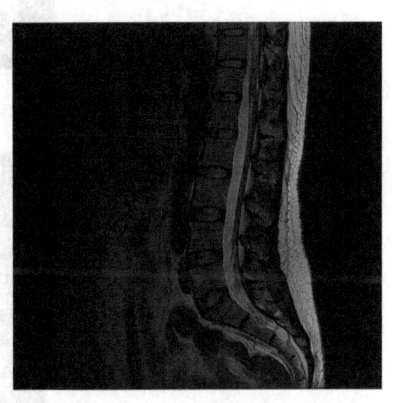

图 4-23　腰椎侧位 T_2 像

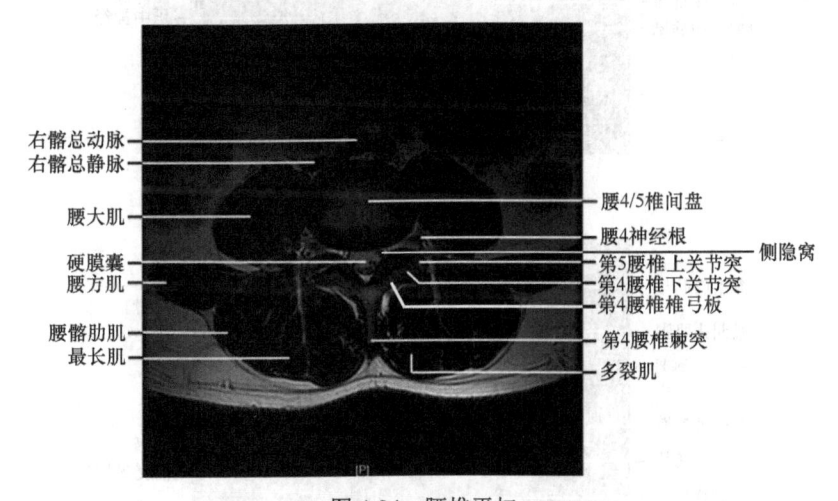

图 4-24　腰椎平扫

三、肘、膝关节 MRI 阅片要点

1. 熟悉肘、膝关节影像解剖结构（图 4-25～图 4-28）。
2. 注意膝关节内、外侧半月板有无损伤，关节软骨是否光滑，前、后交叉韧带有无水肿撕裂，注意内、外侧副韧带有无异常信号。
3. 注意肘关节肱骨内、外侧髁有无异常信号。
4. 注意肘、膝关节内有无关节囊扩张、关节积液，关节周围肌肉韧带有无异常信号。

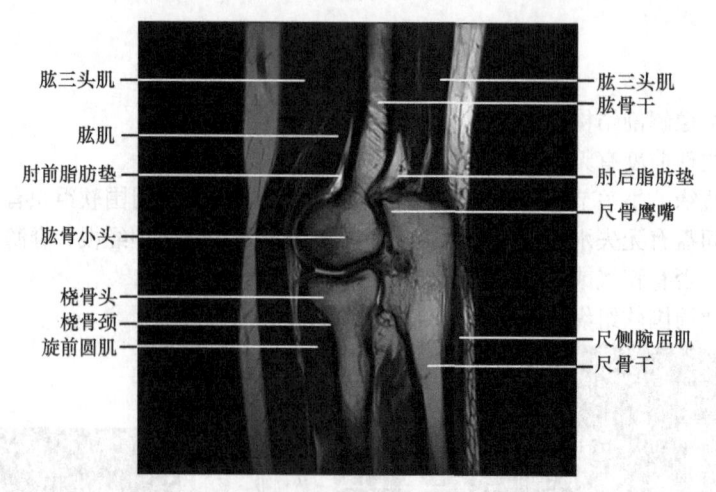

图 4-25　肘关节侧位

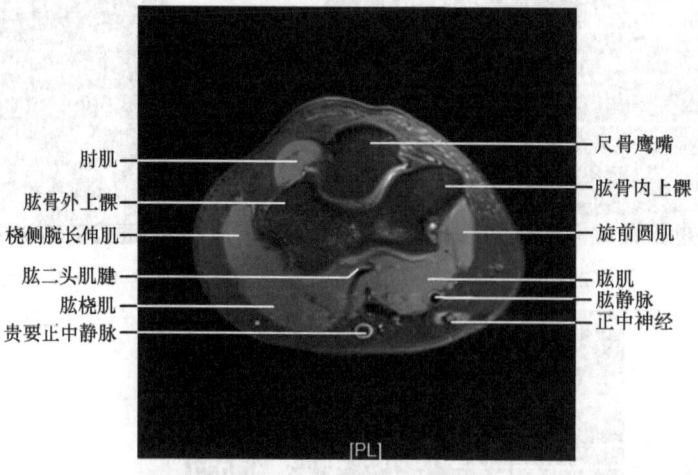

图 4-26　肘关节平扫

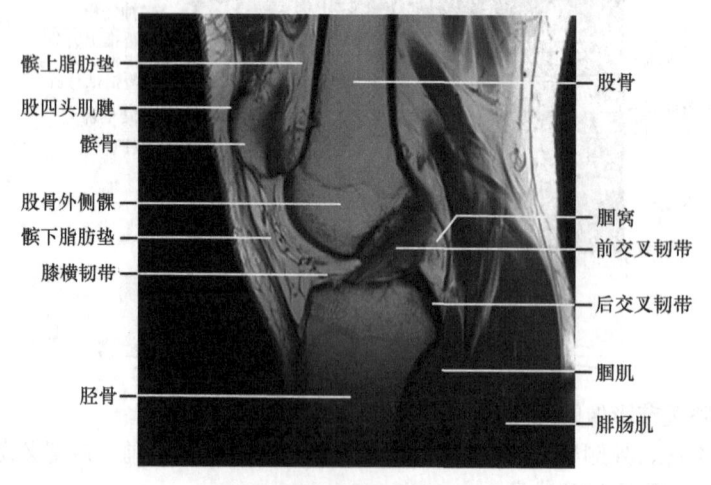

图 4-27　膝关节侧位 1

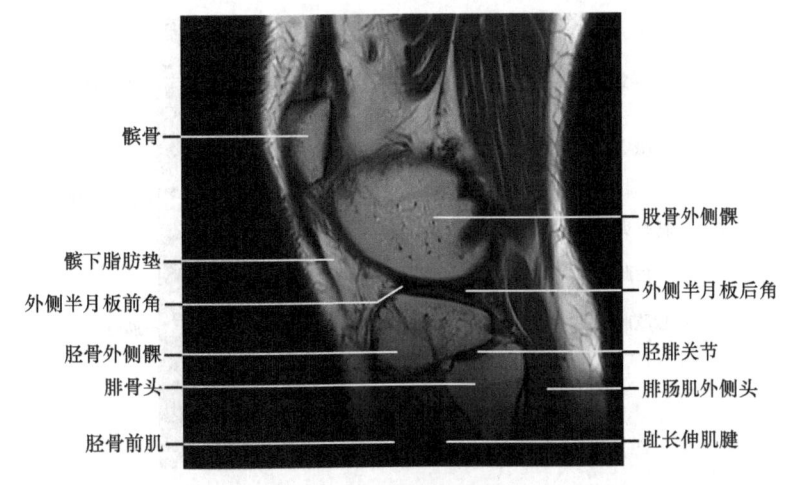

图 4-28　膝关节侧位 2

四、肩关节 MRI 阅片要点

1. 熟悉肩关节影像解剖结构（图 4-29～图 4-31）。

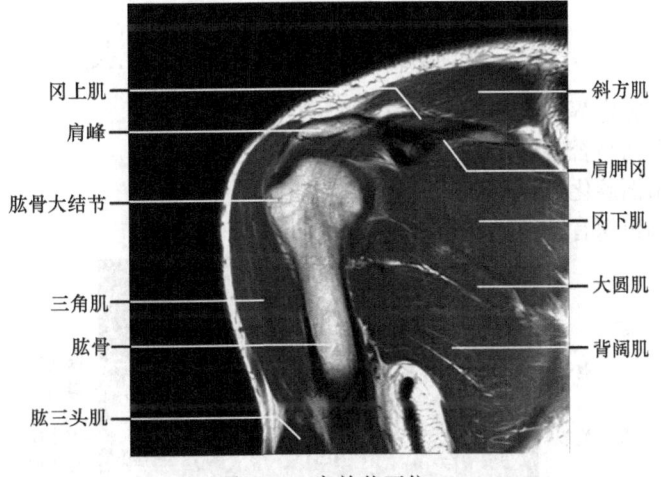

图 4-29　肩关节正位 1

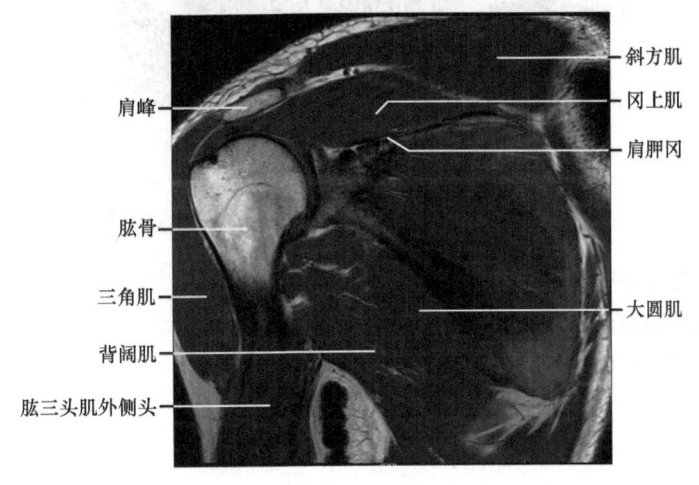

图 4-30　肩关节正位 2

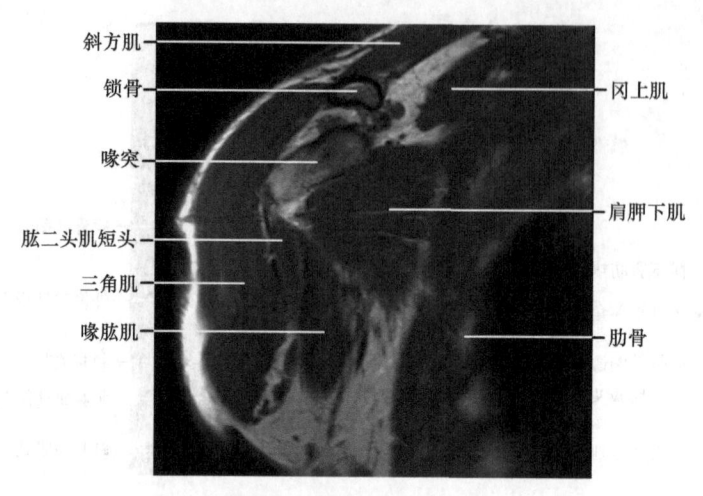

图 4-31　肩关节正位 3

2. 注意肩关节周围肌肉、韧带、筋膜有无局部充血、水肿及炎性信号。
3. 注意肩关节有无骨质增生、硬化，关节软骨损伤。
4. 注意有无关节积液。

五、骶髂关节 MRI 阅片要点

1. 熟悉骶髂关节影像解剖结构（图 4-32）。
2. 注意骶髂关节面是否毛糙，关节间隙是否对称、有无变窄。
3. 观察有无关节面硬化及骨质增生。
4. 观察周围肌肉组织有无异常信号。

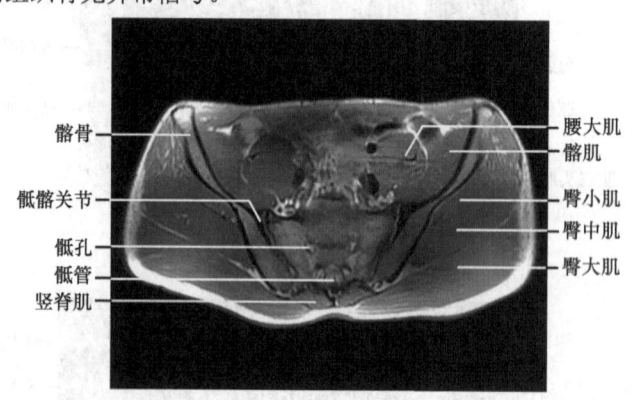

图 4-32　骶髂关节

六、腕、踝关节 MRI 阅片要点

1. 熟悉腕、踝关节影像解剖结构（图 4-33～图 4-35）。
2. 注意腕、踝关节有无滑膜增厚及关节腔积液。
3. 注意肌腱、关节内软骨有无侵蚀及异常信号。

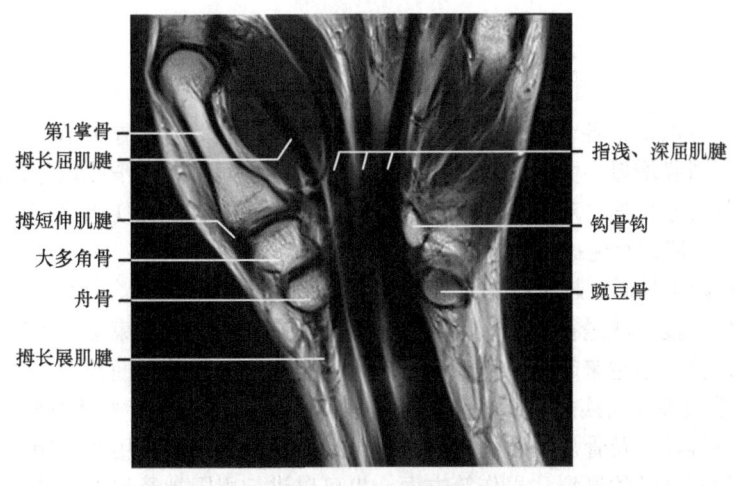

图 4-33　腕关节 1

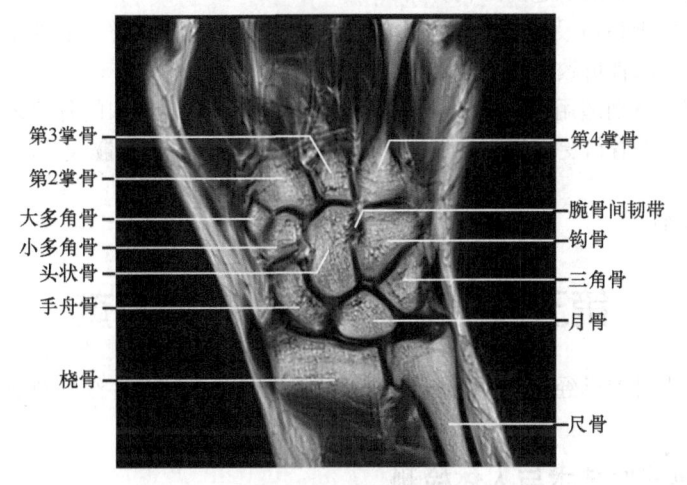

图 4-34　腕关节 2

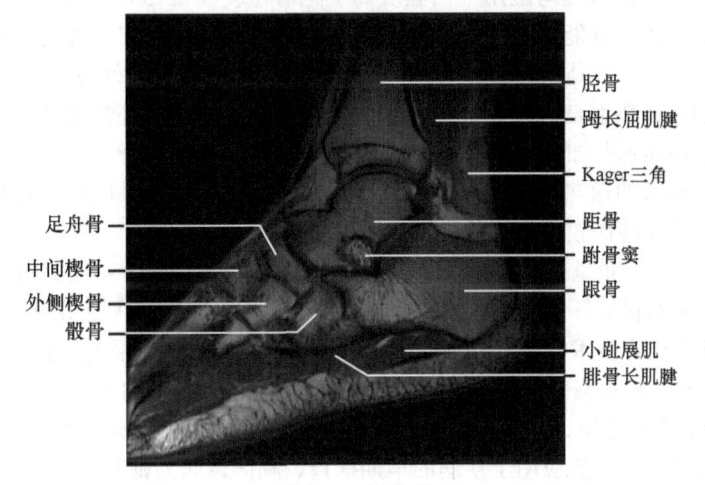

图 4-35　踝关节

第四节 肌骨超声检查

肌骨超声一般可以检查各个关节，如肩关节、肘关节、髋关节、膝关节、踝关节等。在检查时，主要观察有无滑膜增厚、关节腔有无积液等。风湿性疾病可能有滑膜增厚，通过不同声像图改变，为临床提供诊断依据。对肌肉也可以进行检查，如果患者被撞伤因疼痛就诊，需要检查肌肉到底有没有血肿、肌肉有无撕裂伤，都可以通过超声进行判断。

医学上，肌骨超声是通过超声技术对骨骼关节进行诊断的检查技术，属于一种比较新的技术。以前超声对骨骼疾病没办法进行诊断，因为骨骼密度太高，超声的声束穿透不过去。现在随着超声设备越来越好，分辨率越来越高，可把高频超声应用到肌肉骨骼方面检查。一般是使用高频超声对肌肉、骨骼系统等方面疾病进行检查。通过肌骨超声能够比较清晰地看到伤者体内的肌肉、肌腱、韧带、周围神经以及骨皮质表面等软组织结构。肌骨超声主要用在肌肉水肿、断裂、拉伤以及肿瘤等，肌腱和韧带的撕裂、损伤等方面；也可以进行周围神经损伤等的诊断；此外还可诊断关节炎症性疾病以及畸形引起的结构异常。

在骨骼方面，由于超声没办法穿透人体的骨质，主要用在骨皮质表面的检查，比如：向骨表面生长的骨肿瘤、局部骨折致骨皮质不连续等方面。

另外，肌骨超声特别适用于1岁以下的婴幼儿，因为这时候他们的骨化还没有生长完成，通过肌骨超声的显示可以看得更加清晰，肌骨超声可以用于筛查婴幼儿髋关节的相关发育情况。

【思考题】
什么是肌骨超声？

第五节 红外热成像技术检查

红外热成像技术目前已经在多个领域进行了应用，在医疗方面，红外热成像技术取得了重大的发展。

（一）红外热成像技术与人体检测

1. 红外热成像技术的原理与应用 当温度高于绝对零度（-273℃）时，任何物体都会产生红外辐射，人作为天然的红外能量载体，需要持续不断地向周围散发红外辐射能量以维持自身体温的恒定。红外热成像技术便是通过仪器采集人体体表向外辐射出的红外波，借助计算机转化处理，最终将人体体表的红外辐射信息转化成能够通过肉眼直接观察到红外热像图，并且人体体表的温度变化都能被快速地显示并加以分析。

人的皮肤作为最大的散热器官，极易受到体内及外界环境的刺激而引起自身温度的改变，这个过程能使人体体温保持在较为恒定的水平。

正常人体体表温度分布呈平衡状态，当人体处于病理状态时，全身或局部新陈代谢会发生变化，病变部位的热平衡分布被破坏并出现血流改变的现象，导致相应局部病变组织温度升高或降低。根据这一原理，红外热成像技术能比较准确地捕捉到被检测组织体温热平衡的变化情况，为临床诊断疾病提供一定的依据。相关临床研究提示，在骨肿瘤、乳腺癌、周围血管疾病、雷诺病、动脉栓塞、血栓闭塞性脉管炎、断肢再植、烧伤等疾病的诊断中，红外热成像技术是一种比较好的诊断方法。

目前红外热成像技术主要应用于疾病的早期探查、临床诊断与筛查、临床疗效评定等领域。

2. 红外热成像技术检测人体的优势 红外热成像技术能直观显示出人体热结构，其具有灵敏精确、简单方便、整体全面、成像直观、对人体无损伤的特点，不仅能够较早地发现人体各部位寒热偏离状态，通过结合各项临床检查，可以达到辅助临床医生辨证辨病、追踪疾病变化发展、指导临床治疗与疗效评估的目的，同时能够对中医体质评估、人体经络穴位能量变化、四季对人体脏腑功能影响、气血对人体能量的影响等基础理论进行客观化研究。也就是说，相比其他检查设备以及技术，红外热成像技术能达到早期筛查、预防疾病的作用，这也正是中医治未病思想的体现。因为红外检测中医研究尚处于初期探索阶段，许多工作尚未完成，有许多方面仍然需要进一步探索。

（二）红外热成像技术在西医领域的应用

在当今，如 B 超、CT、MRI 等一些在临床常规用来探查疾病的影像学技术，仅能呈现相对静止的病理状态，而红外热成像能动态地通过温度反映人体不同部位的热代谢情况，从而使脏腑功能状态可视化，对于早期诊断疾病具有重大作用。

1. 炎症类疾病 通过对溃疡性结肠炎大肠湿热证患者的脏腑体表温度进行采集后发现，正常组和溃疡性结肠炎组各脏腑温度从高到低依次为肺、降结肠和升结肠；两组各脏腑温度对比显示，溃疡性结肠炎组降结肠、升结肠的温度较正常组明显增高，同时肺的温度也随之特异性增高。研究显示腰背肌筋膜炎患者的红外热像图并非都呈现高温态，而是有低温、高温、混合温度三种情况，异常温度区域和提前标记的轮廓与腰背部肌肉走行、轮廓基本吻合。研究显示慢性前列腺炎患者下腹部出现不均匀低温区，这一特异性红外热像图指标可作为慢性前列腺炎辅助诊断和症状疗效评估的手段。

2. 内分泌疾病 研究显示甲状腺功能亢进（简称甲亢）在热像图上有明显高温像，与甲状腺癌热像图为不规则单发高温区所不同，甲亢热像图则表现为双侧弥散性高温，与健康组对比温度明显升高。研究显示红外热像图对于甲状腺良性病变检出率与超声一致，且优于 CT 及同位素扫描。运用红外热成像技术评价糖尿病患者末端血管情况，其研究显示当肢体末端血供状态良好时，红外热像图表现为黄色温区或红色热区；当末端供血不足时，红外热像图表现为绿色凉区；当末端出现闭塞时则表现为蓝色冷区。这项技术可以灵敏地反映糖尿病患者下肢末端的血供情况，具有早期筛查的意义。

3. 肿瘤 使用自主研发的医用热成像诊断系统对 42 例肺癌患者进行检查，肺癌直接征象和间接征象检出率分别为 95.2% 和 88.1%，认为这项新型医学诊断技术能有效地应用于肺癌诊断过程。使用红外热像仪对 287 例临床初步诊断为乳腺癌的患者进行检查，在这 287 例患者中，检出经手术及病理证实符合乳腺癌患者共 21 例，并且病变形态多为不规则斑、片状浓染区，认为红外热成像技术探查乳腺癌极具优势。另有研究者以热区出现的部位、形状、温差对比及腹股沟热区为佐证，认为红外热像仪可应用于早期结肠癌诊断。

4. 冠心病 研究观察 100 例冠心病患者虚里区域热结构的分布差异，发现病例组左侧心胸前区红外热像图呈椭圆形或不规则形的低温改变，比右侧颜色深且范围大，提示温度越低，心肌缺血程度越严重，说明红外热像图可作为诊断冠心病的辅助检查之一。研究将冠心病患者左胸心前区红外热像图分为均匀、中心低温、无显性异常三型，检出准确率达 75%，再次说明红外热成像技术在冠心病早期筛查中的有效作用。

5. 颈、腰椎病 通过分析 50 例颈椎病患者后位项背正部红外热像图，与健康人进行对比，发现两组在色码温值及面积指数上有显著性差异，说明了红外热成像技术能对颈椎的发病部位有精确的表达。对 66 例腰椎间盘突出症患者和 100 例正常人的红外热像图进行研究对比，结果显示腰椎间盘突出症患者下肢腰部菱形窝温度较正常皮温高 0.6~2.6℃，而正常人皮温均匀一致，为腰椎间盘突出症的诊断提供了依据。

以上研究说明，在现代西医最基本的临床检查、辨识疾病方面，红外热成像技术具有其他组织结构成像技术所不能比拟的价值。

【思考题】
1. 红外热成像技术常应用于人体哪些部位？
2. 常见的成像诊疗技术有哪些？
3. 请说明对中医疼痛诊疗应用 CT、MRI 的看法。

第五章　中医疼痛学核心技术治疗一般流程

第一节　中医微创技术一般应用流程

（一）定位

由轻到重触诊病变部位，确定痛点的部位及层次，用指甲压痕或染色剂标记。

（二）消毒

用碘伏消毒局部皮肤，铺无菌洞巾。

（三）麻醉

以皮肤标记的痛点为中心，0.5% 利多卡因局部逐层浸润麻醉。

（四）进针

术者戴无菌橡皮手套，左手拇指指端垂直按压进针点，右手持针点刺进入皮肤，穿过皮肤时针下有种空虚感，是进入脂肪层的感觉，在缓慢刺入出现第二个抵抗感时，针尖到达筋膜表面，再用力点刺即突破筋膜进入肌肉。

（五）松解

根据治疗需要，用针刀在不同的解剖层次进行点刺、切割、剥离。如在筋膜层减张可用针刀在筋膜表面散在点刺 3～5 针。做条索粘连松解可沿纵轴方向连续进行线性切割。

（六）出针

完成治疗操作后，拔出针刀的同时，用无菌敷料覆盖针孔，术者拇指端垂直按压 1～2min，用无菌敷料或无菌纱布封闭针孔 48 小时。

第二节　热敷熨贴技术一般应用流程

（一）穴位贴敷技术

1. 选择药物。
2. 选择赋形剂。
3. 选择剂型。
4. 贴敷。

（二）热敷熨技术

1. 干热熨。
2. 湿热熨。

（三）冷敷技术

1. 湿冷敷。
2. 冰敷。

3. 酊剂凉涂。
4. 散剂冷敷。

第三节　内热式针灸技术一般应用流程

（1）选合适的体位，尽可能选仰卧位、俯卧位或侧卧位。
（2）点：确定治疗部位范围大小，一般 1～3 针，直刺。
（3）定经络：确定硬化或纤维化的方向、宽度。一般 1～3cm 定一个治疗点。
（4）定筋结：确定筋结硬化或纤维化、胼胝样的范围，平、斜刺。
（5）局部麻醉：选 0.5% 利多卡因做皮层局麻。若选用直径 0.7mm 的内热针可不用局部麻醉。
（6）完成针刺。
（7）开机后设置加热的温度和时间，连接所有导线。
（8）开始启动加热和温度设置。
（9）加热结束，去除连接导线。
（10）拔针后按压 1～5min，防止出血。
（11）消毒针眼。

第四节　黑膏药技术一般应用流程

（1）诊断病症。
（2）确定穴位。
（3）排除黑膏药应用禁忌。
（4）确定黑膏药形状与剂量。
（5）烤透黑膏药，贴敷。

【思考题】
1. 你对中医疼痛学技术流程有何改进建议？
2. 中西医技术理论如何融合？中西医结合治疗疼痛的优势有哪些？

下 篇 各 论

第六章 中医微创技术及敷熨蒸泡贴技术应用概述

第一节 中医微创八种术式和八种技术

中医微创技术是根据中医皮部、经筋、经络、筋脉肉皮骨五体及脏腑相关理论,采用特殊针具,对病变部位进行刺、切、割、剥、铲、撬拨等治疗。常用针具有针刀、带刃针、铍针、水针刀、刃针、钩针、长圆针、拨针和松解针等。其治疗要求是以最小的解剖和生理干预获得最好的治疗效果,以最低的生物和社会负担获得最佳的健康保障。

一、八种术式

(一)中医微创松解术

相对于肢体轴线而言,有平行和垂直两种松解术式。

1. 平行松解术

(1) 术前准备:包括针具、药物、小手术包等。

1) 局麻药物:浓度小于 0.5% 的利多卡因注射液。

2) 器械准备:针刀、拨针或松解针等器具,16 号针头(破皮用),麻醉针头,注射器。

3) 小手术包、消毒帽(给女性患者用,防头发撒向手术区)。

4) 无菌治疗室及应急设备和措施。

(2) 技术操作

1) 定位:触诊确定需要松解的痛点、条索、结节或包块等的位置及层次并加以标记。

2) 消毒:皮肤常规消毒。

3) 麻醉:麻醉范围视松解范围而定,麻醉深度以病变层次而定,一般以浅筋膜层为主,深层者,可深达骨缘或骨面层。

4) 进针:局麻后,在定位(点)区用 16 号针头打眼破皮,深度约 5mm,再用针刀、拨针或松解针等插入针眼,深度约 5mm 即沿肢体纵轴方向透拨。

范围:根据病变范围而定,透拨密度为两针间距约 1cm。

术中针下手感:当针透入病变区时,症重者,针感酸、胀较强;症轻者,针感酸、胀较轻;无病症区则针感无或微痛。因此前者多拨,后者少拨,无病区则不拨。

术者持针手下的感觉是判断松解效果的关键。病久、症重者,针进入膜性组织,手有钝厚的阻力感,透过此层筋膜时声响高,阻力消失。术中如症重病久者,针进入疏松筋膜组织,手感如插入老丝瓜络样,声响高,阻力也大。病情轻、病程短者,针感酸、胀则轻,其筋膜如塑料样,厚度也薄,声响就低、阻力也小;对疏松筋膜组织声低、阻力同样小。

术毕:加贴膏药或创可贴封闭针眼,避免术后感染。

(3) 注意事项

1) 术后 72 小时内，保持针眼清洁干燥。

2) 中药辨证应用。

3) 物理疗法适时应用。

2. 垂直松解术

(1) 术前准备

1) 常用器械准备：针刀、带刃针、铍针、刃针或长圆针等。

2) 无菌治疗室及应急设备和措施。

(2) 技术操作

1) 辨证取穴定位。

2) 常规消毒。

3) 局麻：松解范围小者可不用麻醉，范围较大或层次较深者可用浓度小于 0.5% 的利多卡因注射液，缓慢分层次注射至病灶点。

4) 进针：医者用指腕力缓慢加压，垂直进针至病灶点。

5) 操作方法：根据需要，进行刺、切、割、剥、铲、撬拨等。

6) 出针：快速出针，治疗部位无菌干纱布按压 1~3min，无菌敷料包扎。

(3) 注意事项

1) 熟练掌握治疗局部的解剖层次和结构，以免造成医源性损伤。

2) 注意无菌操作。

3) 可使用一次性针具。

(二) 中医微创减张术

根据针具的不同结构特点，有自外向内刺入和自内向外挑钩两种术式。

1. 自外向内刺入减张法 常用针具为针刀、带刃针、刃针、铍针，是按照"一经上实下虚而不通者，此必有横络盛加于大经之上，令之不通。视而泻之，此所谓解结也"（《灵枢·刺节真邪》）以及"风寒湿气，客于外分肉之间，迫切而为沫，沫得寒则聚，聚则排分肉而分裂也，分裂则痛"（《灵枢·周痹》）的理论，以解结、减张减压为主要作用的一种中医技术。

主要治疗软组织损伤导致的疼痛和功能障碍，以及影响内脏器官所致的功能性症状。

(1) 术前准备

1) 针刀、带刃针、刃针、铍针等。

2) 无菌治疗室及应急设备和措施。

(2) 技术操作

1) 定位：按经络和肌肉走向切循，触找压痛和异常改变点，用定点笔标记。

2) 消毒：局部常规消毒。

3) 进针：按以下方法进针后逐层深入。

按浅筋膜—深筋膜—肌肉—骨面的顺序，逐层深入。通过阻力突然减小的"落空感"来判断层次。

4) 切刺方法

a. 纵行切刺：与针刃一致的方向，在病灶层间断切刺数下。

b. 横行切刺：与针刃垂直的方向，在病灶层间断切刺数下。

c. 十字切刺：先与针刃一致的方向，在病灶层切刺一下，随即退出病灶层，调转针刃 90°，再切刺病灶层一下。

5) 出针：快速出针，治疗部位无菌干纱布按压 1~3min，无菌敷料包扎。

（3）注意事项

1）术前应向患者解释术中的局部感觉，做好思想准备。

2）术中要及时与患者沟通，询问患者的感受，取得配合。

3）如果减张不充分，应在术后3～4日再次治疗。

2. 自内向外挑钩减张法

（1）术前准备。

1）无菌的钩鍉针器械包。

2）无菌治疗室及应急设备和措施。

（2）技术操作

1）定位：辨证取穴定位。

2）选穴原则：参考影像学检查结果确定治疗穴。

3）钩鍉针针具：钩鍉针有钩头、钩身、钩柄、钩尾四位之分。

4）体位：或坐或卧。

5）操作方法：如，以钩提法为例。钩提法指钩鍉针按所使用的进针法进入皮肤（真皮）后，施治时先钩后提拉、再钩再提拉，循序渐进，达到钩治、割治、挑治、针刺、放血五法并用的操作手法。使用的钩鍉针主要是巨类的腰型、颈胸型、穴位型钩鍉针和中类内板型，微类内板型钩鍉针。进入皮肤（真皮）后，其再操作的方法又分为垂直钩提法、扇形钩提法、菱形钩提法、倒八字钩提法，另外还有钩割法、强刺法、画圆法、鸟啄法、旋转法、钩划法、分离法、捣碎法。

（3）注意事项

1）严格掌握进针的层次，切忌深入到肌肉层面以免引起局部血肿。

2）局麻至筋膜层，不必过深。

（三）中医微创减压术

根据减压的部位和层次分为软组织减压术和骨减压术。

1. 软组织减压术

（1）术前准备

1）无菌的一次性针具，如针刀、带刃针、铍针、刃针等。

2）清洁的治疗室及应急设备和措施。

（2）技术操作

1）体位：置于充分放松的体位，必要时加用软垫辅助。

2）定点：触诊确定需要减压治疗的部位及层次，必要时可用超声波辅助检查确诊。定点后即要求患者保持体位并做好标记。

3）进针：常规消毒皮肤，铺无菌单巾，进针点逐层局麻，逐层刺入需减压的病灶。

4）减压操作：与减张术相似，不同的是减张术治疗的层次较浅，而减压术的层次较深。在治疗部位用针具可做散点式切刺，也可做连线式切刺。

5）出针：从进针点快速退出针具，治疗部位无菌干纱布按压1～3min，无菌敷料包扎。

（3）注意事项

1）减压术要注意局部引流通畅。

2）有时局部软组织内为多房性高压，如果减压不充分，术后3日后进行第二次治疗。

2. 骨减压术

（1）术前准备

1）无菌骨减压针或减压针刀。

2）无菌治疗室及应急设备和措施。

(2）技术操作

1）定点：骨减压针定点要求不是非常精确，只要在一个部位的某个点刺入即可，但点的要求是"避实就虚"，也就是说在远离神经血管的情况下，选择骨皮质较薄的骨松质处且易于穿刺的部位即可进行定点。

2）常规消毒：以进针点为中心，消毒直径15cm，避免造成感染。

3）局麻：根据患者的耐受度，在较敏感治疗点处（如膝、肘、指等）先进行局部浸润麻醉，利多卡因注射液浓度控制在0.5%以内，每点注射1.5～2ml即可，待吸收3min后再进针。

4）刺入：局麻后骨减压针穿过软组织直接达骨面，在骨面稍停留。术者握住针柄，瞬间用力刺入骨质后，继续向针柄施力并旋转，一直钻入松质骨囊变处即可，深度可以不同部位骨腔深度为依据。根据骨的病变情况可针一孔，也可针多孔。

5）出针：达到治疗要求后，即可出针。出针时如遇针端部骨密质有较大阻力，可旋转拔出，再退至肌层。

6）排血：出针后，由于骨内压增高，往往有骨内瘀血涌出，可用负压罐加压抽吸排血。

（3）适应证

1）关节炎病中晚期已导致骨关节炎者（如类风湿性关节炎、各部位关节骨关节炎、强直性脊柱炎等）。

2）无菌性缺血性骨坏死。

3）适于治疗各种骨高压症（如足跟骨高压症等）。

4）骨关节炎早期导致的骨充血疼痛综合征。

5）顽固性骶骨、尾骨痛。

（4）禁忌证

1）发热，全身感染等。

2）施术部位和周围有感染灶。

3）严重内脏疾病发作期。

4）施术部位有难以避开的重要血管、神经或内脏。

5）有出血倾向，凝血功能不全者，如血友病患者。

6）定性、定位诊断不明确。

7）体质虚弱、高血压、糖尿病、冠心病患者慎用。

（5）术后注意事项

1）术后72小时内，施术部位用无菌敷料覆盖，保持局部清洁干燥。

2）术后避免剧烈运动。

（四）中医微创矫形术

适用于一些姿势性、发育性畸形矫正，主要通过动力均衡和静力均衡两种方式实现。常用针具有针刀、带刃针、水针刀、钩针、长圆针、松解针等。

1. 术前准备

（1）准确评估所需治疗部位的软组织条件，如局部粘连、挛缩程度，肌力，肌腱长度。

（2）相应的固定器材如石膏、支具等。

（3）无菌手术间，术前1日皮肤准备。

2. 技术操作

（1）体位：根据不同畸形的治疗要求摆放相应体位。

（2）定位：选好进针点并做好标记。

（3）消毒：常规皮肤消毒。

（4）麻醉：浓度为 0.5% 的利多卡因注射液局部全层麻醉。

（5）进针：铺无菌单巾，从标记点刺入相应的针具。

（6）切割：根据术前设计的矫形方案，对需要治疗的不同层次、结构的病变组织进行切割、铲拨、松解或分离等。

（7）出针：通过局部处理后，畸形即可获得不同程度的矫正，即可出针。用无菌干纱布压迫施术部位 1～3min，无菌敷料保护针口，用石膏或支具固定于相应体位。

3. 注意事项

（1）很多畸形需要多次分期矫正，不一定要求一次完成。

（2）患者有权知道预期的结果及可能遇到的意外。

（3）畸形的矫正与功能的康复密不可分，医者需有完整的矫形方案。

（五）中医微创剥离术

1. 术前准备

（1）相应的无菌针具。

（2）无菌治疗室及应急设备和措施。

2. 技术操作

（1）体位：根据不同治疗部位要求摆放相应体位。

（2）定位：选好进针点并做好标记。

（3）消毒：常规皮肤消毒。

（4）麻醉：浓度为 0.5% 的利多卡因注射液局部全层麻醉。

（5）进针：铺无菌单巾，从标记点刺入相应的针具。

（6）剥离：根据术前设计的治疗方案，对需要治疗的不同层次、结构的病变组织进行铲拨、松解剥离，根据瘢痕形成的大小、范围、层次采用单纯高应力纤维切断、"Z"形切断、潜行剥离等。

（7）出针：沿进针方向出针，治疗部位无菌干纱布按压 1～3min，无菌敷料包扎。

3. 注意事项

（1）剥离术的病变部位较深，针具的直径相对较粗。

（2）病变组织范围较大者可分成多次进行剥离治疗，以减轻术后的水肿及疼痛反应。

（3）患者术后 1 日复诊，更换敷料。

（六）中医微创分离术

常用的针具有针刀、带刃针、水针刀、长圆针、拨针、松解针等。根据针具端部结构分为锐性分离和钝性分离两种术式。

1. 锐性分离术

（1）术前准备

1）相应的无菌针具。

2）无菌治疗室及应急设备和措施。

（2）技术操作

1）定位：触诊确定需要分离治疗的局部范围及层次，并做好标记。

2）消毒：常规消毒皮肤，铺无菌单巾。

3）麻醉：用浓度为 0.5% 的利多卡因注射液局麻。

4）进针：与皮肤呈 30° 刺入针具。

5）分离操作：针体沿肢体轴线方向，针刃平行组织间隙向前缓缓推进，锐性分离的阻力较小，在脂肪和筋膜层的感觉神经末梢不敏感，要随时询问患者的局部感受，结合术者的手下阻力感及进针长度判断分离的范围。

6）出针：沿进针方向缓慢退出针具，治疗部位无菌干纱布按压 1～3min，无菌敷料包扎。

（3）注意事项

1）注意掌握进针的层次及针端的感觉，避免过度分离造成局部损伤。

2）术后 1 日复诊。

2. 钝性分离术

（1）术前准备

1）无菌的针刀、拨针或松解针。

2）无菌治疗室及应急设备和措施。

（2）技术操作

1）定位：触摸选点并标记。

2）消毒：常规消毒皮肤。

3）麻醉：浓度为 0.5% 的盐酸利多卡因注射液局麻。

4）进针：铺无菌单巾，破皮进针，沿此针孔与皮肤呈 30° 插入针刀、拨针或松解针进行分离操作。根据局部粘连的范围及深度，用针具沿一个方向缓慢刺入。与松解术的区别在于钝性分离始终沿一个方向进针，而且是在组织间隙。

5）出针：治疗结束从进针方向缓慢退出针具，治疗部位无菌干纱布按压 1～3min，无菌敷料包扎。

（3）注意事项

1）钝性分离适用于比较广泛的疏松性粘连，可不用全层局麻。

2）缓慢进针，注意针端的阻力感。

3）术后 3 日连续复诊。

（七）中医微创触及术

用针刀等针具在不同的神经肌肉表面进行刺激而不侵入组织内部的术式，分为脊神经根触及术、神经根以外的周围神经触及术、肌肉组织触及术。

1. 脊神经根触及术

（1）术前准备

1）无菌针具应准备两套以上。

2）无菌治疗室及应急设备和措施。

3）肌电图等检测仪器。

（2）技术操作

1）体位：根据治疗要求选择相应体位。

2）定位：触诊棘突、横突，确定相应节段脊神经根的体表投影位置。

3）麻醉：常规消毒皮肤，铺无菌单巾，进针点局麻。

4）进针：棘突中线旁开 0.5～1.5 寸（同身寸）垂直皮肤逐层刺入，到达小关节后囊停止。

5）操作步骤：向椎间孔的后缘方向缓慢点刺，并询问患者的局部感觉，有酸胀感或向下放射感即表示针具已经触及神经表面，小幅度摆动针尾，以患者能够耐受为度。

6）出针：触及时间在 1min 以内，沿进针方向快速出针。无菌干纱布按压局部 1～3min，无菌敷料覆盖针孔。

（3）注意事项

1）熟悉进针点的解剖层次和结构，避免误伤局部血管神经。

2）控制进针速度并随时了解患者感觉。

3）严格执行无菌操作。
4）术后注意观察记录相关肢体的感觉和运动变化。

2. 神经根以外的周围神经触及术

（1）术前准备

1）无菌针具。

2）无菌治疗室及应急设备和措施。

3）肌电图等检测仪器。

（2）技术操作

1）定位：按触及的周围神经体表投影定位标记。

2）进针：常规消毒皮肤，覆无菌单巾，逐层刺破皮肤、浅筋膜、深筋膜。

3）治疗操作：当针端刺破深筋膜后，手下有种空虚感，此时针端已在神经的表面，纵向深层点刺，患者可有很强的酸胀感和放射感。在原位充分触及，以患者能够耐受为度，结束治疗。

4）出针：沿进针方向快速出针，无菌干纱布按压进针点1～3min，无菌敷料覆盖。

（3）注意事项

1）掌握进针点的解剖层次和结构，避免误伤局部血管神经。

2）控制进针速度并随时了解患者感觉。

3）严格执行无菌操作。

4）术后注意观察记录相关肢体的感觉和运动变化。

3. 肌肉组织触及术

（1）术前准备

1）相应的无菌针具。

2）无菌治疗室及应急设备和措施。

（2）技术操作

1）定位：按触及肌肉的体表标志定位标记。

2）消毒：常规消毒皮肤，铺无菌单巾。

3）进针：逐层刺破皮肤、浅筋膜，至深筋膜表面（即第二个抵抗感）。

4）操作技术：在肌肉的表面进行点刺，充分触及，以患者有局部酸胀感为度。

5）出针：沿进针方向快速出针，无菌干纱布按压局部1～3min，无菌敷料覆盖针孔。

（3）注意事项

1）注意进针深度在肌肉表面，切忌深入肌内切割造成局部血肿。

2）术后注意观察记录肌力变化。

（八）中医微创刺激术

刺激术分为经络穴位刺激术和组织刺激术。适用于系统调节的疾病治疗，比如通过刺激足太阳膀胱经的背部腧穴治疗颈性眩晕、脊柱源性消化不良、脊柱源性肠易激综合征等体表内脏相关性疾病。针刀类的各种针具均适用于刺激术。

1. 经络穴位刺激术

（1）术前准备

1）无菌针具。

2）无菌治疗室及相应的急救设备和措施。

（2）选穴

1）如，华佗夹脊穴等。

2）如，足太阳膀胱经背俞穴等。

（3）操作技术

1）定位：常规穴位定位标记。

2）进针：局部常规消毒皮肤，垂直进针，深达骨膜。

3）操作技术：根据不同脏腑反射区及治疗需要的刺激强度和时间进行操作。

4）出针：沿进针方向快速出针，无菌干纱布按压局部1～3min，无菌敷料覆盖针孔。

（4）注意事项

1）明确诊断，排除原发脏器的器质性病变。

2）根据患者的术后反应及时调整治疗方案。

2. 组织刺激术

（1）筋膜刺激术

1）术前准备

a. 相应的无菌针具。

b. 无菌治疗室及应急设备和措施。

2）技术操作：常规皮肤消毒，逐层刺破皮肤及浅筋膜。针端遇到第二个抵抗感时停在筋膜腔的表面轻轻点刺。

3）注意事项：注意解剖层次，避免刺破深筋膜。

（2）肌肉刺激术

1）术前准备

a.相应的无菌针具。

b.无菌治疗室及应急设备和措施。

2）技术操作：常规皮肤消毒，逐层刺破皮肤及浅筋膜。常用的治疗部位在肌肉肌腱移行部或肌腱周围，刺激这部分组织可诱发肌肉收缩。

3）注意事项：注意检查记录治疗前后的肌肉力量及功能状态。

（3）骨膜刺激术

1）术前准备

a. 相应的无菌针具。

b. 无菌治疗室及应急设备和措施。

2）技术操作：常规消毒皮肤。垂直进针直达骨面，至骨膜表面充分点刺，结束治疗。沿进针方向快速出针，无菌干纱布按压局部1～3min，无菌敷料覆盖针孔。

3）注意事项：切忌在骨膜表面做大范围的铲剥，避免形成深部血肿。

二、八种技术

（一）针刀技术

针刀技术是遵循《黄帝内经》关于"刺骨者无伤筋，刺筋者无伤肉，刺肉者无伤脉，刺脉者无伤皮，刺皮者无伤肉，刺肉者无伤筋，刺筋者无伤骨"的古训，结合现代局部解剖和层次解剖知识，采用针刀（图6-1）进行刺、切、割、剥、铲、撬拨等的临床操作。本技术可达到活血化瘀，舒筋通络，止痛除痹的治疗目的，主要用于下述疾病的治疗：

（1）各种软组织损伤引起的顽固性疼痛。

（2）部分骨关节退行性疾病，如颈椎病、腰椎间盘突

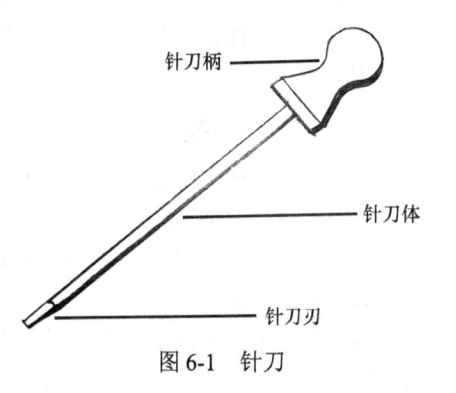

图6-1 针刀

出症、骨关节炎等。

（3）肌肉、肌腱和韧带的慢性积累性损伤、肌紧张、损伤后遗症。

（4）某些脊柱相关性内脏疾病。

基本操作方法

（1）定位：由轻到重触诊病变部位，确定痛点的部位及层次，用指甲压痕或染色剂标记。

（2）消毒：用碘伏消毒局部皮肤，铺无菌洞巾。

（3）麻醉：以皮肤标记的点为中心，用浓度为0.5%以内的利多卡因注射液适量，局部逐层浸润麻醉。

（4）进针：术者戴无菌橡皮手套，押手拇指指端垂直按压进针点，刺手持针点刺进入皮肤，进入脂肪层时针下有种空虚感，再缓慢刺入出现抵抗感时，针尖达到筋膜表面，再用力点刺，突破筋膜进入肌肉。

（5）操作：根据治疗需要，用针刀在不同的解剖层次进行点刺、切割、剥离。如在筋膜层减张可用针刀在筋膜表面散在点刺3～5针。

（6）出针：完成治疗操作后，快速出针的同时，用无菌敷料覆盖针孔，术者拇指端垂直按压1～3min，无菌敷料包扎，术后72小时内，保持针眼清洁干燥。

（二）带刃针技术

带刃针技术是针法微型外科学的治疗技术，针法微型外科学是研究系统组织的机能状态及其微细结构改变和组织间的相对位置变化而引起局部或整体的反应的医学学科，源于九针的传承和创新，通过对组织微细结构的研究发现形成微型外科解剖学，在中医痹证理论"风寒湿三气杂至，合而为痹""经脉气血闭阻不通，不通则痛"等指导下，结合现代医学对慢性骨伤软伤疾病的发病机制提出了"静态残余张力""应力性骨膜肌腱炎""适应性生长"等学说，研发的"带刃针"系列针法手术器械有凹刃针、推切针、平刃针、斜刃针、剑形针、侧刃针、圆头针、圆尖针、转位器等，对病变部位可实现选择性切割、剥离、翘动、松解、减压、矫形、转位等组织微细结构精确定量改变，减少健康组织的损害，结合针灸针刺手法，主治颈椎病、腰椎间盘突出症、骨关节炎、强直性脊柱炎、肩关节周围炎、网球肘、狭窄性腱鞘炎、各种周围神经卡压症、斜颈、臀肌挛缩症及马蹄足等慢性软组织伤病，骨伤、骨病痛症，畸形等。带刃针技术所用针具如图6-2所示。

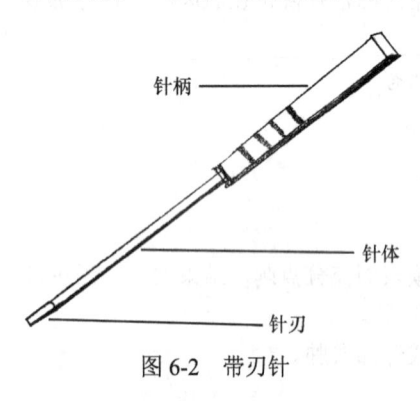

图6-2 带刃针

基本操作方法 根据疾病诊断分型制定针法手术方案，结合查体和影像学资料选择手术部位和带刃针的型号类别，在治疗部位常规皮肤消毒，铺洞巾，以靶点为目标逐层局部麻醉，持带刃针自皮肤逐层刺入，直达病灶靶点，根据手术方案的操作要求进行操作，如施行刺、推、铲、划、切割、剥离、撬拨、松解、转位、矫形等不同手法，达到预定目的后拔针，用无菌敷料覆盖创口72小时，术毕。

（三）水针刀技术

水针刀技术是在松解剥离的同时在局部注射相应药物的技术，常用于软组织损伤病、骨伤病、疼痛病及脊柱相关病的治疗，颈痛症、凝肩症、肘痛症、肱骨外上髁炎、腕痛症、弹响指、腰痛症、膝痛症、骨蚀、痹证、跟痛症及软组织损伤疾病。所用针具如图6-3所示。

基本操作方法

（1）筋膜扇形分离法：主要用于治疗软组织损伤疾病。可选用扁圆刃水针刀筋骨针，在病变结节处进行扇形分离法，分离软组织结节，对于病变点有压痛无结节者，可在疼痛点远端，快速斜行进针达浅筋膜层，进行扇形分离。

（2）筋膜弹割分离法：选取鹰嘴型水针刀筋骨针，又称为锋勾水针刀筋骨针，治疗四肢末端病变及胸腹部软组织损伤，如屈指肌腱腱鞘炎、类风湿性关节炎等。应用筋膜割拉松解、摇摆注药的针法。

（3）一点三针分离法：选取樱枪型水针刀，采用一点进针入路、进入囊腔后回抽滑液，注射相应药物，然后向三维方向通透分离，主要治疗滑囊炎、滑膜炎及滑膜积液。

（4）双手针法：也称双手动静刀法，是指水针刀筋骨针在治疗脊柱病变及脊柱相关病时，要求双手同时快速进针，同时松解分离脊柱两侧的病变组织。

（5）经筋飞挑法：选用小号樱枪型水针刀筋骨针，沿四指及躯干部筋膜分布区，或神经线路反射点，轻快飞挑。

要点为：有响声、皮不破、不出血。

主要适用于神经根型颈椎病所引起的上肢及手部的疼痛、麻木，或腰椎间盘突出症、椎管狭窄症引起的下肢及足部的疼痛、麻木症等。

图 6-3 水针刀

（四）钩针技术

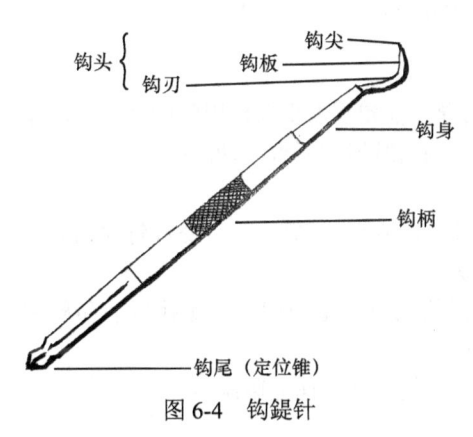

图 6-4 钩鍉针

钩针技术是在新夹脊穴、华佗夹脊穴、骨关节特定穴、阿是穴、十二正经腧穴、奇经八脉腧穴、经外奇穴等全身穴位点，利用钩鍉针（图6-4），采取钩治、割治、挑治、针刺、放血等五法并用的一种无菌操作技术。常用于脊柱退变性疾病、骨关节病、软组织退变性疾病的治疗。

基本操作方法

（1）定位：新夹脊穴的定位是在华佗夹脊穴和足太阳膀胱经第一侧线之间。新夹脊穴的定位规律：新夹脊穴是根据脊椎的发病规律而命名的，穴位计数为解剖体位自下向上升序排列。例如，颈椎的第7椎在颈椎排列顺序中在最下方，是载荷量最大的椎体，易发病，故将颈一穴定为此处。顺延向上颈二、颈三穴处椎体载荷量逐渐减小，发病的概率亦随之降低，但在治疗操作上的难度却逐渐增大。胸椎和腰椎及骶尾椎处的定位规律也是如此。

新夹脊穴定位如下：

颈椎棘突下，督脉旁开0.6寸，左右各一。

胸椎棘突下，督脉旁开0.8寸，左右各一。

腰椎棘突下，督脉旁开1.0寸，左右各一。

（2）选穴原则：根据影像学检查结果确定治疗穴。

（3）钩鍉针针具：钩鍉针有钩头、钩身、钩柄、钩尾四位之分。

针具四位：

钩头：是钩鍉针最顶端的弧形结构，由钩尖、钩刃、钩弧、钩板四位组成，在各型中有弧形和大小的变化。

钩身：是指钩鍉针钩头与钩柄之间的结构，在各型中有粗细长短的变化。

钩柄：为钩身与钩尾（定位锥）之间的结构，在钩鍉针中为最庞大部分，柄乃手柄，是操作

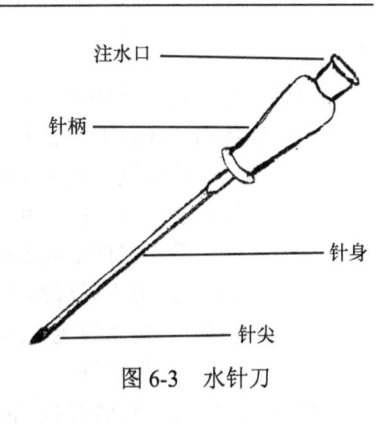

医师手持部分。

钩尾：位于钩鍉针的尾部，又称定位锥，是一个圆锥形结构，最末端是一个小圆平板，结构特殊，功能特别，在各型中有所变化。

（4）体位：俯卧位、俯伏坐位。

（5）操作方法：以钩提法为主（详见本节中医微创减张术中相关内容）。

（6）操作步骤：根据不同的病种采用相应的体位，确定钩治穴位点。

1）局部消毒：常规局部消毒，常规铺盖洞巾。

2）局部麻醉：用浓度为 0.5% 以内的利多卡因注射液适量，局部浸润麻醉，视钩治部位的深浅，待吸收 3min 后再进针。

3）进针钩治：包括钩治、割治、挑治、针刺四法。左手固定腧穴局部皮肤，确保刺入位置的准确，右手持钩鍉针，钩鍉针钩尖垂直于皮肤，根据具体穴位的解剖位置调整角度。钩针进入的方向，是本椎体的关节突关节，刺入皮肤及皮下组织，做钩提动作，边钩提边深入，进入筋膜层，使局部筋膜张力、压力降低，术者手下感到基本畅通，即达到治疗目的。

4）出针：手法完成后，沿原路径缓慢退出皮肤。

5）局部放血：即放血法。钩治后术者双手挤压腧穴周围的组织排出局部瘀血，达到祛瘀生新的目的。

6）无菌包扎：对针孔进行无菌包扎 72 小时，保持针眼清洁和干燥。

7）疗程：钩针技术治疗颈椎病，每周 1 次，3 次为 1 个疗程。

（五）刃针技术

刃针技术是以《黄帝内经·灵枢》"解结"的理论为指导，以减压为主要作用的中医临床操作方法。主要治疗软组织损伤导致的疼痛和功能障碍，以及影响内脏器官所致的功能症状。

1. 常用针具及分类

常用针具：刃针（图 6-5）由针柄、针身和针尖组成。

2. 基本操作方法

（1）定位：按经络或肌肉走向切循，触找压痛和异常改变点，用定点笔标记。

（2）消毒：局部常规消毒，铺无菌洞巾。

（3）进针

1）手指按压并捏住套管，快速叩击穿过皮肤，患者无明显疼痛感。

2）按浅筋膜—深筋膜—肌肉—骨面的顺序，逐层深入。通过阻力突然减小的"落空感"来判断层次。

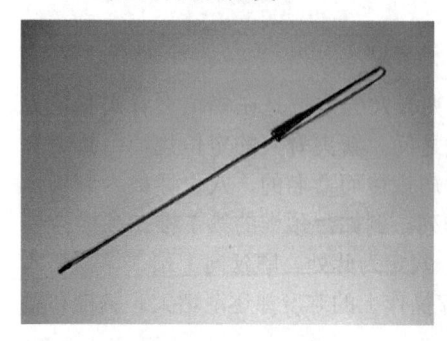

图 6-5　刃针

（4）切刺

1）纵行切刺：与针刃一致的方向，在病灶层间断切刺数下。

2）横行切刺：与针刃垂直的方向，在病灶层间断切刺数下。

3）十字切刺：先与针刃一致的方向，在病灶层切刺一下；随即退出病灶层，调转针刃 90°，再切刺病灶层一下。

（5）出针：用纱布块压住进针点，迅速将针拔出，用无菌纱布按压 1～3min，无菌敷料包扎，避免术后感染。

（六）长圆针技术

长圆针技术是在中医经筋理论指导下，运用《黄帝内经》九针之长针与员针相结合的针具，以解结法松解结筋病灶治疗疾病的方法。本方法具有易操作、见效快、效果好、创伤小、易于推广等特点。适用于骨伤科疼痛性疾病。

1. 常用针具及分类 长圆针（图6-6）由针柄、针身和针尖组成。分类：针尖分为剑头型、平刃型、斜刃型。规格：1.0mm×2.5cm、1.0mm×3.5cm、1.0mm×4.5cm 三种型号。

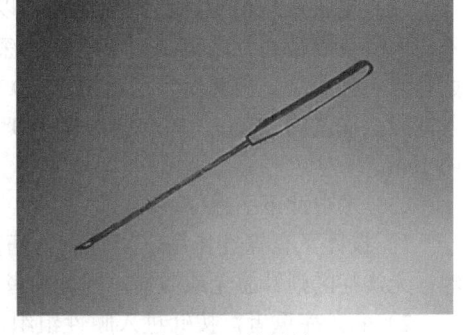

2. 基本操作方法

（1）定位：根据经筋辨证规律，仔细检查结筋病灶点，标记，每次选 1～5 个点治疗。

（2）消毒：常规消毒，铺无菌洞巾。

（3）局部麻醉：用浓度为 0.5% 以内利多卡因注射液 2ml，缓慢分层次注射至结筋病灶点。

图 6-6　长圆针

（4）进针：医者手腕固定在患者体表，用持笔法持针，用指腕力缓慢加压、垂直进针至结筋病灶点。

（5）操作方法：关刺法、恢刺法、短刺法。

1）关刺法：将长圆针刺入皮肤后直刺至结筋病灶点表层，左右横行刮拨，以解除表层粘连。

2）恢刺法：关刺后，将针直刺至结筋病灶点深面，沿针刃方向，向前或向后举针，挑拨结筋病灶点粘连，以松解减压。

3）短刺法：直刺至骨膜做上下、左右切刺。

（6）出针：快速出针，用无菌纱布按压 1～3min，无菌敷料包扎，避免术后感染。

（7）疗程：7 日治疗 1 次，一般 1～3 次。

（七）拨针（松解针）技术

拨针技术是以一种端部钝圆的针具，对于不同层次的组织进行松解和刺激的中医临床操作技术，用于治疗颈、肩、腰腿痛，类风湿性关节炎，强直性脊柱炎，慢性内科疾病，疑难杂症等。

1. 常用针具及分类 拨针可分为 Z 型拨针（图6-7）和直柄拨针（图6-8），针柄呈葫芦型，针体、针尖呈圆形，针尖圆钝，长度可分为 23cm、22cm、17cm 三种，直径可分为 0.8mm、1.0mm、1.2mm 三种。

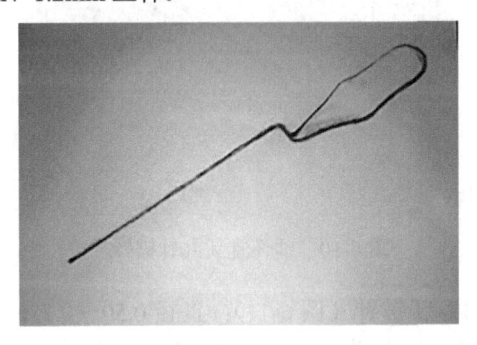

图 6-7　Z 型拨针 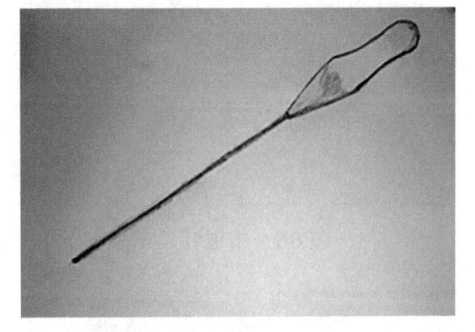　　　　　图 6-8　直柄拨针

2. 基本操作方法

（1）术前准备：包括针具、药物、小手术包。

1）局麻药物：0.5% 利多卡因注射液，每人总量不超过 15ml（按说明书用量为准），备用肾上腺素（应急用）。

2）器械准备：拨针，16 号打眼针头（破皮用），70mm 麻醉长针头，30ml 一次性注射器，小手术包，消毒帽（给女性患者戴用，防长头发散向手术区）。

（2）皮肤常规消毒，铺无菌洞巾，以浓度为0.5%的利多卡因注射液在定位（点）区行局麻术，麻醉范围视拨针区范围而定，麻醉深度以病变层而定，一般以浅筋膜层为主，深层者，即深达骨缘、骨面层。局麻后，在定位（点）区，用16号针头打眼破皮，深度约0.5cm。再用拨针插入针眼，深度约0.5cm，即向四周做360°透拨。范围：根据病变范围而定。透拨密度：两针间距约1cm。

（3）术中针下手感

1）拨针又有探针作用，当针刺入病变区时，症状重者针感酸胀较强；症状轻者针感酸胀较轻；无病症区则针感无或微痛，因此前者多拨，后者少拨，无病区则不拨。

2）病久症重者，拨针进入膜性组织，手感呈厚塑料样感，透过此层筋膜时声响高，阻力大；拨针进入疏松筋膜组织，手感如插入老丝瓜络样声响高，阻力也大。

3）如病轻、病程短者，针感酸、胀则轻，其筋膜如塑料样厚度也薄，声响就低、阻力也小；对疏松筋膜组织老丝瓜络样声低、阻力同样小。

4）术毕在针眼区加拔火（气）罐，约8min，吸出少量瘀血，约2ml为宜，有消炎止痛作用，可减少术后胀痛等现象，然后加贴膏药或无菌敷料。

（八）铍针技术

铍针技术是针对皮神经卡压造成的软组织高张力状态进行减张减压的中医临床操作技术，常用于治疗各种骨伤科疾病、末梢神经高张力性疼痛疾病等。

1. 常用针具及分类

（1）古铍针（图6-9）：亦称针、铍刀、剑针。《灵枢·九针论》："铍针，取法于剑锋，广二分半，长四寸，主大痈脓，两热争者也。"《灵枢·九针十二原》："铍针者，末如剑锋，以取大脓。"其针形如宝剑，针尖如剑锋，两面有刃，长四寸，宽二分半。主治痈疽脓疡，可以切开排脓放血。

（2）师怀堂新九针铍针（图6-10）：分针体与针柄两部分。针柄：圆柱形，优质木材或其他绝热材料制成。针体：针头为宝剑形状的长方矩形，长2cm，宽0.5cm，尖端与两边均为锋利刃。

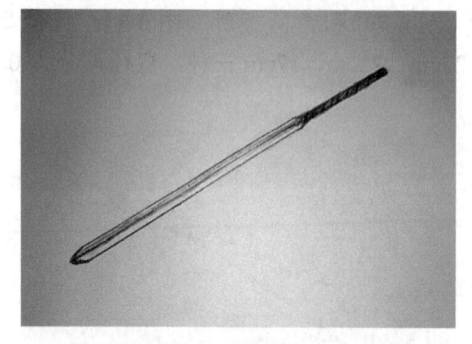

图6-9 古铍针

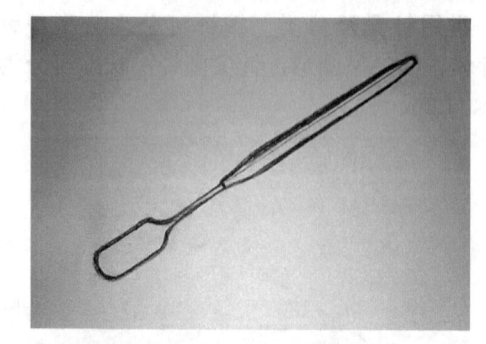

图6-10 师怀堂新九针铍针

（3）新铍针（图6-11）：直径0.50～0.75mm，全长5～8cm，针头长1cm，针体长4～7cm，末端扁平带刃，刀口为斜口，刀口线为0.50～0.75mm。针柄是用钢丝缠绕的普通针柄，长约3～5cm。

2. 基本操作方法

（1）定位：触诊找到体表压痛点后，用指端垂直向下做"十"字压痕，注意"十"字压痕的交叉点对准压痛点的中心。

（2）消毒：常规消毒皮肤，其范围略大于治疗操

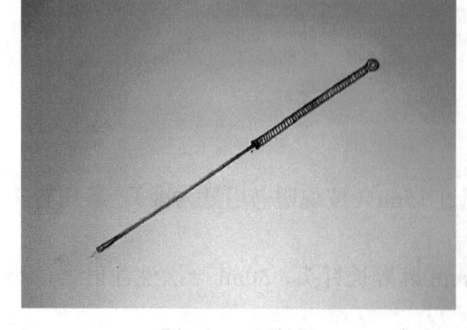

图6-11 新铍针

作范围的2倍,铺无菌洞巾。

(3) 进针：针尖对准皮肤"十"字压痕的中心,双手骤然向下,使铍针快速穿过皮肤,当铍针穿过皮下时,针尖的阻力较小,进针的手下有种空虚感,当针尖刺到深筋膜时,会遇到较大的阻力,持针的手下会有种抵抗感。

(4) 松解：是整个治疗的关键步骤。松解的目的是降低皮神经通过的周围筋膜张力和筋膜间室内压力。所以针刺的深度以铍针穿透筋膜即可,不必深达肌层,这样可以避免出血及减少术后反应。对筋膜层的松解可以采用以下几种方式。

1) 一点式松解：适用于痛点局限,定位准确的病例。铍针的尖端穿过深筋膜即可,患者的局部疼痛常随之消失。

2) 多点式松解：适用于痛点局限但定位较模糊的病例,当铍针的尖端穿过深筋膜后,轻轻上提,将针退出筋膜至皮下,稍微改变进针角度,再穿过筋膜层,可如此重复3～5次。

3) 线式松解：适用于疼痛范围较大,病程较长,筋膜肥厚且肌肉张力较高的病例。线式松解其实就是沿一个方向的反复连续点刺,形成一条0.5～0.7cm的筋膜裂隙。

(5) 出针：完成松解以后,用持针的棉球或纱布块压住进针点,迅速将针拔出,用无菌纱布按压1～3min,无菌敷料包扎,避免术后感染。同时询问患者的局部感觉,一般患者原有的疼痛都减轻或消失。

【思考题】
请简述中医微创八种术式的基本操作方法。

第二节　敷熨蒸泡贴技术

一、穴位敷贴技术

穴位敷贴技术是将药物制成一定剂型敷贴到人体穴位,通过刺激穴位,激发经气,发挥治疗作用。常用于软组织损伤等疼痛疾病,支气管哮喘、过敏性鼻炎等呼吸系统疾病,慢性胃炎、胃溃疡等消化系统疾病,月经不调、痛经等妇科疾病的治疗。

(一) 常用药物选择

临床有效的方剂,都可以熬膏或者研末作为穴位敷贴用药防治相关疾病,但与内服药物相比,穴位敷贴用药还有以下特点。

1. 通经走窜、开窍活络类药物　如冰片、麝香、丁香、薄荷、细辛、白芷等。此类药物具有芳香通络作用,能够率领群药开结行滞,直达病所,拔病外出。但此类药物耗伤人体气血,不宜过量使用。

2. 刺激发疱类药物　如白芥子、斑蝥、毛茛、蒜泥、生姜、甘遂等。此类药物对皮肤具有一定的刺激作用,可使局部皮肤充血、起疱,能够较好地发挥刺激腧穴作用,以达到调节经络脏腑功能的效果。

3. 气味俱厚类　如生半夏、附子、川乌、草乌、巴豆、生南星等。此类药物气味俱厚,药力峻猛,有时甚至选用力猛有毒的药物。这类药物在临床应用时,应注意掌握用量及贴敷时间,用量不宜过大,贴敷时间也不宜过长。

(二) 赋形剂的选择

赋形剂能够帮助药物的附着,促进药物的渗透吸收,因此,赋形剂选用适当与否,直接关系到保健治疗的效果。现代穴位贴敷中主要常用赋形剂为水、盐水、酒(白酒或黄酒)、醋、生姜汁、蒜泥、蜂蜜、鸡蛋清、凡士林等。此外,还可针对病情应用药物的浸剂作赋形剂。

1. 水　可将药粉调为散剂、糊剂、饼剂等，既能使贴敷的药物保持一定的湿度，又有利于药物附着和渗透。

2. 盐水　性味咸寒，能软坚散结、清热、凉血、解毒、防腐，并能矫味。

3. 酒　性大热，味甘、辛。能活血通络，祛风散寒，行药势，矫味矫臭。用酒调和贴敷药，则可起到行气、通络、消肿、止痛等作用，促使药物更好地渗透吸收以发挥作用。

4. 醋　性味酸苦、温。具有引药入肝、理气、止血、行水、消肿、解毒、散瘀止痛、矫味矫臭作用。应用醋调和贴敷药，可起解毒、化瘀、敛疮等作用。

5. 生姜汁　性味辛、温。升腾发散而走表，能发表，散寒，温中，止呕，开痰，解毒。

6. 蒜泥　性温味辛。能行滞气，暖脾胃，消癥积，解毒，杀虫。

7. 蜂蜜　性凉味甘，具有促进药物吸收的作用，有"天然吸收剂"之称，不易蒸发，能使药物保持一定湿度，对皮肤无刺激性，具有缓急止痛、解毒化瘀、收敛生肌的功效。

8. 鸡蛋清　能清热解毒，含蛋白质和凝胶，能增强药物的黏附性，可使药物释放加快，但容易干缩和变质。

9. 凡士林　医用凡士林，呈半透明状，主要用于医药上配制各种软膏、眼膏的基质，还可用于皮肤保护油膏。凡士林黏稠度适宜，穿透性较好，能促进药物的渗透，可与药粉调和为软膏外敷。

10. 麻油或植物油　麻油调和贴敷药，能增强药物的黏附性，可润肤生肌。

11. 透皮剂　是近年来新兴的一种制剂，可增加皮肤通透性，促进药物透皮吸收，增强贴敷药物的作用。目前临床常用的透皮剂为氮酮，为无色至微黄透明油状液体，性质稳定、无毒、无味、无刺激性，且促透效率相当高，是目前理想的促透剂之一。

（三）剂型的选择

目前临床常见的穴位贴敷剂型有散剂、糊剂、饼剂、丸剂、锭剂、软膏剂、硬膏剂、橡胶膏剂、涂膜剂、贴膏剂、药袋、磁片等。

1. 散剂　将药物研为极细粉末，过80～100目筛，混合均匀后，用水调和成团，根据具体需要，涂在不同大小的胶布面上，直接贴敷于穴位上。此方法制作简便，可根据病情变化随时增减药味和药量，储存方便，临床应用较广泛。也可将药末直接撒布在普通膏药中间贴于穴位上。

2. 糊剂　将粉碎过筛的药末，加入酒、醋、生姜汁、鸡蛋清、水等赋形剂调为糊状，敷贴于穴位上，外用纱布、胶布固定。糊剂可使药物缓慢释放，延长药物作用的时间，缓和药物毒性。

3. 饼剂　将药物粉碎研细过筛后，加入适量面粉等黏合剂搅拌均匀，压制成小饼状，可入笼蒸熟，并贴敷于穴位上。有些药物本身具有黏稠性，也可直接捣成饼状贴敷。使用量应根据疾病轻重和穴位的部位而定。

4. 丸剂　将药物粉碎过细筛后，拌和适当的黏糊剂制成，便于应用。

5. 锭剂　将药物研碎过筛后，加水或面糊等赋形剂适量，制成锭形，晾干，用时加水或醋磨糊，涂敷于穴位上。可减少配制过程的麻烦，方便储存，适用于慢性疾病的保健。

6. 软膏剂　将药物粉碎过细筛或经提取浓缩后的浸膏，加入适宜的基质调匀并熬成膏状，使用时摊贴于穴位上。本剂型的渗透性较强，药物释放得慢，具有黏着性和扩展性。

7. 硬膏剂　将药物放入麻油或豆油内浸泡1～2日，将油放锅内加热，炸枯后过滤，药膏再熬至滴水成珠时，加入铅丹或广丹，摊涂于厚纸、布等材料中央做成固体膏状。使用时可直接贴用或加热后贴于穴位。本剂型作用持久，保存方便。

8. 橡胶膏剂　是以橡胶为基质的含药硬膏剂，黏着力好，成品稳定性高，使用方便，但制备工艺较复杂，成本也较高。

9. 涂膜剂　是利用现代工艺以高分子聚合物为成膜材料，制成的含药涂膜剂，为一种新颖的骨架型经皮给药剂型，使用时涂于皮肤特定穴位上。

10. 贴膏剂 采用高分子材料作基质而制成，具有药物容量高、剂量准确、透皮性、贴敷性、保湿性好，贴着舒适，不污染衣物等特点，是具有发展前景的外用中药新剂型。

11. 药袋 将应用药物粉碎过细筛后，放入布袋，混以水、醋、酒或其他赋形剂，放笼上蒸热后，趁热放于贴敷穴位上，冷后更换。

12. 磁片 将磁片制成不同大小，面积应根据保健目的和穴位的部位而定，使用时，根据需要贴敷于相应穴位。

（四）穴位选择

穴位贴敷技术的穴位选择与针灸技术基本一致，也是以脏腑经络学说为基础，根据不同的保健需求和病证、穴位的特性，通过辨体、辨病和辨证，合理选取相关穴位，组成处方进行应用。实际操作时，可单选，亦可合选，需要灵活掌握，力求少而精。

1. 局部取穴 可以采用疾病部位或者邻近的穴位。

2. 循经远取 一般根据中医经络循行线路选取远离病变部位的穴位。

3. 经验选穴 多根据临床医生和保健师的经验选取穴位，如吴茱萸贴敷涌泉穴调理小儿流涎，威灵仙贴敷身柱穴调治百日咳等。

（五）贴敷方法

1. 体位选择 应用穴位贴敷进行保健时，应根据所选穴位，采取适当体位，使药物能敷贴稳妥。

2. 贴敷局部皮肤的准备 贴敷部位（穴位）要按照常规消毒。因为皮肤受药物刺激会发红、产生水疱和破损，容易发生感染。贴药前，定准穴位后，通常用温水将局部洗净，或用碘伏行局部消毒，然后敷药。

3. 贴敷药物的固定 为了保证药物疗效的发挥，对于所敷之药，无论是糊剂、膏剂或捣烂的鲜品，均应将其很好地固定，以防止药物移动或脱落。固定方法一般可直接用胶布固定，也可先将纱布或油纸覆盖其上，再用胶布固定。若贴敷在头面部，外加绷带固定特别重要，还可防止药物掉入眼内，避免发生意外。目前有专供贴敷穴位的特制敷料，使用固定都非常方便。如需换药，可用消毒干棉球蘸温水或各种植物油，或石蜡油轻轻揩去粘在皮肤上的药物，擦干后再敷药。

（六）贴敷时间

贴敷时间多依据选用的药物、体质情况而定，以贴敷者能够耐受为度。对于老年人、小儿、体质偏虚者贴敷时间可以适当缩短。贴敷期间出现皮肤过敏，难以耐受的瘙痒、疼痛感觉者应该立即终止贴敷。

二、中药热熨技术

中药热熨技术是将中药加热后，热敷患处，借助药性及温度等物理作用，使气血流通，达到治疗目的的一种方法，本法通过药性和温度作用，使腠理开阖、气血流通，散热（或散寒）止痛，祛风除湿，达到治疗效果。主要用于各种软组织损伤、疼痛及各种关节炎的治疗。

热敷必须在伤后2日后方可使用，情况严重者至少在5日后方可使用。

中药热熨技术的常用方法有干、湿两种。

1. 干热熨法 这是用热水袋热敷的方法：将60～70℃的热水灌满热水袋容量的2/3，排出气体，旋紧袋口（注意不要漏水）。将热水袋装入布套或用布包好敷于患部，一般每次热敷20～30min，每日3～4次。如无热水袋，亦可用金属水壶（注意用毛巾包好），或用炒热的食盐、米或沙子装入布袋来代替。

2. 湿热熨法 根据病情选择适当的方剂，将中草药置于布袋内，放入锅中加热煮沸或蒸20余分钟。把两块小毛巾、纱布趁热浸在药液内，轮流取出并拧半干，用自己的手腕掌侧测试其温度是否适当（必须不烫时才能敷于患部），上面再盖以棉垫，以免热气散失，大约每5min更换一次，总计20～30min。每日可敷3～4次。亦可将药袋从锅中取出，滤水片刻，然后将药袋放在治疗的部位上。

三、中药冷敷技术

中药冷敷技术是将按一定处方配伍的中草药洗剂、散剂、酊剂冷敷于患处的治疗方法。该技术可使中药透皮吸收后发挥药效，同时，应用低于皮温的物理因子刺激机体而达到降温、止痛、止血、消肿、减轻炎性渗出的作用。适用于外伤、骨折、脱位、软组织损伤的初期，衄血、蜇伤，也适用于感染性皮肤病、过敏性皮肤病以及高热、中暑等。

（一）中药湿冷敷

将中草药放在砂锅内，加水煎汤，过滤去渣冷却后，放冰箱冷藏室保存，用时用消毒纱布7～8层或干净毛巾，浸取药液，微挤压至不滴水时为度，外敷患处，并及时更换，以保持患处的纱布层或毛巾在8～15℃的低温。

（二）中药冰敷

1. 将中草药进行粉碎，混合均匀制成外用散剂备用。使用时用凉开水将中药散剂调成糊状外敷于患处，厚度0.5～1cm，面积大于病变部位，其上覆盖3～5层纱布，再用冷敷袋敷于纱布上以保持低温。其温度控制在-40～-3℃，一次冰敷时间在30min左右。

2. 冰敷袋的制作

（1）盐水冰袋：选用一次性输液袋（100ml、250ml、500ml等规格），灌装20%盐水，放入冰箱冷冻室冷冻2～4小时，取出后外观为霜状液体或冰水混合物，即可应用。该方法操作简单，冷冻后为霜状液体或冰水混合物，表面软硬适度，与患肢接触面积增大，患者舒适度增加。

（2）简易乙醇冰袋：选用规格为2000ml的静脉营养输液袋，先用剪刀剪去输液袋活塞远端，保留活塞，再用注射器向袋内注入50%乙醇约1000～1500ml，排尽空气，最后关闭活塞平放在冰箱里冷冻备用。该方法取材方便，制作简单；冰箱冷冻室的常用温度为-24～-6℃，而50%乙醇的冰点是-30℃，故在冰箱内不会结成冰块，增加患者的舒适度及安全性；可重复使用，减轻患者经济负担。

（3）医用彩色盐水冰袋：选择边缘圆钝的250ml软包装液体袋，贴上标签纸，注明"冰袋"；称取25g食盐添加自来水250ml中，用搅拌棒搅拌使之完全溶解，成为10%盐水，滴入0.1ml蓝墨水，使盐水呈淡蓝色，再用50ml注射器抽取淡蓝色盐水注入软包装液体袋，最后将该软包装盐水袋置于5℃冰箱内预冷1小时（可使盐水冰粒体积减小），再置-20℃（或-18℃）冰箱内24小时后即成冰袋。成品呈淡蓝色冰霜状。该方法冰袋呈冰霜状，在融化过程中其形态为冰水混合物，冰袋松软，能充分接触体表面积，易于固定，避免了给患者造成不适和压伤，并且标识明显、醒目，杜绝了差错隐患。

（4）芒硝冰袋：用芒硝10g加清水100ml配制成10%芒硝溶液。根据患处大小可分别采用大、中、小3种规格（25cm×20cm×2cm，20cm×15cm×2cm，10cm×10cm×2cm）的棉垫，用50ml、30ml、20ml芒硝水分别将大、中、小棉垫浸润，装入透水无纺布袋中（按棉垫规格制成，一面为透水层，另一面为隔水层），放置于-18℃冰箱中12小时，即成芒硝冰袋。取出后呈冰霜状、松软、可塑形。该方法制作成的冰袋低温持续时间长，放在室温18～24℃ 3小时温度仍在-5℃，与传统方法相比，冰袋松软能与体表接触充分，易于固定，患者感到舒适。

（三）中药酊剂凉涂法

将中草药放入密闭的玻璃容器内，加入 60% 乙醇，密闭静置 2 周，过滤去渣，将澄清的中药液灌入喷雾瓶内，放冰箱冷藏室保存。使用时喷涂于病变部位 2～3 层，喷涂面积大于病变部位，其上覆盖 3～5 层纱布，再用冷敷袋敷于纱布上以保持低温，其温度控制在 –4～3℃，一次冰敷时间为 30min 左右。

（四）中药散剂冷敷法

将中草药粉碎，过筛，按现行版《中国药典》把固体粉末加工成最细粉，混合均匀后，放冰箱冷藏室保存。使用时揉于患处，面积 1～2cm，之后用含有凉性物理介质的膏贴敷于患处，1 小时后去除膏贴。

四、中药湿热敷技术

中药湿热敷技术是将中药加工成药散，或水煎汤，或用 95% 乙醇浸泡 5～7 日，然后用纱布蘸药汤敷患处来治疗疾病的一种方法，具有抑制渗出、收敛止痒、消肿止痛、控制感染、促进皮肤愈合等作用，适用于软组织损伤，以及骨折临床愈合后肢体功能障碍者，也适用于疖、痈等急性化脓性感染疾病还未溃破者。

（1）将煎好的药汤趁热倒入盆内，用消毒纱布 7～8 层或干净软布数层蘸药汤趁热摊放患处，另用 1 块消毒纱布不断地蘸药汤淋渍患处，使摊敷在患处的纱布层得以保持一定的湿热度，持续淋渍湿敷，根据病情，每次湿敷 20～30min。

（2）将煎好的药汤趁热倒在盆内，用消毒纱布 7～8 层或软布蘸药汤，浸湿，轻轻绞干，以不滴水为度，再折叠数层，趁热敷在患处，两手轻轻旋按片刻，稍凉再换，如此连续操作。根据病情，每次湿敷 20～30min。

特别提示 中药湿敷技术使用时应注意消毒。

五、中药熏蒸技术

中药熏蒸技术是借用中药热力及药理作用熏蒸患处的一种外治技术。以中药蒸气为载体，辅以温度、湿度、力度的作用，促进局部的血液及淋巴的循环，有利于局部水肿及炎症的吸收，消除局部肌纤维的紧张和痉挛。临床广泛应用于风湿免疫性疾病和骨伤科、妇科、皮肤科及五官等各科疾病的治疗当中。

1. 烟气熏法 利用所取药物，或研粗末，置于火盆或火桶中，或用纸片，将药末摊于纸上并卷成香烟状，点燃熄灭后而产生的烟气，对准某一特定部位进行反复熏疗，以达到治疗作用。也可用于室内的消毒灭菌，以预防疾病为目的。

2. 蒸汽熏法 利用所取药物加清水煎煮后所产生的蒸汽熏蒸某一特定部位。

操作方法：

（1）取用一种特殊容器，将所用药物置于容器中加清水煎煮后，即对准患处或治疗部位，边煮边熏。

（2）取出药液，倒入盆内，再趁热熏蒸。

3. 现代"汽雾透皮"技术 应用现代电子技术生产出的汽雾透皮设备，可进行全身、四肢及局部的汽雾给药，具有操作简便，保证药物的浓度和温度的稳定等优点。

4. 给药温度及时间 一般将蒸汽温度控制在 45℃ 左右，每次熏蒸时间设定为 30min 左右。另有研究证实：较高的熏蒸温度可以明显提高即时的止痛效果及远期治疗效果。但要注意，部分敏感部位不耐受高温，此时要注意降低蒸汽温度在人体体温附近。所以，临床应用时，应视具体情况调节蒸汽温度，以患者能耐受为宜。

特别提示　高血压、心脏病重症患者慎用，如出现头晕、胸闷、呼吸困难等情况后立即停用。

六、中药泡洗技术

中药泡洗技术，是借泡洗时洗液的温热之力及药物本身的功效，浸洗全身或局部皮肤，起到活血、消肿、止痛、祛瘀生新、杀虫消毒等作用。本法不仅适用于痈、疮、肿毒、癣、痔、烫伤、外伤、骨伤等局部疾病，也可用于发热、失眠、便秘、中风、关节炎、肾病、高血压、糖尿病等全身性疾患。

1. 全身泡洗技术　是用较多的中草药煎汤制成水剂，然后将其注入浴缸、浴桶或专门器械中，待药液降温后，用来泡澡的治疗疾病的方法。本法洗浴范围大，浸泡时间长（1次浸泡可达30～40min），对感冒、风湿、丹毒、湿疹、疥疮等内科、皮肤科疾病能起到较好的治疗和辅助治疗作用。

2. 局部泡洗技术　是指用药液浸洗身体或身体的某一部位（多为患部），以达到治疗局部或全身疾患的目的。这种方法洗浴时间长，药液直接浸于体表，可使药液中的有效成分有足够的时间进入体内，以便发挥治疗作用，是临床中最常用的、疗效最确切、治疗范围最广的药浴技术之一。

特别提示　不可久坐水中恣意泡洗，以免冬天着凉，夏天受热。

七、中药淋洗技术

中药淋洗，又称淋射法，是用药物煎剂或冲剂不断喷洒患处的一种外治法。中药淋洗可起到疏通经络、活血化瘀、祛风散寒、清热解毒、消肿止痛等功效。

将所选药物煎汤去渣，趁热把药水装入带细眼的小喷壶内，不断地淋洗患处；淋洗时，下面放置容器，以接药水；若水已凉，可加热，再倒入小喷壶内，继续淋洗。按照其淋洗部位不同，可分为头面浴、目浴、手足浴。

1. 头面浴　将中药药液倒入清洁消毒的脸盆中，待浴液温度适宜，进行沐发、洗头、洗面。

2. 目浴　将中药药液倒入清洁消毒的脸盆中，一般是先熏后洗。将煎剂滤清后淋洗患眼，洗眼时，可用消毒纱布或棉球渍水不断淋洗眼部。

3. 手足浴　将中药药液倒入清洁消毒的盆中，四肢中药淋洗要根据患病部位的不同，选择合适的体位，固定好患部再进行淋洗。

【思考题】
1. 请简述敷熨蒸泡贴技术的基本流程。
2. "上中下三焦"三部九候切诊法与"独取寸口"三部九候切诊法的应用范围有何不同？

第三节　黑膏药技术

（一）黑膏药技术简介

黑膏药是中医"膏、丹、丸、散、汤"传统剂型之一，用中药、植物油和黄丹熬制而成，喷涂于裱褙材料上，贴敷于皮肤，可以刺激穴位，激发经气。起拔、截、挡、担、温、消、定七大作用。常用于软组织损伤等疼痛疾病，支气管哮喘、过敏性鼻炎等呼吸系统疾病，慢性胃炎、胃溃疡等消化系统疾病，月经不调、痛经等妇科疾病的治疗。

（二）黑膏药熬制药物选择

临床有效的方剂，都可以熬膏制成黑膏药防治相关疾病，其用药特点见本章第二节中穴位敷贴技术常用药物选择。

(三) 黑膏药制作

将药物放入麻油或豆油内浸泡 1～2 日，将油放锅内加热，炸枯后过滤，药膏再熬至滴水成珠时，加入铅丹或广丹，摊涂于厚纸、布等材料中央做成固体膏状。使用时可直接贴用或加热后贴于穴位。

(四) 黑膏药贴敷穴位选择

黑膏药贴敷穴位选择与针灸技术基本一致，也是以脏腑经络学说为基础，根据不同的保健需求和病证、穴位的特性，通过辨体、辨病和辨证，合理选取相关穴位，组成处方进行应用。实际操作时，可单选，亦可合选，需要灵活掌握，力求少而精。一般遵循以下原则。

1. 局部取穴 可以采用疾病部位或者邻近的穴位。

2. 循经远取 一般根据中医经络循行线路选取远离病变部位的穴位。

3. 经验选穴 多根据临床医生和保健师的经验选取穴位，如吴茱萸贴敷涌泉穴调理小儿流涎；威灵仙贴敷身柱穴调治百日咳等。

(五) 黑膏药贴敷注意事项

1. 体位选择 应用黑膏药进行保健时，应根据所选穴位，采取适当体位，使药物能敷贴稳妥。

2. 贴敷局部皮肤的准备 贴敷部位（穴位）要按照常规消毒。因为皮肤受药物刺激会发红、产生水疱和破损，容易发生感染。贴药前，定准穴位后，通常用温水将局部洗净，或用碘伏行局部消毒，然后敷药。

3. 贴敷时间 多依据选用的药物、体质情况而定，以贴敷者能够耐受为度。对于老年人、小儿、体质偏虚者贴敷时间可以适当缩短。贴敷期间出现皮肤过敏，难以耐受的瘙痒、疼痛感觉者应该立即终止贴敷。

【思考题】

请论述黑膏药"挡"的作用原理。

第四节 内热针技术

内热针技术起源于温针灸中的密集型银质针疗法，以中医上的穴位、经络和经筋对痹证的治疗经验加以整合，结合筋膜运动学的研究成果而成，该疗法认为穴位、经络和经筋的具有天然的运动属性，总结穴位病变、经络病变、经筋病变的各自的运动模式判断方法，创造性整理出涉及穴位（点）、经络（线、面）和经筋（立体）六向四维顺序解结的崭新治疗模式，即在治疗中同时涉及穴位、经络和经筋的针刺模式。

内热针技术在选择针刺的部位时与银质针疗法略有不同，银质针疗法是建立在"以松治痛"的基础上，遵循"以针代刀"松解粘连的理念，采用了密集型布针方式（蜂窝式）来达到放松病损组织的目的。内热针以病损部位的肌肉起止点作为重点治疗区域的一种针灸模式。遵循了中医的"宁失其穴、勿失其经"治疗思想。在标记、布针中，以行距 1cm、间距 1～2cm 进行针刺，随后针尾燃艾温针的治疗模式。

内热针技术采用的是以节段性、多平面上的穴位、经络和经筋为单位的组合式针刺治疗模式，也就是整体针刺治疗模式。该模式认为，无论是穴位、经络还是经筋，都是在生物进化的过程中随着适应环境进化而来的。因此，每一穴位都对生物运动具有调节属性。不同运动节段（如足、踝、膝、髋、盆、腹、胸、颈、头）上具有的同向运动在机体运动的序贯性的影响下，自然地形成了一条条纵行的结缔组织结构。机体为了适应大自然的环境变化，其肢体进化出了前进、后退（矢状面运动），内收、外展（冠状面运动）和内旋、外旋（水平面运动）六种单一运动模式，由此进化成的 12 条带状结缔组织结构被我们的先人命名为"经络",无数的先人经过对该经络的生理功能研究,按其生理功能分别命名以示区分。这就形成了遍及人体,具有各自生理、运动调节功能的十二经络。如下肢偏伸侧面(前、前外之间、外)的三条经络分别命名为足阳明胃经、足少阳胆经、足太阳膀胱经,下肢偏屈侧面(前内、内、后)的三条经络分别命名为足少阴肾经、足太阴脾经和足厥阴肝经,上肢的偏伸侧面(前、前外、外)的三条经络分别命名为手阳明大肠经、手少阳三焦经和手太阳小肠经。上肢的偏屈侧面(内、前外、外)的三条经络分别命名为手太阴肺经、手厥阴心包经和手少阴心经。

这些穴位、经络、经筋的从属关系是什么呢?

先形成穴位(单一节段)结构,再进化成经络(多节段序贯运动)结构,机体为了适应更复杂的环境又进化了经筋(三维立体运动)结构。

先有节段运动需求才有结缔组织进化成运动功能的新结构单位(穴位)。也就是说,有了生命运动就有了穴位。因为生存需要,机体才有连贯的运动来适应环境,于是这些结缔组织就进化成了经络结构。经长期的观察、研究发现:穴位、经络是仅能适应单一方向运动的结缔组织结构,动物、人类为了适应更为复杂的、立体的环境,随之又有一部分结缔组织进化出与三维立体运动相适应的经筋结构。

内热针的布针模式特点为围(刺)点(筋结),打源(病变的穴位),通畅经络。

操作方法如下(以膝关节前外侧疼痛为例):

(1)选合适的体位,尽可能选仰卧位、俯卧位或侧卧位。

(2)定点:确定治疗部位范围大小,一般 1～3 针,直刺。

(3)定经络:确定硬化或纤维化的方向、宽度。一般 1～3cm 定一个治疗点。

(4)定筋结:确定筋结硬化或纤维化、胼胝样的范围,平、斜刺。

(5)局麻:选 0.5% 利多卡因做皮层局部麻醉。若选用 0.7mm 直径的内热针可不用局麻。

(6)完成针刺。

(7)开机后设置加热的温度和时间,连接所有导线。

(8)开始启动加热和温度设置。

(9)加热结束,去除连接导线。

(10)拔针后按压 1～5min,防止出血。

(11)消毒针眼。

【思考题】

简述内热针技术的来源。

第七章 头面疼痛

第一节 枕后头痛

【概述】枕后头痛多数因枕大神经、枕小神经、枕下神经、耳大神经、第3枕神经等分布于枕后部神经，遭受病变刺激所致。

【相关解剖】现代研究指出：斜方肌、胸锁乳突肌止于上项线，其止点间有一横行腱弓，覆盖于上、下项线之间，宽度暂不详。该腱弓位于项深筋膜下方，与枕骨形成一扁平状的骨纤维管。枕大神经、枕小神经、枕下神经、耳大神经、第3枕神经及枕动静脉等从腱弓下穿过。

【病因病理】长期低头工作、睡眠姿势不正、工作紧张、工作环境潮湿、受寒感冒、外伤等可使头项部肌肉痉挛、筋膜紧张卡压或后枕部的淋巴结肿大，均可诱发枕后腱弓发炎，使骨纤维管管腔缩窄，卡压腱弓下的神经和血管，引起枕后头痛。

我们观察发现，此结构在人体上是共性的，如肱二头肌长头腱鞘在肱骨大小结节间、臀上皮神经入臀点等，与常见的腱鞘结构相类似，其病理改变与腱鞘炎相似，故本病在治疗上与腱鞘炎相通——均需要刺透覆盖其上的腱膜（方向），到达其下的骨面（深度）。

【取穴】完骨、脑空、玉枕、百会、脑户、大椎、天宗、曲垣。

也取：完骨、风池、天柱、风府。

针刀医学认为，经络是电生理的主干道，针刺上述穴组，针尖透过枕后腱弓，达上项线与下项线之间的骨面，能释放枕后腱弓非正常集聚的电荷，以达"减压散邪"。

中医学认为"气聚为邪"，针刺上述穴组，能疏通经气、调节气血，可达"通则不痛"。

【思考题】

1. 枕后头痛的针刀治疗方法是什么？
2. 请简述针刀治疗枕后头痛取穴的解剖结构。

第二节 三叉神经痛

【概述】三叉神经痛属中医学中"面痛""面风痛""面颊痛"的范畴，对该病最早认识始于《阴阳十一脉灸经》："是动则病。耳聋……是耳脉主治其所产病：目外眦痛，颊痛，耳聋，为三病。"好发于50～60岁老人，右侧面部发病率高于左侧，表现为三叉神经分布区的反复发作的短暂剧烈疼痛，呈电击样、刀割样和撕裂样剧痛，突发突止。常有扳机点位于患者的口角、鼻翼、颊部等区域。

《灵枢·终始》云："刺诸痛者，其脉皆实。"认为该病为外邪侵袭所致。《张氏医通》中记载其病因为"老人过劳""郁结胃热""恼怒伤肝，肝胆火逆"。王肯堂在《证治准绳》中记载："口唇颊车发际皆痛，不开口言语，饮食皆妨。在与颊上常如糊，手触之则痛，此足阳明经络受风毒，传入经络，血凝滞而不行，故有此证。"认为该病为阳明经受邪所致。本病的病位在面部，病因病机可归纳为外感与内伤，外感多由风寒、风热等邪气侵袭经络，影响气血经脉运行而导致疼痛，内伤由五志过极和正气亏虚所引起。

【相关解剖】三叉神经是脑神经（第Ⅴ对脑神经）中最粗大的一对。大部分为感觉纤维，接收来自面部、口腔、眼眶与鼻腔的感觉信息；小部分为运动纤维，支配咀嚼肌、二腹肌前腹和舌骨舌肌。其自三叉神经节处发出（三叉神经节位于脑桥侧方，颞骨岩部尖端的前面），分为3大支，即眼神经、上颌神经和下颌神经。

眼神经皮支，支配结膜、前额皮肤、上眼睑、大部分鼻外侧皮肤。上颌神经通过眼眶支配下眼睑皮肤、面颊突起部、鼻翼、部分颧区和上唇。它有三条表皮分支，分别是颧颞支、颧面支和眶下支。下颌神经通过颊神经、颏神经和耳颞神经支配下颌部皮肤、下唇、面颊肉质部分、部分耳郭和部分颞部。

【病因病机】中医学认为本病主要与外感风邪、情志不调、外伤等因素有关。风寒之邪侵袭面部阳明、太阳经脉，寒性收引，凝滞筋脉，气血痹阻；或因风热毒邪浸淫面部，经脉气血壅滞，运行不畅；外伤或情志不调使气血瘀滞。面部经络气血痹阻，经脉不通，从而产生"面痛"。

【临床表现】三叉神经分布区突发电击样、刀割样、撕裂样剧痛。突发突止，每次疼痛持续数秒至1～2min，间歇期可完全不痛。病初间歇时间较长，发作随病程而变频，疼痛逐渐加重。以三叉神经第二支和第三支受累者居多，罕见第一支或双侧同时受累者。

有"扳机点"或"触发点"。疼痛常因洗面、刷牙、说话、咀嚼、吞咽等触及上唇、鼻翼、面颊部、口舌等处诱发，称为"扳机点"或"触发点"，以致患者不敢梳洗、进食，而致消瘦、憔悴和蓬头垢面。

无神经系统局限体征。发作时可伴有面部潮红、流泪和流涎，也可伴同侧面肌抽搐，故又称痛性抽搐。疼痛发作时患者常用手揉搓患侧面部，久后面部皮肤变得粗糙、增厚、眉毛脱落。

【鉴别诊断】应注意与舌咽神经痛、带状疱疹三叉神经痛、膝状节神经痛等相鉴别。

1. 舌咽神经痛 可从发病部位和扳机点两方面相鉴别，舌咽神经的发病部位多为舌根（舌后1/3）、咽喉、扁桃体、耳深部及下颌后部；而三叉神经痛多为舌尖（舌前2/3）、下颌部皮肤、口腔黏膜下部及下牙。舌咽神经的扳机点位于舌咽起始部，吞咽是引起疼痛发作的最常见的直接原因；三叉神经痛的扳机点往往在面部，触碰诱发。

2. 带状疱疹三叉神经痛 属继发性三叉神经痛，此病多发生于眶上神经，为持续性针刺样、电击样剧痛。发作后数日，部分患者额部出现带状疱疹，此时提示病变已累及半月神经节。少数患者可发生角膜炎与溃疡。

3. 膝状节神经痛 为阵发性，但发作时痛在耳内深处，向其附近的眼、颊、鼻、唇等处放射，并多在外耳道后壁有个"扳机点"。这些患者多合并面神经麻痹或面肌抽搐，有时在软腭上、扁桃体窝内及外耳道耳前庭处发生疱疹，并有舌前2/3味觉丧失（亨特综合征）。

【针刀疗法】松解以神经节、神经孔及神经走行线路的肌肉为主的软组织的瘢痕、粘连，改善神经血供。

一级选点（神经孔及末梢）：颜面部广泛触摸"扳机点"，顺三叉神经眼支、上颌支、下颌支方向，寻找颧弓上下缘、眼眶周围、口唇周围的紧张挛缩的肌肉。切断部分挛缩的颞肌、眼轮匝肌、口轮匝肌，剥离眶上孔、眶下孔、颏孔周围软组织。二级选点：翼腭神经节。三级选点：第1～4颈椎的前、后结节上的瘢痕粘连。

【其他治疗】

针灸治疗 每次先施醒脑开窍法，先刺双侧内关，直刺0.5～1寸，采用捻转提插泻法，施手法1min；继刺水沟，向鼻中隔方向斜刺0.3～0.5寸，用重雀啄法，至患者眼眶湿润或流泪为度；再刺三阴交，沿胫骨内侧缘与皮肤呈45°斜刺，进针1～1.5寸，施提插补法，使双下肢抽动3次为度。

然后再施常规针刺法。取穴：远端取穴（双侧），合谷、三间、内庭；局部取穴（患侧），第一支痛取攒竹、阳白、鱼腰，第二支痛取四白、迎香、颧髎、下关，第三支痛取承浆、颊车、翳风。

操作：攒竹、阳白、鱼腰、四白、迎香、承浆、颊车浅刺0.3～0.5寸，行雀啄灸；颧髎、下关直刺1～1.5寸，合谷直刺1寸，三间、内庭直刺0.5寸，施提插泻法。

【思考题】

1. 请简述三叉神经痛的典型临床表现。

2. 请简述针刀治疗三叉神经痛的治疗方案。

第三节 颞下颌关节紊乱综合征

【概述】颞下颌关节紊乱综合征属于中医学中"痹证"的范畴。该病多由于风寒客于患者的面部引起面部的经脉挛急，或由于患者的突然打哈欠等动作超出了生理范围，使其面颊部受伤、面部肌肉受损而导致局部关节出现酸痛牵强、张口受限等症状，严重者可引起颞颌关节强直。为口腔科常见病、多发病，为疑难病种。发病率为20%~40%，好发于20~40岁的青壮年人，女性多于男性，常发生在一侧，也可两侧同时发病。

【相关解剖】颞下颌关节位于耳郭前、颧弓的下后方，是由颞骨的下颌窝和下颌髁突及位于二者之间的关节纤维软骨盘所组成的左右联动的关节，主司张口、闭口和咀嚼。

1. 关节囊 由纤维结缔组织组成的韧性很强的纤维囊，其松而薄，附着在关节周围，包裹整个关节，形成密闭的关节腔。关节囊外侧被下颌韧带加强。

2. 韧带 颞下颌关节每侧有5条韧带，即颞下颌韧带、茎突下颌韧带、蝶下颌韧带、翼下颌韧带和下颌锤韧带，主要功能是悬吊下颌，限制下颌运动在正常范围之内。

3. 肌肉

（1）颞肌：是一个大的扇贝形肌肉，覆盖在头侧面耳的前、上和后方。起自颧弓上方颞窝的骨和筋膜，止于颌骨冠突和下颌支前缘。其功能是提上唇。

（2）咬肌：起自上颌骨颧突和颧弓，止于咬肌浅层至下颌角外表面和下颌支的下半部，咬肌深层至下颌支上半部，可能延伸至下颌角（咬肌粗隆）。其作用为上提下颌骨（闭口），由咬肌神经（Ⅴ）支配。

【病因病理】

1. 病因 本病的病因尚不十分明确，但按其病因性质不同可分为原发性病因和继发性病因。

（1）原发性病因：包括先天、遗传等，这些病因可以导致颌骨发育、牙齿咬合发育或口腔功能异常。如两侧关节发育不对称、关节韧带先天性发育薄弱等可产生颞下颌关节紊乱综合征。

（2）继发性病因：①关节创伤和劳损因素如夜间磨牙和紧咬牙等；②精神因素；③环境因素；④医源性因素等。

2. 病理 与颞下颌关节及其周围组织的平衡协调与否密切相关。在各种病因的作用下，构成颞下颌关节的骨质本身发生病理损害及关节附属结构（颞下颌关节的关节囊、韧带、相关肌肉）发生劳损，引起颞下颌关节周围软组织发生结节、瘢痕和挛缩等病变，导致出现颞下颌关节的肌力平衡失调、牙齿咬合功能紊乱等一系列症状。总之，其病理特点为由于各种因素引起的颞下颌关节骨质本身的病变、咀嚼肌群痉挛或高张力，关节内软骨盘磨损，关节周围韧带与关节囊粘连结瘢，关节运动时牵扯周围病变组织而发生一系列症状，严重者可导致颞下颌关节活动受限或强直。

【临床表现】

1. 症状

（1）颞下颌关节疼痛：以局部钝性痛为主，也可见跳痛、灼痛或刺痛，大多数患者运动时疼痛加重，且与活动的幅度和力度呈正相关，也有少数患者可发生自发性疼痛，其疼痛部位以双侧耳部和嚼肌区最为常见，同时也发生于颞凹、外耳道、咀嚼肌、上颌区、腮腺区、颌下三角后、胸锁乳突肌、下颌舌骨肌、咽壁等部位。

（2）颞下颌关节弹响或摩擦音：在张、闭口和咀嚼运动中，可出现一侧或双侧关节弹响。初期为轻微、清脆的单响声，病重后弹响声变大，或出现破碎声。

（3）关节运动障碍：主要为张口受限，即开口小于正常；张口口形异常，即张口时下颌中线偏斜或歪曲，张口运动交锁等。

2. 体征

（1）面部外形异常：多为习惯单侧咀嚼者，咀嚼侧较丰满，或两侧颌部和咀嚼肌发育不平衡，面形两侧不对称。

（2）张闭口运动受限：包括张口运动受限或下颌运动偏斜、偏摆、震颤、弹响等。正常开口度约为 45mm 左右（三指宽）。按程度可分为：①轻度，张口度不足三横指者；②中度，张口不足二横指者；③重度，张口不足一横指或不能张口为牙关紧闭者。要检查两侧关节的情况，判定病变侧别。

（3）压痛点：双侧肌的触诊，比较每对肌的触痛。

【辅助检查】颞下颌关节的 X 线、CT 和 MRI 检查可了解颞下颌关节骨质改变情况，关节间隙的变化，关节本身的发育情况，同时还可进行鉴别诊断。

【鉴别诊断】应注意与以下两种颞下颌关节炎相鉴别。

（1）急性化脓性颞下颌关节炎：颞下颌关节区可见红肿、压痛明显，尤其上下不能对咬，稍用力即可引起关节区剧痛。

（2）类风湿性颞下颌关节炎：存在全身游走性、多发性关节炎，尤以四肢小关节最常受累，晚期可发生关节强直，可通过免疫学检查和临床表现相鉴别。

【针刀疗法】

1. 体位　侧卧位。

2. 体表标志　下颌窝、颧弓、下颌角、下颌髁突、冠突。

3. 定点

（1）关节囊点：定点于下颌窝与髁突颈之间，松解关节囊及翼外肌止点。

（2）颧弓下点：定点于颧弓压痛点处，松解咬肌、颞下颌韧带起点。

（3）咬肌粗隆点：定点于下颌角上方的压痛点处，松解咬肌止点。

（4）颧弓上点：为颞肌损伤的压痛点，松解颞肌。

（5）冠突点：定点于压痛点上，松解颞肌的抵止点。

（6）其他肌阳性反应点：包括胸锁乳突肌、斜方肌等，按肌慢性损伤处理。

4. 消毒与麻醉　常规消毒，铺无菌洞巾，0.5% 利多卡因局部麻醉，每点注射 1～2ml，注入麻醉药时，必须先回抽注射器确认无回血。

5. 针刀器械　Ⅰ型 4 号针刀。

6. 针刀操作

（1）关节囊点：刀口线与颧弓平行，针刀体与皮面垂直，按"定位、定向、加压、刺入"四步规程进针刀达颞下窝骨面，调整针刀刃至颞下窝骨缘，沿骨缘切开颞下颌关节囊 1～3 次。

（2）颧弓上点：以耳垂稍上方的点为"中心"，刀口线与"中心"的放射状线相平行，针刀体与皮面垂直。按四步规程进针刀达颅骨骨面。调转刀口线 45°（与颞肌腱纤维相平行），纵行切开 2～3 次。

（3）咬肌粗隆点：刀口线与下颌体下缘平行，针刀体与皮面垂直，按四步规程进针刀达下颌骨面。调转刀口线 45°，纵行切开 2～3 次。

（4）颧弓下缘点：刀口线与颧弓平行，针刀体与皮面垂直。按四步规程进针刀达颧弓骨面。调整针刀刃至颧弓下缘骨面，沿骨缘切开关节囊 2～3 刀。

（5）冠突点：刀口线与颧弓平行，针刀体与皮面垂直。按四步规程进针刀达冠突骨面。调整针刀刃至喙突顶端，沿骨端骨面切开颞肌腱 1～3 刀。

（6）其他相关肌肉损伤点：治疗参照相关肌肉慢性损伤针刀操作步骤。

术毕，拔出针刀，局部压迫止血 1min 后，无菌敷料覆盖针孔。

7. 疗程　每周治疗 1 次，4 次为 1 个疗程，视患者病情确定疗程。

【术后手法及康复】

1. 术后手法　患者坐于椅上，一助手站在患者背后将患者头部固定，医师两手拇指包上无菌纱布，放入患者口内两侧下槽牙上，将下颌关节下压，使下颌关节分离，然后双手端起下颌关节，向后上方推顶复位。

2. 康复训练　胸椎灵活性训练，颈深伸屈肌群训练。

【思考题】

简述颞下颌关节紊乱综合征的针刀治疗方法。

第八章 脊柱与关节病相关性疼痛

第一节 颈 椎 病

【概述】

1. 中医认识 "颈椎病"属于中医学中的"项痹""颈肩痛""眩晕""痹证"等范畴。

中医学认为其发病多由外力、劳倦损伤或年迈体弱、久病劳损,耗伤脏腑经络气血等因素,导致肝肾精血不足,不能濡养筋骨,颈肩部局部脉络空虚,加之复感风、寒、湿等外邪,导致局部营卫气血运行不通畅,经脉受阻所致。因此颈椎病的基本病机是颈肩部筋骨受损,经络、气血阻滞不通。《素问·痹论》中论述痹证的基本病因:"痛者寒气多也,有寒故痛也。其不痛不仁者,病久入深,荣卫之行涩,经络时疏,故不通。"指出痹证多因风寒湿入侵人体致经脉阻塞,营卫血脉之经气凝涩,不通则痛。《灵枢·阴阳二十五人》载:"血气皆……感于寒湿,则善痹骨痛。"指出气血不足为发生痹证的内在因素。清代《类证治裁·痹证论治》云:"诸……气血凝涩,久而成痹。"提出诸痹因营卫虚,正气不固而发病。《证治准绳》中提到"由挫闪及久坐失枕而致",说明颈椎病的产生还与慢性劳损及外力损伤有关系。

多数医家认为颈椎病的发病病因为"本虚标实",有内外因素:一是体内脏腑正气亏少或者过虚,肝肾不足、气血不足为本,不足以濡养颈部经脉、肌肉等,不荣则痛;二是患者长期感受风寒湿邪侵犯,或者因久劳、外伤后导致体内的气血瘀阻为标,邪气痹阻经络,不通则痛。在内外因素共同作用下,经脉痹阻不畅,不通则痛,不荣则痛,不松则痛,不正则痛,不平则痛。

2. 西医认识 颈椎病是以颈、肩部及上肢疼痛、麻木为主症的疾病。其发病多因颈椎各组织退变造成,与多种因素相关,与年龄、职业、长期低头、劳损、创伤、颈椎先天畸形等原因相关。其发病机制一般认为与机械压迫学说、颈椎生物力学失衡学说、炎症刺激学说等有关。

3. 中医微创认识 基于经筋理论,结合解剖学上与颈椎活动相关的肌肉起止点,在三阳经筋结点,通过针刀松解颈周腧穴,使颈部诸经气血得以畅通,周围紧张的肌肉、韧带、筋膜得以放松,恢复颈椎的内外平衡,使被卡压的神经血管等相对减压而缓解症状,以达到治疗目的。

【相关解剖】

(一)关节突关节

关节突关节自枢椎以下开始,由上位颈椎的下关节突与下位颈椎的上关节突构成,关节面较平,角度接近水平,稳定性较差。关节面覆盖一层透明软骨,关节囊附着于关节软骨的边缘,较为松弛。椎间关节构成椎间孔的后壁,前与椎动脉、神经根相邻。下部颈椎的椎间关节所承受的压力较上部大,引起骨质增生的机会较多。

关节突关节的宽度约为10mm,其内侧缘连线距正中线约15mm,外侧缘连线距正中线约25mm,第1~2颈椎关节突关节位于第2颈椎棘突上缘水平线;其他的颈椎关节突关节位于相应下位颈椎的棘突水平线(如第2~3颈椎关节突关节位于第3颈椎棘突水平线),这一数据可作为针刀临床治疗时的参考。

(二)枕下小肌群

枕下小肌群又称椎枕肌,位于枕骨和寰枢椎之间,头半棘肌的深面。包括头后大直肌、头后小直肌、头上斜肌和头下斜肌,具有使头颅旋转和后仰的作用。头后大直肌、头上斜肌和头下斜肌形成三角形间隙(枕下三角),枕动脉及枕下神经由此间隙穿出,第2颈神经的后支(枕大神经)由头下斜肌的下方穿出。

1. 头上斜肌 起自寰椎横突的后结节,斜向内上止于下项线外侧部稍上方,附着部呈内厚外薄的楔形,止点上缘平下项线,止点的中心约位于枕外隆凸与外耳道连线的中点。头上斜肌呈梭形,单侧收缩时头向对侧旋转,双侧同时收缩使头后仰。

2. 头下斜肌 起自枢椎棘突,止于寰椎横突后缘,头下斜肌呈圆柱形,其作用为旋转寰枢关节,单侧收缩时头向同侧旋转,并向同侧屈。

3. 头后小直肌 起自寰椎后结节,止于下项线的内侧部,头后小直肌呈长条形,位于头后大直肌内侧并受其叠掩。单侧或双侧收缩均使头后仰。

4. 头后大直肌 起自枢椎棘突,止于下项线的外侧部,附着区的外侧缘被头上斜肌内侧缘所遮盖。附着区的中点位于耳垂中点水平线上,耳垂中点与后正中线连线的中内 1/3 交界处。头后大直肌呈三角形,单侧收缩时头向同侧旋转,双侧同时收缩时使头后仰。

(三)项韧带

项韧带由棘上韧带在颈部移行而成。项韧带为倒三角形弹力纤维膜,底部向上、尖端向下平铺于枕部及上颈部正中线两侧,上方附着于枕外隆凸和枕外嵴,尖部向下附着于寰椎后结节及以下 6 个颈椎棘突的尖部,后缘游离而肥厚。斜方肌附着在项韧带上,因此项韧带成为两侧项肌的纤维隔。项韧带有协助肌群支持头颈部的作用。颈神经后支从外上至内下穿行于项韧带与头半棘肌之间,部分穿行于项韧带内。

(四)棘间韧带

棘间韧带位于相邻两椎骨的棘突之间,向前与黄韧带融合,向后移行于项韧带。颈椎和上胸椎棘间韧带较松弛而薄弱。

(五)关节囊韧带

关节囊韧带为包绕相邻椎体间关节突关节囊外面的韧带,较坚韧,增强了对关节突关节囊的保护作用。

(六)椎动脉

椎动脉是锁骨下动脉的分支,多起自锁骨下动脉第 1 段的后上方,少数发自主动脉或无名动脉,正对前斜角肌和颈长肌外缘之间的间隙,上行进入第 6 颈椎横突孔,再上行达脑部。椎动脉供给大脑血流量的 10%~15%,供应脊髓、脊神经根及附属组织 90% 的血流量。椎动脉左右各一,左侧常比右侧略粗。

【病因病理】颈椎病又称颈椎综合征,是颈椎骨关节炎、增生性颈椎炎、颈神经根综合征、颈椎间盘突出症的总称,以颈椎椎间盘、椎体及其骨关节、韧带、肌肉等组织原发性或继发性退行性变为基础,造成相邻神经根、血管、交感神经、脊髓、椎动脉等组织受到压迫、刺激、失稳等损害,从而引起相应的临床症状与体征。

颈后软组织损伤长期处于高拉应力状态下,机体的代偿机制会对局部细微的结构加以改造以适应异常的力学状态。肌组织内部血管被挤压而缺血,同时导致肌纤维部分撕裂、出血,最后机化,形成粘连、瘢痕、挛缩;腱纤维断裂、变性,形成瘢痕;腱围结构水肿、充血;关节囊增厚,前纵韧带、后纵韧带、黄韧带等亦可发生肥厚、粘连、挛缩等改变。这种应力变化及软组织的痉挛和挛缩,必然引起骨结构的改变:轻者曲度变化,前后、左右、旋转等错位;重者则可见明显的椎体滑移,造成椎管、椎间管、横突孔、钩椎关节和关节突关节的形态和位置的变化,产生对脊髓、神经根、椎动脉、交感神经及相伴随的血管牵张、挤压等一系列病理改变。引起以上改变的具体原因如下。

1. 颈椎退变 椎间盘变性，韧带椎间盘间隙的出现和血肿形成，椎体边缘骨赘形成，关节和韧带退变等引起相应症状。

2. 姿势不当 睡眠体位不当、工作姿势不当等造成慢性劳损，使椎旁肌肉、韧带及关节的平衡失调，张力大的一侧易疲劳并导致程度不同的劳损，椎管外的平衡失调可波及椎管内组织。

3. 外伤 颈部外伤、交通事故等引起的颈椎急性损伤，如高速行驶的车辆突然刹车所造成的颈部软组织损伤和关节半脱位，运动过程中高速度或大负荷对颈椎所造成的损伤。

4. 咽喉与颈部炎症 可直接刺激邻近的肌肉、韧带，或是通过淋巴组织使炎症在局部扩散造成该处的肌肉张力降低、韧带松弛和椎节内外平衡失调。

【诊断依据及临床表现】

1. 诊断依据

（1）有慢性劳损或外伤史，或有颈椎先天性畸形、颈椎退行性病变。

（2）多发于成年人，长期低头工作者或习惯于长时间观看电视剧，摄影工作者及痴迷手机者，往往呈慢性发病。

（3）肩背疼痛，头痛头晕，颈部板硬，上肢麻木。

（4）颈部活动功能受限，病变颈椎棘突、患侧肩胛骨内上角常有压痛，可摸到条索状硬结，可有上肢肌力减弱和肌肉萎缩，臂丛神经牵拉试验阳性，椎间孔挤压试验阳性。

（5）X线正位摄片显示，钩椎关节增生，张口位可有齿状突偏歪，侧位摄片显示颈椎曲度变直，椎间隙变窄，有骨质增生或韧带钙化，斜位摄片可见椎间孔变小。CT及MRI对定性定位诊断有意义。

2. 中医证候分类

（1）风寒湿型：颈、肩、上肢窜痛麻木，以痛为主，头有沉重感，颈部僵硬，活动不利，恶寒畏风。舌淡红，苔薄白，脉弦紧。

（2）气滞血瘀型：颈肩部、上肢刺痛，痛处固定，伴有肢体麻木。舌质暗，脉弦。

（3）痰湿阻络型：头晕目眩，头重如裹，四肢麻木不仁，纳呆。舌暗红，苔厚腻，脉弦滑。

（4）肝肾不足型：眩晕头痛，耳鸣耳聋，失眠多梦，肢体麻木，面红目赤。舌红少津，脉弦。

（5）气血亏虚型：头晕目眩，面色苍白。心悸气短，四肢麻木，倦怠乏力。舌淡苔少，脉细弱。

3. 现化医学分型及表现

（1）颈型：枕颈部痛，颈活动受限，颈肌僵硬，有相应压痛点。X线片示：颈椎生理弧度在病变节段改变。

（2）神经根型：颈痛伴上肢放射痛，颈后伸时加重，受压神经根皮肤节段分布区感觉减弱，腱反射异常，肌萎缩，肌力减退，颈活动受限，臂丛神经牵拉试验、椎间孔挤压试验阳性。

颈椎X线示：椎体增生，钩椎关节增生明显，椎间隙变窄，椎间孔变小。CT可见椎体后赘生物及神经根管变窄。

（3）脊髓型：早期下肢发紧，行走不稳，如履沙滩，晚期一侧下肢或四肢瘫痪，二便失禁或尿潴留。受压脊髓节段以下感觉障碍，肌张力增高，反射亢进，锥体束征阳性。

X线片示：椎间隙狭窄，椎体后缘增生较严重并突入椎管。

CT、MRI检查示：椎管变窄，椎体后缘增生物或椎间盘突出压迫脊髓。

（4）椎动脉型：头痛，眩晕，耳鸣，耳聋，视物不清，有体位性猝倒，颈椎侧弯后伸时，症状加重。

X线片示：横突间距变小，钩椎关节增生。CT检查可显示左右横突孔大小不对称，一侧相对狭窄。

椎动脉造影见椎动脉迂曲、变细或完全梗阻。

（5）交感神经型：眼睑无力，视物模糊，瞳孔扩大，眼窝胀痛，流泪，头痛，偏头痛，头晕，枕颈痛，心动过速或过缓，心前区痛，血压增高，四肢凉或手指发红发热，一侧肢体多汗或少汗等。

X线片见钩椎增生，椎间孔变狭窄，颈椎生理弧度改变或有不同程度错位。椎动脉造影有受压现象。

【治疗方法】

1. 针刀松解术

（1）治疗原则：松解颈椎外围穴位，纠正颈椎生理曲度。

（2）治法：活血通经。以督脉及手足太阳、足少阳经穴为主。

（3）取穴

1）主穴：双风池、双魄户、双天宗、风府、大椎、胸1夹脊。

2）配穴：颈型，加颈夹脊；痹痛型，加肩三针、夺命、手三里、外关；瘫痪型，加百会、身柱、胸1~12夹脊；眩晕型，加胸1~5夹脊；心阴虚型，加神道。

（4）操作过程

1）风池穴施术：该穴解剖位置在胸锁乳突肌和斜方肌枕部起点之间，它是寰枕筋膜的上附着点，项状肌腱附着点，它又是枕大神经和枕小神经出头皮点。消毒，铺无菌洞巾，按针刀疗法的四步规程，针刀刀体垂直于皮肤表面进入，直达骨面。用针刀纵行梳理3~5下，再横行左右剥切2~3下。不留针刀，出针后严格按既定要求处理。

2）魄户穴施术：该穴相当于肩胛冈内端，此处有斜方肌、菱形肌，深层为骶肋肌；有第3肋间动、静脉背侧支，颈横动脉降支；布有第2、3胸神经后支。

在肩胛冈内角处，消毒，铺无菌洞巾，按针刀疗法的四步进针规程，刀口线与该处斜方肌走行方向平行，针刀刀体垂直于肩胛冈内端处表皮进针，直达肩胛冈内端骨面，此处有斜方肌附着点。行小范围铲拨、疏通手法，有效地松解斜方肌附着点。不留针刀，出针后严格按既定要求处理。

3）风府穴施术：此穴处于项韧带和项肌中，深部为环枕后膜和小脑延髓池；有枕动脉、静脉分支及棘间静脉丛；布有第3项神经和枕大神经分支。

此处施术可松解紧张或硬化的项韧带和寰枕筋膜，使转头及颈椎前屈和后伸活动自如，以缓解低头或仰头时所产生的颈部疼痛、僵硬以及寰枕筋膜紧张、水肿等所导致的头晕、头痛、供血不足等复杂症状。按针刀疗法的四步规程，刀口线与人体纵轴平行，针刀刀体垂直于皮肤表面进针，直达骨面。用针刀纵行疏通后出针，不横刺。不留针刀，出针后严格按既定要求处理。

4）大椎穴（传统取穴应在隆椎棘突下，本方案取穴深层应到达隆椎棘突骨面，目的在于松解项韧带）施术：该穴在腰背筋膜、棘上韧带中间，棘间韧带的上缘，是项韧带和棘上韧带的结合点，松解该穴可有效地缓解颈部疼痛和项韧带的硬化和僵直。

按针刀疗法的四步进针规程，刀口线与人体纵轴平行，针刀刀体垂直于隆椎棘突进针，直达隆椎棘突下缘骨面，行纵行疏通后出针。不留针刀，出针后严格按既定要求处理。

5）天宗穴施术：该穴相当于肩胛冈下窝中央凹陷处，在冈下窝中央冈下肌中，有旋肩胛动、静脉肌支，布有肩胛上神经，是小圆肌起始部与冈下肌移行处，松解该穴可减轻对腋神经小圆肌支的牵拉刺激，缓解肩背部疼痛和向上臂或前臂的放射痛。

按针刀疗法的四步进针规程，刀口线与冈下肌肌纤维，针刀刀体垂直于冈下窝中央皮肤表面进针，直达骨面。用针刀先纵行剥离，再横行左右剥切。可留针刀，可不留针刀。出针后严格按既定要求处理。

2. 带刃针

（1）治则治法：不取出椎间盘，让椎间盘"再利用"，通过转位器使椎间盘突出物与神经根之间产生相对位移，松解粘连，解除压迫，改善局部的循环和代谢，从而疏通经脉，促进正常气血运行的恢复。同时纤维环侧方减压为椎间盘的内压释放和转移创造有利条件，对椎间盘突出物形成回缩和还纳的良好趋势。

（2）操作步骤

1）手术于 X 线监视、定位下进行；手术全程生命体征监护。

2）体位：患者取侧卧位，手术侧在上，腋下及双膝间垫薄枕，腰部及双肩用固定带固定于手术台上，头部置于托架上，并予以牵引固定，使颈部尽量伸展，术野充分显露，以利于手术操作。

3）术野皮肤用碘伏消毒，铺无菌手术洞巾。

4）颈侧方放置手术定位器，在 C 型臂 X 线影像监视下予以手术靶点部位准确定位。

5）用 5ml 注射器穿刺，确认针尖位置准确无误，反复回抽无异常，于颈椎间盘病变节段椎间孔内外以及肌层和皮肤注射 0.5% 利多卡因局部浸润麻醉。

6）用带刃针于注射针孔处开皮，选择减压型转位器由针口处沿定位的椎间隙垂直进入，缓慢旋转推进，直达椎间盘外侧将纤维环开口，改变椎间盘内压强后换分离型转位器再次缓慢进入，遇有阻力时辅助锤击逐渐进入椎管内硬膜囊前间隙，结合烧山火手法充分推移和分离突出椎间盘及神经致压组织，以使神经受压状态得以消除和缓解。

7）操作结束，拔出椎间盘转位器，局部止血。

8）术毕创可贴贴敷。

3. 水针刀

（1）治则治法：松解病变结节，解除疼痛，改善颈部循环，恢复颈椎功能。采用筋膜扇形分离法。

（2）操作步骤

1）选取中药针剂川芎嗪注射液 4ml、维生素 B_{12} 注射液 1500μg、利多卡因注射液 2ml。

2）选取针具：圆刃水针刀筋骨针。

3）进针点选择：根据水针刀筋骨针的"平衡三针法"原理选择。a 针点：后枕部寰枕筋膜处阳性压痛点。b 针点：棘突阳性压痛点。c 针点：横突阳性压痛点。

4）治疗步骤：结合 X 线片，患者坐位或俯卧位，局部皮肤常规消毒后。a 针点：进针方向与脊柱纵轴平行进针，按筋膜扇形分离法，松解 3～6 针，回抽无回血，注射药物 2～3ml，出针，无菌纱布按压进针点 1～2min，无菌敷料覆盖 24 小时。b 针点：进针方向与脊柱纵轴平行进针，按筋膜扇形分离法，松解 3～6 针，回抽无回血，注射药物 2～3ml，出针，无菌纱布按压进针点 1～2min，无菌敷料覆盖 24 小时。c 针点：进针方向与脊柱纵轴平行进针，按筋膜扇形分离法，松解 3～6 针，回抽无回血，注射药物 2～3ml，出针，无菌纱布按压进针点 1～2min，无菌敷料覆盖 24 小时。

4. 长圆针

（1）治则治法：理筋解结，舒筋活血。

（2）操作步骤

1）取穴

天髎：在肩胛区，肩井与曲垣之间，肩胛骨上角骨际凹陷中。

天宗：在肩胛部，当冈下窝中央凹陷处，与第 4 胸椎相平。

颈 2～7 横突：在颈部，当第 2～7 颈椎横突顶端处。

颈 2～7 棘突：在颈部，当第 2～7 颈椎棘突顶端处。

2）操作手法：关刺法、恢刺法、短刺法。

5. 铍针

（1）治则治法：舒筋活血，通络止痛。

(2)操作步骤

1)定位：患者坐位，术者触诊找到颈肩体表压痛点或摸到条索状硬结后，用指端垂直向下做十字压痕，注意十字压痕的交叉点对准压痛点或条索状硬结的中心。

2)消毒：用碘伏或碘酒-乙醇常规消毒皮肤，其范围略大于治疗的操作范围2倍。

3)进针：术者一手拇、示指捏住针柄，另一手拇、示指用无菌干棉球或无菌纱布块捏住针体，针尖对准皮肤十字压痕的中心，双手骤然向下，使铍针快速穿过皮肤，当铍针穿过皮下时，针尖的阻力较小，进针的手下有种空虚感，当针尖刺到深筋膜时，会遇到较大的阻力，持针的手下会有种抵抗感。根据不同的病情，进行松解针法。

4)松解：针刺的深度为铍针穿透筋膜即可，不必深达肌层，避免出血及减少术后反应。①一点式松解：适用于痛点局限，定位准确的病例，铍针的尖端穿过深筋膜即可，患者的局部疼痛常随之消失。②多点式松解：适用于痛点局限但定位较模糊的病例，当铍针的尖端穿过深筋膜后，轻轻上提，将针退出筋膜至皮下，稍微改变进针角度，再穿过筋膜层，可如此重复3~5次。

5)出针：完成松解以后，用持针的棉球或纱布块压住进针点，迅速将针拔出，持续按压进针点约1min，同时询问患者的局部感觉，一般患者原有的疼痛都减轻或消失。24小时内保持治疗部位干燥清洁。

【思考题】

1.颈部有哪些重要的解剖结构？

2.颈椎病分哪些类型？

第二节 腰椎间盘突出症

【概述】腰椎间盘突出症属中医"腰腿痛""腰痛""痹证"等范畴，是腰椎间盘因外伤或腰部软组织慢性劳损致纤维环破裂，髓核从破裂处突出或脱出，压迫脊神经或者马尾神经，而出现的以腰腿放射性疼痛，下肢及会阴区感觉障碍为主要症状的疾病，严重时可引起下肢瘫痪。多发生于成年人，男女无明显区别。患者多有反复腰痛发作史。

【相关解剖】

1.椎骨

(1)腰椎棘突：位于椎弓后方正中，走向略偏下，呈竖板状，中上部较薄，后下部较厚，末端相对膨大，内含少量骨松质。

(2)腰椎横突：位于椎弓根与椎弓板联合处两侧，并略偏斜向后延伸。横突近端偏后为副突，内上方是乳突。腰椎横突较颈椎、胸椎横突均长，且其大小、形状变异较大。一般第3腰椎横突最长，第4腰椎横突上翘，第5腰椎横突宽大，有"3长4翘5肥大"之说。横突骨松质相对较多。

第3腰椎横突解剖形态特点具有特殊生理和临床意义。第3腰椎是腰椎的中点，骨骼肌附着最集中的部位，在腰椎运动时承受牵拉和应力最大，容易造成劳损。临床上第5腰椎横突变异和畸形更为多见，是腰椎疾患多发的解剖学基础。

(3)关节突与关节突关节：每个腰椎各有一对上、下关节突。上关节突自椎弓根后上方发出，扩大并斜向后外方，关节面凹向后内侧；下关节突由椎板下外方发出，凸隆，伸向前外方，与上关节突关节面相对应并构成关节突关节，亦称椎弓关节或椎小关节。关节面有软骨覆盖，具有一小关节腔，周围有关节囊包绕，其内层为滑膜，能分泌滑液，以利于关节活动，如屈曲、侧弯及旋转等。滑膜外有纤维层，其增厚部分称为韧带。

2.胸腰筋膜 腰骶尾部的深筋膜分浅、深2层。浅层薄弱，深层较厚，与背部深层筋膜相续，呈腱膜性质，合称胸腰筋膜。胸腰筋膜在胸背部较为薄弱，覆于竖脊肌表面，向上连接于项筋膜，内侧附于胸椎棘突和棘上韧带,外侧附于肋角和肋间筋膜,向下至腰部增厚,并分为前、中、后3层。

(1) 前层:又称腰方肌筋膜,覆盖于腰方肌前面,内侧附于腰椎横突尖,向下附于髂腰韧带和髂嵴后,上部增厚形成内、外侧弓状韧带。前层在腰方肌外侧缘处同腰背筋膜中、后层愈合,形成筋膜板,由此向外侧方,是腹横肌的起始腱膜。

(2) 中层:位于竖脊肌与腰方肌之间,内侧附于腰椎横突尖和横突之间韧带,外侧在腰方肌外侧缘与前层愈合,形成腰方肌鞘,向上附于第12肋下缘,向下附于峰,此层上部附于第12肋和第1腰椎横突之间的部分增厚,形成腰肋韧带。此韧带的锐利边缘是胸膜下方返折线的标志。

(3) 后层:在竖脊肌表面,与背阔肌和下后锯肌腱膜愈合,向下附着于髂嵴和外侧嵴,内侧附于腰椎棘突、棘上韧带和骶正中嵴,外侧在竖脊肌外侧缘与中层愈合,形成竖脊肌鞘,后层与中层联合成一筋膜板续向外侧方,也加入至腰方肌外侧缘前层,共同形成腹横肌及腹内斜肌的腱膜性肌肉起始。腹横肌的起始腱膜比腹内斜肌的起始筋膜宽很多。

3. 韧带

(1) 棘上韧带:为一狭长韧带,起于第7颈椎棘突,向下沿棘突尖部止于骶中嵴,作用是限制脊柱过度前屈。

(2) 棘间韧带:位于相邻两个椎骨的棘突之间,棘上韧带的深部,前方与黄韧带延续,向后与棘上韧带移行,除腰部的棘间韧带较发达外,其他部位均较薄弱。棘间韧带以胶原纤维为主,与少量弹力纤维共同组成,其间夹有少量脂肪组织。

(3) 横突间韧带:连接上、下椎骨的横突,在腰部比较发达,可分内、外两部分,内部厚,外部呈片状,其间有脊神经后支和伴行血管穿出。

4. 坐骨神经 是全身最粗大的脊神经,穿梨状肌下孔出盆腔,在臀大肌深面、股方肌浅面,经坐骨结节与股骨大转子之间入股后区,沿中线经股二头肌长头和大收肌之间下降,在腘窝上角分为胫神经和腓总神经。

【病因病理】腰椎的解剖结构造成腰椎间盘容易突出。

1. 纤维环前外厚、后方薄,受到外力后髓核容易向后侧突出。

2. 前纵韧带厚宽,后纵韧带薄窄,容易导致髓核向后突出。

3. 椎间盘退变。①髓核退变:含水量下降、胶原减少,纤维软骨组织增多、髓核组织整体组成不均,柔韧性下降,不再能均匀传力。②纤维环退变:纤维环经常受到不均匀力的作用而变得薄弱,导致断裂裂隙及弹性下降。

反复挤压、扭曲、扭转等负荷,使脊柱运动失衡,同时导致腰椎椎体周围肌肉、韧带等软组织的力学改变,纤维环的后部由里向外产生裂隙,纤维环逐渐薄弱。较重的外伤,或累积性损伤,也可导致髓核突出,压迫神经根或马尾神经。

【临床表现】

1. 症状

(1) 腰痛:疼痛常局限于腰骶部附近,程度轻重不一。常伴单侧坐骨神经痛,疼痛沿大腿后侧向下放射至小腿外侧、足跟部或足背外侧。行走时间长、久站或咳嗽、打喷嚏、排便等腹压增高时均可使症状加重,休息后可缓解。疼痛多为间歇性,少数为持续性。

(2) 下肢麻木:多局限于小腿后外侧、足背、足外侧缘。

(3) 脊柱侧弯:多突向健侧。

2. 体征

(1) 压痛伴放射痛:棘突旁常有压痛,并向患侧下肢放射。

(2) 患侧直腿抬高试验阳性:患者仰卧,两下肢放平,先抬高健侧,记录能抬高的最大度数;再抬高患侧,当抬高到产生腰痛和下肢放射痛时,记录其抬高度数,严重者抬腿在15°~30°。再降低患侧至疼痛消失时，将踝关节背屈，症状立即出现，此为加强试验阳性，可与其他疾病引起的直腿抬高试验阳性相鉴别。

（3）反射和感觉改变：神经根受累后，可发生运动功能和感觉功能障碍。腓肠肌肌张力减低，趾背伸肌力减弱。第2~3腰神经根受累时，膝反射减弱；第4腰神经根受累时，膝、跟腱反射减弱；第5腰神经根和第1骶神经根受累时，跟腱反射减弱。神经根受累严重或过久，相应腱反射可消失。

【辅助检查】

1. X线检查 在腰椎X线正位平片上，腰椎侧弯是重要表现，侧弯多数是由突出的间隙开始向健侧倾斜，患侧间隙较宽；侧位片可见腰椎生理前凸减小或消失，甚至向后凸，腰椎间盘突出的后方较宽，所谓前窄后宽表现。早期突出的椎间隙多无明显改变，晚期椎间隙可明显变窄，相邻椎体边缘有骨赘生成。

2. CT和MRI检查 显示腰椎间盘突出。

【鉴别诊断】

1. 腰肌劳损 中年人多发，与长期保持一种劳动姿势有关。无明显诱因的慢性疼痛为主要症状，腰痛为酸胀痛，休息后可缓解。在疼痛区有固定的压痛点，在压痛点进行叩击，疼痛反而减轻。直腿抬高试验阴性，下肢无神经受累表现。痛点局部封闭有良好的效果。

2. 梨状肌综合征 患者主要表现为臀部和下肢疼痛，症状的出现和加重主要与运动有关，休息可明显缓解。

3. 腰椎管狭窄症 患者多以下腰痛和马尾神经、腰神经受压症状为主要表现，以神经源性间歇性跛行为主要特点。症状特点和影像学检查是鉴别重要依据。

【针刀疗法】

1. 体位 俯卧位，腹部置棉垫，使腰椎前屈缩小。

2. 体表标志 髂嵴、腰椎横突、骶正中嵴、腰椎棘突。

3. 定点

（1）棘突上和棘突间压痛点。

（2）横突尖压痛点。

（3）关节突关节点：第4~5腰椎棘突顶点旁开2~2.5cm进针刀。

（4）胸腰筋膜点：第12肋尖阳性反应点，第3胸椎棘突旁开8~10cm阳性反应点，髂嵴中阳性反应点。

（5）坐骨神经行经路线点

1）梨状肌处坐骨神经的粘连点：在髂后上棘和尾骨尖连线中点与股骨大转子尖连线中内1/3交点处，以松解梨状肌处坐骨神经的粘连。

2）在股骨大粗隆与坐骨结节连线中点处阳性反应点：松解臀横纹处坐骨神经的粘连、瘢痕、挛缩。

3）在大腿中段后侧正中线上阳性反应点：松解大腿中段坐骨神经的粘连、瘢痕、挛缩。

4）在腓骨头下5cm处阳性反应点：松解腓总神经行经路线上的粘连、瘢痕、挛缩。

5）腓骨头与外踝尖连线的中下1/3处阳性点：松解腓浅神经行经路线上的粘连、瘢痕、挛缩。

4. 消毒与麻醉 常规消毒，铺无菌洞巾，0.5%利多卡因局部麻醉，每点注射1~2ml，注入麻醉药时，必须先回抽注射器确认无回血。

5. 针刀器械 Ⅰ型4号针刀、Ⅰ型3号针刀。

6. 针刀操作

（1）棘突上和棘突间压痛点：刀口线与脊柱纵轴平行，针刀体与皮面垂直，按四步规程进针刀达棘突顶，在骨面上纵向切开1~2次，然后贴骨面向棘突两侧分别纵向切开1~2次。以松解两侧棘肌。调整针刀刃到达棘突顶，调转刀口线90°，沿棘突上缘横行切开1~2次。

（2）横突尖压痛点：刀口线与躯干纵轴平行，针刀体与皮面垂直，按四步规程进针刀达第3腰椎横突背侧骨面，在横突尖端背面将此处肌筋膜组织切开1~2次；移动针刀刃到达横突尖端，针刀刃沿横突尖端的边缘与软组织的交界处切开肌筋膜3~5次。

（3）关节突关节点：刀口线与脊柱纵轴平行，针刀体与皮肤垂直，按四步规程进针刀达骨面，针刀刃移动到第4~5腰椎关节突关节、第5腰椎和第1骶椎的关节突关节，纵向切开1~3次。

（4）胸腰筋膜点：在第12肋尖处，刀口线与人体纵轴一致，针刀体与皮肤垂直，按四步规程进针刀达第12肋骨，调转刀口线45°，使之与第12肋骨走行方向一致，在肋骨骨面上向左右方向铲切3次。

在第3腰椎棘突旁开10cm处，刀口线与人体纵轴一致，针刀体与皮肤垂直，按四步规程进针刀达肌层，当有突破感时即到达胸腰筋膜移行处，在此切开筋膜3次。

在髂嵴中阳性反应点，刀口线与人体纵轴一致，针刀体与皮肤垂直，按四步规程进针刀达髂嵴，调转刀口线90°，在髂嵴骨面上切开3次。

（5）坐骨神经行经路线点：在髂后上棘和尾骨尖连线中点与股骨大转子尖连线中内1/3的交点处进针刀，刀口线与人体纵轴一致，针刀与皮肤垂直，按四步规程进针刀达梨状肌下孔处，沿坐骨神经方向纵向切开3次。如患者有下肢窜麻感，说明针刀碰到了坐骨神经，此时停止针刀操作，退针刀2cm，稍调整针刀方向，再进针刀，即可避开坐骨神经。

在股骨大粗隆与坐骨结节连线中点处进针刀，刀口线与人体纵轴一致，按四步规程进针刀达股骨骨面坐骨神经周围，纵向切开3次。如患者有下肢窜麻感，稍调整针刀方向。

在大腿中段后侧正中线上进针刀，刀口线与人体纵轴一致，按四步规程进针刀达股骨骨面坐骨神经周围，纵横摆动3次。如患者有下肢窜麻感，稍调整针刀方向。

在腓骨头下5cm处进针刀，刀口线与人体纵轴一致，按四步规程进针刀达腓骨面，纵横摆动3次。

术毕，拔出针刀，局部压迫止血1min后，无菌敷料覆盖伤口。

7. 疗程　每次治疗的治疗点数量视患者病情而定，一般每次定点不超过10个。如患者耐受能力差，可分多次完成治疗。同一治疗点间隔3~7日，不同定点可于次日治疗。一般4次为1个疗程，视患者病情确定疗程。

【思考题】
针刀治疗腰椎间盘突出症如何定位？

第三节　膝痹病（膝关节骨关节炎）

【概述】膝痹病（膝关节骨关节炎）是一种以关节软骨退变、软骨下骨病变和滑膜炎症为特征的慢性关节疾病，属于中医"骨痹""痹证"范畴。早于《黄帝内经》的《阴阳十一脉灸经》中描述其为"膝外廉痛"，《黄帝内经》论述本病有"膝伸不屈""坐而膝痛"等表现。隋代巢元方《诸病源候论》论有"虚劳膝冷候"。唐代孙思邈《备急千金要方》在针灸部分列有"膝病"。宋代王执中《针灸资生经》列有"膝痛""脚膝痛"等。明清医家对本病论述更为详细。如明代朱橚《普济方》在针灸部分也论有"膝痛""脚膝痛"。清代李用粹《证治汇补》列有"腰膝门"。张璐《张氏医通》等列有"膝痛"。

【病因病机】《素问·脉要精微论》："膝者筋之府，屈伸不能，行则偻俯，筋将惫矣。"《素问·痹论》："风寒湿三气杂至，合而为痹。"《黄帝内经》强调了膝关节骨关节炎先由脏腑内伤，功能失调以及营卫不和，然后风寒湿邪乘虚而入发病，形成以内因为主，外因为辅的膝关节骨关节炎的病因观。

1. 内因 ①肝肾不足或脾胃虚损。肝肾不足则筋骨不强，肝虚则失其疏泄调节气血主润诸筋之职，肾虚则失其主骨生髓化生气血之能致卫外不固（卫气宣发于上焦肺，生长于中焦脾胃，根源于下焦肾）、筋失所养、骨失所充。②卫外不固，外邪入中，客于筋骨而发为痹病。③脾胃虚损则气血生化障碍、卫外不固、血虚筋肉失养，或水湿痰浊留着而形体肥胖、关节筋骨不强、不任重负而发病。

2. 外因 ①外邪侵袭。风寒湿邪或热邪等外邪，经皮毛入络脉而经脉，最后留于筋骨间，影响气血津液的运行而发病。所以《素问·痹论》指出："风寒湿三气杂至，合而为痹也。其风气胜者为行痹，寒气胜者为痛痹，湿气胜者为着痹也。"对于病邪侵入途径，《素问·皮部论》指出："是故百病之始生也，必先于皮毛，邪中之则腠理开，开则入客于络脉，留而不去，传入于经……邪之始入于皮也，溯然起毫毛，开腠理；其入于络也，则络脉盛色变；其入客于经也，则感虚乃陷下；其留于筋骨之间，寒多则筋挛骨痛。"②积累劳损或外伤后遗。"久坐伤肉，久立伤骨，久行伤筋"（《素问·宣明五气》），说明积累劳损可以伤及人体筋骨肌肉，是痹病发生的重要因素之一。对于膝关节而言，久立与久行是筋骨损伤的重要原因，或者跌仆损伤后遗、络脉受损、绝道闭塞、筋肉修复不全、骨失濡养，均可致外邪乘虚入络，导致痹病发生。

此外，膝痹病属"经筋病"范畴，经筋的病理形成大致为：

一期，血脉凝涩，津液涩渗，聚沫而为痛。《灵枢·周痹》载："风寒湿气，客于外分肉之间，迫切而为沫，沫得寒则聚，聚则排分肉而分裂也，分裂则痛。"经筋病变早期主要病理变化为外感风寒湿热等邪、筋肉外伤与积累劳损导致产生异常病理物质，病理物质逐渐积聚，导致局部气血阻滞，不通则痛，多在肌肉起止点处积聚产生疼痛。

二期为涩渗痉挛期，《灵枢·百病始生》言："凝血蕴里而不散，津液涩渗，著而不去，积皆成也。"由于肌肉起止点积更多的"沫"，导致经筋气血津液运行失常，出现"涩渗"，由于足六经之经筋结聚环周于膝，形成相对闭合的筋膜系统，其营养供应依靠走"绝道"的络脉来提供。经筋之病，"寒则筋急"，筋急则"绝道"闭塞，闭塞则络脉不利，血不濡筋则筋膜进一步挛急，致筋膜内压增高与筋结处"拉应力"增大。同时，"瘀""沫"所致的疼痛引起的"痛性痉挛"也进一步加剧了筋膜内压与应力损害（脉络瘀滞、津液涩渗为沫）。另外，筋为骨提供营养，筋膜受病，脉道不利，骨亦失其所养，可致骨内络脉瘀滞和压力增高的病理结局。此期经筋病主要表现为"筋急"，如痛、胀、静息痛、晨僵等。

三期为横络形成期，《灵枢·刺节真邪》言："一经上实下虚而不通者，此必有横络盛加于大经，令之不通。"此期经筋病理一是"沫聚""涩渗"逐渐加重，膝部淤积的病理产物和运行不畅津液互结致痰核，最终形成"筋结病灶"和关节内"粘连"，表现为"横络""条索"与"结节"状物，进一步卡压经脉，阻滞络脉，产生局限性或系统性（经筋系统）的肌肉挛缩。二是因"条索"与"结节"状物阻滞气血，血不荣筋而致经筋本身痿软纵缓无力，发展成"筋纵"阶段。三是因为气血不利，筋肉失荣，筋不养骨、骨内瘀滞和高压日久致骨损破坏。四是筋骨俱病内动肝肾，致筋性内脏病发生。

【诊断】

1. 疾病诊断 本病诊断参照《中医骨伤科临床诊疗指南·膝痹病（膝骨关节炎）》（2019年版）。

（1）病史：有膝关节过度负重等劳损史，多见于中、老年人。

（2）临床表现：膝关节疼痛，活动后加重，下楼梯更明显。关节局部肿胀压痛、活动受限，晨起时可有关节僵硬发紧，持续几分钟至十几分钟，很少超过30min。在关节活动时多会出现骨摩擦感，有骨摩擦音。严重者可出现膝内翻或膝外翻畸形。

（3）影像学检查：骨关节炎的X线检查表现为非对称性关节间隙变窄，软骨下骨硬化和囊性变，关节边缘骨质增生和骨赘形成；关节内游离体，关节变形及半脱位。

（4）实验室检查：血常规、蛋白电泳、免疫复合物及血清补体等指征一般在正常范围。伴有滑膜炎者可见C反应蛋白（CRP）及血沉（ESR）轻度升高，类风湿因子及抗"O"抗体阴性。

（5）具体诊断标准

1）近1个月内反复膝关节疼痛。

2）X线片（站立或负重位）示关节间隙变窄、软骨下骨硬化和（或）囊性变，关节缘骨赘形成。

3）关节液（至少2次）清亮、黏稠，WBC < 2000个/ml。

4）中老年患者（≥40岁）。

5）晨僵≤3min。

6）活动时有骨擦音（感）。

综合临床、实验室及X线检查，符合1）+2）条或1）+3）+5）+6）条或1）+4）+5）+6）条，可诊断膝关节骨关节炎。

（6）骨关节炎的分级：根据Kellgren和Lawrence的放射学诊断标准，骨关节炎分为五级：

0级：正常。

Ⅰ级：关节间隙可疑变窄，可能有骨赘。

Ⅱ级：有明显的骨赘，关节间隙轻度变窄。

Ⅲ级：中等量骨赘，关节间隙变窄较明确，软骨下骨质轻度硬化改变，范围较小。

Ⅳ级：大量骨赘形成，可波及软骨面，关节间隙明显变窄，硬化改变极为明显。关节肥大及明显畸形。

2. 疾病分期 根据临床与影像学表现，可分为以下三期。

（1）早期：症状与体征表现为膝关节疼痛，多见于内侧，上下楼或站起时犹重，无明显畸形，关节间隙及周围压痛，髌骨研磨试验（+），关节活动可。X线检查表现为0～Ⅰ级。

（2）中期：疼痛较重，可合并肿胀，内翻畸形，有屈膝畸形及活动受限，压痛，髌骨研磨试验（+），关节不稳。X线检查表现为Ⅱ～Ⅲ级。

（3）晚期：疼痛严重，行走需支具或不能行走，内翻及屈膝畸形明显，压痛，髌骨研磨试验（+），关节活动度明显缩小，严重不稳。X线检查表现为Ⅳ级。

3. 证候诊断

（1）风寒湿痹证：肢体关节酸楚疼痛、痛处固定，有如刀割或有明显重着感或患处表现肿胀感，关节活动欠灵活，畏风寒，得热则舒。舌质淡，苔白腻，脉紧或濡。

（2）风湿热痹证：起病较急，病变关节红肿、灼热、疼痛，甚至痛不可触，得冷则舒为特征；可伴有全身发热，或皮肤红斑、硬结。舌质红，苔黄，脉滑数。

（3）瘀血闭阻证：肢体关节刺痛，痛处固定，局部有僵硬感，或麻木不仁，舌质紫暗，苔白而干涩。

（4）肝肾亏虚证：膝关节隐隐作痛，腰膝酸软无力，酸困疼痛，遇劳更甚，舌质红，少苔，脉沉细无力。

【治疗方案】

1. 针刀治疗 分析病情，寻找高应力点、神经卡压点及引起功能障碍畸形的原因，选择不同治疗点，进行松解与解锁。临床上膝关节骨关节炎高应力点主要包括：①韧带（髌前韧带止点，内、外副韧带起止点，髌骨斜束韧带起点）；②滑囊（髌上、下囊，鹅足囊，腘窝囊等）；③关节内（翼状皱襞起点、脂肪垫、髁尖内血管袢）；④神经卡压点（隐神经髌下支、腓总神经腓骨小头部卡压点）。

松解法时注意事项：一问（病史）、二查（功能）、三触（痛点及结节条索）、四读（X线、CT或MRI片）、五定位（疼痛患者定位疼痛神经属性）。

应用针刀松解法治疗时，一般先选择仰卧位治疗膝前部，然后再选俯卧位治疗膝后部分。

操作方法：病人先仰卧以充分暴露膝关节（膝下垫一软枕），碘伏皮肤消毒，根据病情轻重和功能障碍关键点（主要三大部分：肌腱、韧带、关节囊）进行松解治疗。

（1）髌前松解：松解髌前韧带止点（胫骨结节附着处），进行纵向剥离。松解髌下脂肪垫（从两侧膝眼处斜向45°进针，有柔韧感时进行通透剥离。然后将针刀退至髌尖两侧，直达髌下翼状皱襞。将刀口线垂直于翼状皱襞内侧切割1～2刀）。如髌骨上下活动度明显变小，可将针刀改为自髌尖下骨面内侧缘横向松解髌骨滑膜皱襞附着点，横向切割2～3刀，使其张力减低。髌骨上下左右活动度均小，可选择髌骨斜束支持带附着点。

病程过久，髌尖处可形成血管袢（小血管迂曲增生，牵拉髌骨而疼痛），可将针刀沿髌尖左右两侧斜束支持带和髌韧带夹角部沿髌尖平行进针，切割已增生变性的血管袢，突破柔韧部分。术后可能有少量出血，需要压迫1～2min。当此处增生的小血管神经束被切割破坏后，疼痛可消失。松解股胫关节变窄部位的侧副韧带：去除软枕，微多关节呈伸位，使侧副韧带处于紧张状态。必要时松解侧副韧带起止点（位于股骨内外髁外侧缘），或髂胫束止点（位于胫骨髁外侧和腓骨小头外侧，注意不要伤及腓总神经）。

（2）膝后松解：膝后胫侧的半腱肌、半腹肌、胸肌、腓肠肌止点，腓侧的跖肌，腓肠肌外侧头，股二头肌止点。方法是沿肌纤维方向平行进针，达骨面后剥离2～3次，不要横向切割。

（3）关节囊松解：病变关节囊由于长期处于高应力状态，使囊壁变性、变厚、挛缩、粘连，其外膜与相关肌腱筋膜密切相连，不同程度地增加了关节的拉应力；同时，关节囊处于高张力状态，加上囊内液体增多，协同致炎因子相互作用，引起严重疼痛症状。松解后一方面减张，减压同时也解除了相关神经支配区域的卡压。

松解部位：

1）髌上囊：附于股骨髌面上方浅窝边缘及股四头肌深面，当膝关节骨关节炎时，可产生大量积液。

2）髌前皮下囊：位于髌骨前方深层皮下组织内，在髌骨下半和髌韧带上半皮肤之间股四头肌前方。膝关节骨关节炎时，膝关节屈曲功能受限，松解连结此囊的周边肌腱筋膜，增加其活动度。

3）髌下皮下囊：在胫骨粗隆下半与胫骨之间。功能同髌前皮下囊。

4）髌下深囊：位于髌韧带深面与胫骨之间。作用与以上两囊相同。

5）膝外侧滑液囊：包括股二头肌下囊、腓肠肌外侧头腱下囊、腘肌下稳窝囊、腓侧副韧带与腘肌腱之间滑液囊。这些囊壁不同程度地与膝关节副韧带腘肌起点以及外侧半月板相连。当膝关节骨关节炎时，解决关节屈曲障碍必做。

6）膝内侧滑液囊：如鹅足囊、半膜肌囊、腓肠内侧头腱下囊；其中鹅足囊炎常与脂膜炎并存，多见于50岁以上偏胖女性。

7）腘窝囊肿：或称腘窝滑囊炎。膝关节骨关节炎时较常见，病人自觉膝后发胀，下蹲困难。与关节相通者名为滑膜憩室，不通者称滑囊炎。好发于腘窝后外侧。开口位置相当于腓肠肌、半膜肌滑液囊的交通口，紧贴腓肠肌内侧头之下。在此疏通剥骨有望使液体经口外泄，减轻肿胀。

以上关节囊的松解法主要采取透通切割法，必要时做十字切开2～3刀，使囊内压减低。液体超过5ml时，可用无菌针管抽出。若需固定，注意固定物以下血循环情况，不要太紧，以防深静脉血栓形成。

2. 刃针治疗

（1）治则治法：在关节腔减压的基础上，松解关节周围软组织，恢复关节的正常位置、改善关节液的生化平衡。

（2）操作步骤

1）定位：患者分别仰卧和俯卧。在以下部位切寻压痛和软组织异常改变。

A. 髌骨上方：主要是股四头肌和深层的髌上囊。包括阴市、梁丘、鹤顶和血海穴。

B. 膝关节两侧：为内侧和外侧副韧带。有阴陵泉和阳陵泉穴。
C. 髌骨尖两侧：为膝关节脂肪垫。有内膝眼和犊鼻穴。
D. 腘窝：内上方是半腱、半膜肌腱，外上方是股二头肌腱，中间有腘肌和跖肌通过。包括委中、阴谷、委阳、浮郄穴。

2）常规消毒。

3）进针：局部体表垂直刺入。

4）切刺：到达病灶层，纵行切刺，横行切刺，必要时十字切刺。

5）出针：用纱布块压住进针点，迅速将针拔出，稍按压贴无菌敷料。

特别提示：

1）髌骨上方操作时，深层的髌上囊要多点十字切刺，出针后立即拔罐。

2）膝关节两侧操作时，胫骨上端内侧的"鹅足"部，不能直刺，要斜行在层面间切刺。

3）髌骨尖两侧操作时，脂肪垫位于关节囊纤维层和滑膜层之间的皱襞中，穿过脂肪垫有落空感即进入关节腔，切勿再深入，以免损伤关节软骨甚至半月板。

4）腘窝操作时，委中穴处深层有胫神经、腘动静脉等通过，切刺时穿过深筋膜即可，或在穴位稍内和外侧切刺，较为安全。

3. 关节腔内治疗

（1）关节腔冲洗：在膝关节髌骨内上、外下或外上、内下穿刺，冲洗液总量为1500~2500ml，冲洗配方选用中药制剂（如复方苦参注射液或威灵仙注射液或丹参注射液）30~100ml，在严格无菌下配制操作。

（2）关节腔内药物注射：适应证为风寒湿痹或风湿热痹，膝关节肿胀明显，关节腔积液，浮髌试验阳性。用中药制剂，每次4~5ml，每周1次。

4. 辨证选择口服中药汤剂

（1）风寒湿痹证

治法：祛风散寒，除湿止痛。

推荐方药：防己黄芪汤合防风汤加减。防风、防己、黄芪、羌活、独活、桂枝、秦艽、当归、川芎、木香、乳香、甘草。

（2）风湿热痹证

治法：清热疏风，除湿止痛。

推荐方药：大秦艽汤加减。秦艽、当归、甘草、羌活、防风、白芷、熟地、茯苓、石膏、川芎、白芍、独活、黄芩、生地、白术、细辛等。

（3）瘀血闭阻证

治则：活血化瘀，舒筋止痛。

推荐方药：身痛逐瘀汤加减。桃仁、红花、当归、五灵脂、地龙、川芎、没药、香附、羌活、秦艽、牛膝、甘草。

（4）肝肾亏虚证

治则：滋补肝肾，强壮筋骨。

推荐方药：熟地、仙灵脾、骨碎补、土茯苓、川牛膝、炒莱菔子、秦艽、白芍、血藤、鹿衔草、全蝎粉（冲）、蜈蚣粉（冲）、地鳖虫粉（冲）。

5. 中药熏洗疗法　将诸药置于盆中，加水1500~2000ml煎沸20~30min，将患肢放在盆口上方高于药液30cm左右，并在膝关节处盖上毛巾，熏蒸10~15min（注意防止烫伤），待药液温度在60℃左右时，将患膝放入盆中浸洗，边洗边按摩膝关节，并做主动伸屈关节的运动至药液变凉。每日早、晚各熏洗1次，每日1剂，10剂为1个疗程。也可借助腿浴治疗器、熏蒸床（坐式）等设备进行治疗。外洗方：麻黄、桂枝、细辛、制南星、威灵仙、白芷、鹿衔草、花椒。

6. 康复指导 不负重运动。
【思考题】
膝关节骨关节炎的针刀治疗方法和康复方法有哪些？

第四节 强直性脊柱炎

【概述】 强直性脊柱炎属中医范畴中的"骨痹""大偻"，是一种主要侵犯脊柱中轴骨骼及四肢大关节的慢性进行性疾病，病变特点是椎间盘纤维环及其附近结缔组织的纤维化和骨化，以及受累关节的强直。患者早期多有腰骶部酸痛、僵硬；晚期引起脊柱强直、畸形，X线检查呈"竹节样变"，髋关节破坏、强直。该病严重影响患者身心健康、活动能力和生活质量。

【病因病理】 强直性脊柱炎的发病机制并不明确，其成因与遗传、感染、免疫、理化等因素相关。从中医辨证治疗思想来看，将该疾病归为"腰痛""骨痹""肾痹"等范畴，并将其在中医学上的研究归为"龟背""伛偻""僵人"。因"寒湿外袭，湿热浸淫，跌打损伤，瘀血"而致病。其病因为先天不足，后天失养，肝肾亏虚，督脉失养，阴阳气血失调，正气不固。

【临床表现】
1. 症状及体征 最早期主要是下腰骶部疼痛不适、晨僵，也可表现为单侧、双侧或者交替臀部、腹股沟处酸痛，症状可以向下肢放射，少数患者以颈、胸部疼痛为首发症状，症状在静止、休息时加重，活动后减轻。早期症状可以交替出现，持续时间常大于3个月，对非甾体抗炎药效果明显。另外，还可以出现关节外表现，除累及脊柱和外周关节外，还可累及关节外其他器官，比如眼部病变。30%患者可以在病程中出现眼部症状，如前葡萄膜炎、结膜炎，表现为眼痛、畏光、流泪、模糊等，还可以出现心血管病变，表现为主动脉根部传导系统，或者是升主动脉炎，心脏扩大、传导异常等。此外，还可以出现肺部改变，主要为间质性肺炎、肾脏病变、神经系统病变，以及皮肤病变和胃肠道病变。

2. 辅助检查
（1）X线：对称性的骶髂关节的侵蚀性损害所致关节间隙的假性增宽是此病的特异性诊断。
（2）MRI：提供最好的腰部脊柱骶髂关节的信息，准确性相当高，并可以使外科医生提早发现那些可能使患者发展为脊髓损伤的病变。对于那些不能行MRI检查的患者，如起搏器植入后，可行CT或脊髓造影检查。若考虑到转移性疾病或骨骼的损伤可考虑行放射性核素扫描或单纯X线平片检查。
（3）HLA-B27抗原的检测：在强直性脊柱炎患者中90% HLA-B27抗原呈阳性。全血分析可提示血红蛋白正常的贫血存在。由于血清中IgA抗体的增加，血沉往往是加快的。

【针刀疗法】
1. 操作环境 ①相对无菌治疗室。室内具备静脉开放、氧气开放、急救药品等条件。②具备灸疗设备。
2. 患者准备及操作记录 正常饮食休息，术前谈话，签署知情同意书。术中医患沟通，发现不适或无法配合者，立即停止施术。
3. 治法 针刀松解夹脊穴，针刀至小关节后囊减压，配合督灸。
4. 具体操作 取脊柱区颈部及华佗夹脊穴，消毒、铺无菌洞巾，针刀松解，间隔取穴。
5. 施术 严格按针刀疗法的四步八法进行治疗。在进针刀点周围常规消毒铺巾。可进行局麻。针刀口与神经血管、肌纤维平行，针刀垂直于皮肤进针，缓慢探索到达穴位的深层肌肉附着点，得气后在肌肉附着点上进行松解，提插或铲拨范围半径不超过2mm，如有结节要切而剥离，当术者手下有松劲感，患者出现酸胀感（部分可向上肢放射）即可。术后注意按压，防止出血。用无菌敷料外贴治疗点。

【其他治疗】针刀松解 24 小时后行督灸,每周 1 次,1 个月为 1 个疗程,疗程间隔半个月。每年连续治疗 3 个疗程,以春秋季治疗为宜,也可随到随治。连续治疗 3 年。督灸的配药和方法可教给患者家属,在非治疗期间自行督灸,每月 1 次。

【思考题】
强直性脊柱炎的临床表现有哪些?

第九章 神经病理性疼痛和周围神经卡压综合征

第一节 枕大神经卡压综合征

【概述】枕大神经卡压综合征是指因劳损、外伤等原因导致枕项部软组织渗出、粘连和痉挛，刺激、卡压或牵拉枕大神经，引起所支配区出现疼痛及感觉障碍的病症。好发于长时间低头伏案工作者，如教师、财务工作人员、银行职员、电脑操作员等。中老年女性群体多发，发病年龄呈年轻化趋势。本病发病较急，容易反复发作。

本病属于中医学"头痛""头风""痹证"等范畴。其发生常与外感风邪，以及情志、饮食、体虚久病等因素有关。其病位在太阳、少阳两经，基本病机是气血失和，经络不通或脑络失养。治则主要是调和气血，疏经活络止痛。

【相关解剖】

1. 枕大神经的组成及分布　枕大神经，即第2颈神经（C_2）后支的内侧支，自 C_2 后支发出，行于寰椎后弓与枢椎椎板之间，绕过寰枢关节后向上行，穿过头半棘肌、斜方肌及枕后腱弓，在枕外隆突旁、上项线处，离颈后正中线约2.5～3cm处穿出斜方肌腱膜及项部深筋膜，至皮下上行，分成数支，与枕动、静脉的分支伴行。枕大神经的分支较多，并相互交织成网状，分布于上项线以上至颅顶部的皮肤，支配后头部皮肤的感觉。

2. 枕大神经的解剖特点　枕大神经在穿过头半棘肌与斜方肌之间的筋膜出处的小孔，称枕大神经筋膜出口，枕大神经常在此处卡压。枕大神经筋膜出口体表定位的方法：枕外隆突与两侧颞骨乳突连线的内1/3处；或两侧颞骨乳突连线与斜方肌外缘线交点稍偏外的软组织凹陷中，近似于天柱穴。

【病因病理】本病主要是由于枕大神经长期受到炎性物质刺激，牵拉或筋膜卡压，产生神经支配区域的疼痛。

1. 筋膜无菌性炎症　如由于长期的伏案工作，导致颈后部深筋膜的无菌性炎症，引起深筋膜炎性渗出、粘连，从而刺激和压迫枕大神经。

2. 骨关节错位　枕大神经绕行寰枢关节，当寰枢关节损伤、半脱位或脱位时，局部的炎性反应可以刺激或直接牵拉神经而引起症状。

3. 颈部肌肉的病变　枕项部软组织长期劳损、颈肌挛缩、局部炎症渗出、粘连，结缔组织增生，枕大神经在穿经斜方肌、半棘肌时受到卡压。

4. 其他　枕大神经在穿出深筋膜时其周围有淋巴结分布，如果感冒等引起淋巴结肿大时，可卡压枕大神经引起临床症状。上颈椎的炎性疾病如风湿、椎间盘炎或肌腱、筋膜、韧带、软骨的炎性水肿，紧张挛缩，组织粘连，均可导致枕大神经受炎症刺激而产生症状和体征。

枕大神经在浅出斜方肌筋膜处最易受卡压，因为枕大神经在深层行于肌间或穿过肌肉，环境比较宽松，不致形成卡压。当穿出斜方肌腱膜和深筋膜时，可见大量的腱纤维和筋膜束从不同方向缠绕神经和血管，且紧贴枕骨，不易分离。

【临床表现】

1. 症状　主要表现为枕颈部一侧或双侧的疼痛，多呈自发性疼痛，其性质为针刺样、刀割样，可向枕顶部放射，有时甚至放射到前额或眼眶，头部活动、咳嗽时可以诱发或加重疼痛。疼痛发作时常伴有局部肌肉痉挛，偶见枕大神经支配区有感觉障碍。

2. 体征　头颅因颈部肌肉痉挛而处于强迫体位，表现为头略向后侧倾斜，在枕外隆突与颞骨乳突连线的内1/3处（即枕大神经筋膜出口）及两侧颞骨乳突连线与斜方肌外缘线交点稍偏外的软组织凹陷中有深压痛。在其他的上项线处有浅压痛。各压痛点可向枕颈放射，有时在枕大神经分布区尚有感觉过敏或感觉减退。

【治疗】

1. 针刀治疗

（1）体位：俯卧位。

（2）体表标志：枕外隆突、颞骨乳突、上项线。

（3）定点：枕外隆突与颞骨乳突连线的内 1/3 处（即枕大神经筋膜出口）。

（4）消毒与麻醉：常规消毒，铺无菌洞巾，0.5% 利多卡因局麻，每点注射 1~2ml，注入麻药时，必须先回抽注射器确认无回血。

（5）针具：Ⅰ型 4 号针刀。

（6）针刀操作：刀口线与人体纵轴一致，保持针刀体向脚侧倾斜 45°，与枕骨垂直，按四步规程进针刀达枕骨骨面，在骨面切开 2~3 次。调整刀口线 90°，铲切 2~3 次，范围 0.5cm。

术毕，拔出针刀，局部压迫止血 1min 后，无菌敷料覆盖伤口。

（7）疗程：每周治疗 1 次，4 次为 1 个疗程，视患者病情确定疗程。

2. 毫针治疗

治法：调和气血，通络止痛。取局部穴为主，配合循经远端取穴。

选穴：少阳头痛，太阳、丝竹空透率谷、风池、阿是穴、外关、侠溪。太阳头痛，天柱、后顶、风池、阿是穴、后溪、申脉。

方义：取头部腧穴调和气血，通络止痛。外关与侠溪、后溪与申脉分属于手足少阳经、手足太阳经，每组两穴为同名经穴配合，一上一下，同气相求，疏导少阳、太阳经气血。

操作：毫针常规针刺。风池穴应严格掌握针刺方向和深度，防止伤及延髓。

3. 耳针治疗 取枕、额、脑、神门。毫针刺法，或埋针法、压丸法。

4. 穴位注射治疗 取风池穴。选用维生素 B_{12} 注射液，穴位常规注射。

5. 银质针治疗

（1）体位：俯卧位。

（2）定位：枕外隆凸左右各旁开 2cm、2.5cm 定 4 点。在枕外隆凸下缘 2cm 处左右各旁开 1.5cm、2cm、2.5cm 定 6 个点，总共定 10 点。

（3）消毒与麻醉：常规消毒，铺无菌洞巾，0.5% 利多卡因局部麻醉，每点注射 1~2ml，注入麻药时，必须先回抽注射器确认无回血。

（4）针具：采用直径 0.7mm 的 3 号银质针。

（5）操作：根据上述定好的部位点，垂直人体颈部皮肤进针，穿过皮肤后，针身向头侧倾斜 45° 后进针（针尖朝向脚侧倾斜），经过皮肤、皮下、斜方肌腱、头半棘肌腱，到达头后小直肌腱。45℃ 恒温加热治疗，每次治疗 20min。

术毕，出针，局部压迫止血 1min。

（6）疗程：每 10 日 1 次，2 次为 1 个疗程，视患者病情确定疗程。

6. 铍针治疗

（1）体位：俯卧位。

（2）体表标志：枕外隆突、颞骨乳突、上项线。

（3）定点：枕大神经穿出皮下处、项上线处、第 2 颈椎棘突与乳突连线中点（风池穴）处。

（4）消毒：局部以 2% 碘酒、75% 乙醇常规消毒。

（5）针具：铍针规格：直径 0.50~0.75mm，全长 5~8cm，针头长 1cm，针体长 4~7cm，末端扁平带刃，刀口为斜口，刀口线为 0.50~0.75mm。针柄是用钢丝缠绕的普通针柄，长 3~5cm，治疗时要使刀口线和手柄的平面标记在同一平面上，以辨别刀口线在体内的方向。

（6）操作：医者左手拇指按压在进针点的旁边，右手持针柄用腕力将铍针直接垂直刺入压痛点，使针尖通过皮肤、皮下组织到达深筋膜，在进针过程中可有2～3层的突破感，寻找沉紧涩滞的针感，并在针感层，即松解卡压之处的软组织，进行松解疏通。

待针下无沉紧涩滞感时出针，不留针，疾刺速拔。局部压迫止血1min。

【术后手法及康复】

1. 术后手法　颈椎整复手法，颈肌牵拉手法。弹拨枕大神经、枕小神经周围肌筋膜，使其松弛。

2. 康复训练　颈部稳定性训练，呼吸训练，核心稳定性训练，感觉运动刺激训练。

【思考题】

1. 枕大神经卡压的分布特点是什么？
2. 枕大神经卡压的好发部位是哪里？为什么？

第二节　腕管综合征

【概述】

1. 中医认识　腕管综合征在中医古籍中没有明确的记载，根据其临床表现，将其归属中医学"经筋病""痹证"的范畴。痹者，闭塞不通也。痹证的病因始见于《黄帝内经》，《素问·痹论》中提出"风寒湿三气杂至，合而为痹也"。由于先天禀赋不足，或素体不健，营阴不足，卫气虚弱，脏腑功能低下，或因起居不慎，寒温不适，或因劳倦内伤，生活失调，腠理失密，卫外不固，导致风、寒、湿诸邪由外乘虚而入，合而为痹。或因劳损及外伤损伤血络，瘀血内停，脉络受阻，气血运行不畅，久之筋脉拘急，关节疼痛而难以屈伸。其主要的病机是气血瘀阻，经脉阻滞，不通则痛；或筋脉关节失于气血濡养，不荣则痛。本病在临床上具有渐进性及反复发作性的特征。病变初期多以邪实为主，外邪侵袭，或血瘀，或寒凝，局部经络阻滞不通而为痹，不通则痛，故患者初期多表现为腕部疼痛，指端麻木；若患者初期失治或病情反复，迁延不愈，久病入络，气血消耗不足以濡养肌肉，不荣则痛，邪留正伤可致虚实夹杂，故后期患者多疼痛不明显，局部感觉降低，肌肉萎弱无力以麻木为主。夜间阴气上升，阳气下降，阴血凝滞更甚，则疼痛晨轻暮重，夜间更甚。

2. 西医认识　现代医学对于腕管综合征发病机制的认识尚未完全阐明，根据国内外大量关于腕管综合征的研究，已获得大多数认可的主要相关因素为：①腕管内部结构复杂，包括神经、肌腱、肌肉、骨骼及屈肌支持带等多种内容物，结构紧凑，且管道细、无弹性，致使腕管内组织的任意改变均会引起一系列相对应临床症状的发生，为腕管综合征的发生提供了生理基础。②各种病变如囊肿、脱位、韧带肥厚、滑膜增生等均会引起腕管内绝对或相对狭窄，挤压正中神经，使腕管内压力增高，血液流速降低，渐致瘀滞形成，又阻碍了血流的流通，使肌肉神经等重要组织短缺了氧气和营养的供给，进而导致患者疼痛症状的产生及加重，也造成了神经信号的异常传导。③与人群长期高频次使用手腕做振动动作有关，这使得腕部骨骼、肌腱等软组织比其他人群的磨损更严重，更易使腕管内压力及组织受到外力的冲击而发生改变，出现肿胀、炎症等病理表现。④某些疾病如糖尿病、痛风、甲状腺功能减退等病的发生，使体内的糖分、盐分、痛风石等病理产物堆积于狭窄的腕管内，日久可使正中神经受到压迫，造成管内增生、憋胀甚至神经变性等情况的发生，影响到腕管内血液循环与流通，造成腕管内充血、水肿等，引起腕管综合征。⑤女性体内激素水平的变化也会导致腕管综合征的发生，如女性在妊娠期间，本病患病率高的原因，可能是体内孕激素和雌激素水平增高，使组织细胞水肿压迫所致；但更年期前后腕管综合征患病率高，则可能是因为抑制炎症细胞的雌激素减少，抗炎能力下降所导致的。

本病主要临床表现为正中神经支配区（拇指、示指、中指和环指桡侧半）感觉异常，夜间麻醒，起床活动或甩手后得到一定程度的缓解。患者常出现拇短展肌、拇对掌肌以及大鱼际肌桡侧肌肉萎缩。

3. 中医微创认识 腕部为手三阳经筋共同的筋结点，可运用横络解结法进行治疗。《灵枢·刺节真邪》曰："一经上实下虚而不通者，此必有横络盛加于大经，令之不通，视而泻之，此所谓解结也。"腕部经筋气血不通，在经筋走行部位上出现病理性条索、结节等，导致腕管内关节囊肥厚、组织粘连、内压增高等，产生"横络"，要将"横络"通过一定的手段进行纠正，即"视而泻之"，进行解结。通过"以知为数，以痛为输"的方法进行诊查，寻找横络，施以解结手段，可解除关节内外部"横络"对人体经脉及关节造成的压迫及痹阻。

【相关解剖】腕管是由屈肌支持带及腕骨形成的一个管道。腕骨的桡侧界由手舟骨结节、大多角骨和覆盖于桡侧腕屈肌的筋膜隔组成，尺侧界由豌豆骨、三角骨和钩骨钩组成。屈肌支持带起自舟状骨结节和多角骨桡侧突起，止于豌豆骨和钩骨钩尺侧。腕骨内容物包括正中神经，以及指浅屈肌（4根肌腱）、指深屈肌（4根肌腱）、拇长屈肌（1根肌腱），共9根肌腱。

【病因病理】腕管内压升高时，可减慢或中断神经的轴浆运输，使神经束膜水肿，而当压力成为持续的压迫状态时，可发生神经内膜水肿，神经内膜、束膜的通透性下降，从而使神经纤维束受压，神经内血供减少，神经纤维发生永久性的病理变化。桡骨远端骨折时腕关节过屈位固定，腕管内急性出血、液体增多，如血友病患者腕部出血、腕管内注射、烧伤均可引起腕管内渗出，腕管内压力升高而引起该综合征。长时间的腕部劳损也可使腕管内的筋膜增生变厚，导致对腕管内神经、血管的牵拉刺激。腕管综合征的病因可分为局部和全身因素。

1. 局部因素

（1）腕管容积变小：腕骨变异，屈肌支持带增厚，肢端肥大。

（2）腕管内容物变多：创伤性关节炎、前臂或腕部骨折、腕骨脱位或半脱位、变异肌肉、局部软组织肿块、正中动脉损伤、滑膜增生、局部血肿形成等。

（3）屈腕尺偏固定时间过长。

（4）反复屈伸腕指活动。

2. 全身因素

（1）神经源性因素：糖尿病性神经损伤、酒精中毒性神经损伤、工业溶剂毒作用、神经双卡综合征、淀粉样变。

（2）感染、非感染性炎性反应：类风湿性关节炎、痛风、非特异性滑膜炎、感染性疾病。

（3）体液失衡：妊娠、子痫、绝经、甲状腺功能紊乱、肾衰竭、红斑狼疮性血液透析、雷诺病、肥胖、变形性骨炎。

在诸多的病因中，发生率最高的为非特异性滑膜炎，其次为类风湿性关节炎。

【临床表现】

1. 桡侧3个半指麻木、疼痛和感觉异常。这些症状也可在环指、小指或腕管近端出现，麻索可牵扯至前臂掌侧远端，但前臂症状明显较手指及掌部轻且不会超过肘关节。部分患者整个手掌及手指均有症状。

2. 常有夜间痛及反复屈伸腕关节后症状加重。患者常以腕痛、指无力、捏握物品障碍及物品不自主从手中掉下为主诉。

3. 病变严重者可发生大鱼际肌萎缩、手指不能伸直、拇对掌功能受限。当症状进一步加重时，出现精细动作受限，如拿硬币、系扣困难。

【辅助检查】

1. Phalen试验 双前臂垂直，双手尽量屈曲，持续60s手部正中神经支配区出现麻木和感觉障碍为阳性；30s出现阳性表明病变较重。

2. 止血带试验 将血压表置于腕部，充气使气压达20kPa（150mmHg），持续30s，出现麻木为阳性。该检查灵敏度、特异度较高。

3. 腕部叩击试验 腕部正中神经部叩击,灵敏度为67%。
4. 肌电图、X线、CT和MRI检查 对腕管综合征的辅助诊断和鉴别诊断具有重要价值。

【治疗】

1. 中医微创治疗

（1）针刀治疗

1）治疗原则：疏通经脉，解痉止痛。

2）操作步骤：①定位：由轻到重触诊病变部位，确定痛点的部位及层次，用指甲压痕或染色剂标记。②消毒：用碘伏做局部皮肤消毒，铺无菌洞巾。③麻醉：以皮肤标记的痛点为中心，0.5%利多卡因局部逐层浸润麻醉。④进针：术者戴无菌橡皮手套，左手拇指指端垂直按压进针点，右手持针点刺进入皮肤，穿过皮肤时针下有种空虚感，是进入脂肪层的感觉，在缓慢刺入出现第二个抵抗感时，针尖到达筋膜表面，再用力点刺即突破筋膜进入肌肉。⑤松解：根据治疗需要，用针刀在不同的解剖层次进行点刺、切割、剥离。如在筋膜层减张可用针刀在筋膜表面散在点刺3~5针。做条索状粘连松解可沿纵轴方向连续进行线性切割。⑥出针：完成治疗操作后，拔出针刀的同时，用无菌敷料覆盖针孔，术者拇指端垂直按压1~2min，用无菌敷料或无菌纱布封闭针孔48小时。

3）体位：坐位。

4）体表标志：大多角骨、舟骨结节、豌豆骨、钩骨。

5）定点：屈肌支持带的掌长肌尺侧缘选取两个治疗点。

6）消毒和麻醉：常规消毒，铺无菌洞巾，2%利多卡因局部麻醉，每点注射1~2ml，注入麻醉药时，必须先回抽注射器确认无回血。

7）针刀器械：Ⅰ型4号针刀。

8）针刀操作：刀口线与前臂纵轴平行，针刀体与皮肤垂直，按四步规程进针到达屈肌支持带，每个治疗点切开屈肌支持带3~4次即可。

9）术毕，拔出针刀，局部压迫止血1min后，无菌敷料覆盖针孔。

该病往往需要多次进行针刀松解，勿追求一次性松解到位，一次性松解太过是临床上造成意外损伤的重要原因。

疗程：每周治疗1次，4次为1个疗程，视患者病情确定疗程。

（2）刃针治疗

1）体位：坐位或仰卧位。

2）定点：选取Tinel点向桡侧或尺侧水平旁开0.5cm处，单侧确定1~2个治疗点。

3）消毒：患者手腕内侧向上，充分暴露施术部位，用龙胆紫记号笔标记进针点，局部常规消毒。

4）操作：选用型号为0.40mm×40mm的刃针，左手拇指切按于进针点旁，下压皮肤横向拨动，再下压使神经血管在手指两侧，右手持刃针使刀口线与前臂纵轴平行，刃针体与皮肤垂直，紧贴左手拇指甲缘快速、小幅度刺入，进针时穿过屈肌支持带即可，切勿过深以免伤及深层组织。

术毕，拔出刃针，局部压迫止血1min。术毕用无菌敷料覆盖针孔。

2. 针灸治疗

（1）毫针治疗

1）选穴：主穴：取患侧大陵、内关。配穴：拇指疼痛麻木，加配经渠、少商等穴；示指疼痛麻木，加配阳溪、合谷等穴；中指疼痛麻木，加配外关等穴手背红肿疼痛，加配中渚、液门、外劳宫等穴；大鱼际萎缩疼痛，加配鱼际等穴。

2）操作：患者取仰卧位或坐位，针刺部位常规消毒，选用规格为0.25mm×25mm的一次性无菌针灸针进行针刺治疗，得气后留针30min。

3）疗程：每日1次，共治疗10日。
(2) 温针灸治疗
1）选穴：阿是穴、大陵、神门、太渊、劳宫、内关、间使、曲泽，单侧发病只取患侧穴位，双侧发病取双侧。
2）操作：患者取坐位，患肢自然伸直，掌心向上，平放于桌面。用一次性无菌针灸针行针刺，以局部出现酸胀感为度，大陵穴要求针感，针感向指端或上臂放射。待针刺完毕后，接着行艾灸治疗，用刀切取长约1.5cm艾条，在艾条中央用止血钳尖端捅一个小洞，注意不要捅穿另外一头，然后将艾条分别悬挂于内关、大陵、太渊、神门穴针柄处，再将艾条下端点燃以行温针灸，最后用一"U"形纸片置于艾灸的皮肤之上，其间注意询问患者艾灸皮肤的热度情况，以患者可以承受艾条热度为度，避免烫伤。每截艾条为1壮，每个穴位灸1壮，温针灸完成后，等待针柄冷却后出针，出针后用棉签按压针孔10s，避免产生血肿。

疗程：每日1次，每周5次，2周为1个疗程。

【思考题】
1. 试述腕管的解剖结构。
2. 试述针刀治疗腕管综合征的方法。

第三节　带状疱疹后遗神经痛

【概述】带状疱疹是由水痘带状疱疹病毒感染引起的一种病毒性皮肤病，沿周围神经分布有群集性疱疹，并以神经痛为特征。带状疱疹的皮疹消退以后，其局部皮肤仍有疼痛不适，且持续1个月以上者称为带状疱疹后遗神经痛，表现为局部阵发性或持续性的灼痛、刺痛、跳痛、刀割痛，严重者影响休息、睡眠、精神状态等。

祖国医学典籍中虽未直接提及"带状疱疹后遗神经痛"之名，但其中记载的"甄带疮""缠腰火丹""蛇丹""蜘蛛疮""火带疮""缠腰龙""蛇形丹""蛇缠虎疮""火腰带""蛇缠疮"等可对比现代医学中对该病相关的临床表现及症状的描述。巢元方《诸病源候论》最早将其称作"甄带疮"，书中有云："甄带疮者，绕腰生，此亦风湿搏于血气所生，状如甄带，因此为名，又云此疮绕腰背则杀人。"尔后，历代医家各抒己见，从不同角度对本病进行阐述和定义，至明代时病名已初步统一为"缠腰火丹"。关于带状疱疹后遗神经痛的描述，近现代医家根据其疼痛和皮损特点将其称为"蛇丹愈后痛"，是与现代名称极其相似的称呼。

【相关解剖】带状疱疹急性期结束之后在局部产生瘢痕性的愈合，这种愈合本可以促进疾病的恢复，而在另外一个意义之上则是带状疱疹后遗神经痛产生的一个重要病理基础。瘢痕的形成使得局部的血液运行受阻、代谢不畅，各种炎性物质堆积，不断地产生伤害性刺激促使疼痛的产生。

浅筋膜是肌的附属结构，是人体皮肤与固有筋膜浅层之间的疏松结缔组织。在固有筋膜浅层与真皮之间分布有与表面皮肤呈垂直方向的结缔组织，称为皮下支持带。浅筋膜中有皮神经、血管及淋巴管穿行，而它们的主干则位于脂肪较少的最深部，皮下的血管、神经与此皮下支持带交叉穿行。胸、腹部皮下支持带随年龄增长松弛，由于重力影响使皮肤形成沟褶，某些紧致部位随年龄增长，浅筋膜发生老化增生和退行性变。皮下支持带因老化而弹性改变，引起皮下血管神经通道挤压，而产生临床症状。

【病因病理】本病的病原体水痘带状疱疹病毒有亲神经和皮肤的特性。对该病毒无免疫力或有低免疫力的人群（多数是儿童）感染后，病毒经呼吸道黏膜侵入人体内，使人发生水痘或呈隐性感染。以后病毒侵入皮肤的感觉神经末梢，可长期潜伏于脊髓神经后根或脑神经节的神经元内。当宿主的免疫功能减退时，如患某些感染（如感冒）、恶性肿瘤，使用某些免疫抑制剂，经放射治疗、器官移植，发生外伤，处于月经期以及过度疲劳等，神经节内的病毒即被激发活化，使受累神经节发炎或坏死，产生神经痛。同时，病毒沿感觉神经通路到达皮肤，即在该神经支配区内发生特有的阶段性疱疹。

病变区皮肤表皮层、真皮层、皮下组织及浅筋膜在急性病变愈合后遗留广泛的不规则纤维结缔组织粘连、挛缩、皮肤感受器及其附属结构排列紊乱，棘皮细胞坏死、玻璃样变，导致局部营养性微细血管管腔狭窄或闭锁，引起局部微循环不同程度障碍，血液供应不足或已没有任何血液供应，乏氧代谢增多，末梢神经感受器不同程度受损，疼痛皮区缺血、缺氧、酸性代谢产物聚集，局部氢离子浓度升高，刺激本已受损的神经末梢，引起局部剧烈疼痛。

【临床表现】本病以剧烈的顽固性疼痛为主要临床表现。带状疱疹皮损消除后疼痛仍持续，轻微的刺激即引起疼痛发作。常见的疼痛表现有以下三种。

1. 激惹触痛型 以对痛觉超敏感为特征，轻轻触摸即可产生剧烈的难以忍受的疼痛。

2. 痹痛型 以浅感觉减退和痛觉敏感为特征，触痛明显。

3. 中枢整合痛型 可兼有以上两型的表现，以中枢继发性敏感化异常为主要特征。患者在就诊时将疼痛形象地描绘为火烧样痛、撕裂样痛、针刺样痛、刀割样痛、闪电样痛、绳索捆绑样绷紧痛等。

【针刀疗法】

1. 体位 俯卧位。

2. 体表标志 棘突。

3. 定点 棘突间点、关节突关节、皮损部位疼痛区。

4. 消毒与麻醉 常规消毒，铺无菌洞巾，0.5%利多卡因局部麻醉，每点注射1～2ml，注入麻醉药时，必须先回抽注射器确认无回血。

5. 针刀器械 Ⅰ型4号针刀。

6. 针刀操作

（1）棘突间点：刀口线与脊柱纵轴平行，针刀体与皮肤垂直，按四步规程进针刀达棘间韧带，然后调转刀口线90°，切开棘间韧带2～3次，注意勿进入椎管内。

（2）横突和肋横突关节：刀口线与脊柱纵轴平行，针刀体与皮肤垂直，按四步规程进针刀达肋骨横突骨面，然后将针刀小心移至关节突关节，微微转动刀口线，将关节突关节囊切开2～3次。

（3）皮损部位疼痛区：皮内松解。

【思考题】

试述针刀治疗带状疱疹后遗症的方法。

第四节　臀上皮神经卡压综合征

【概述】臀上皮神经卡压综合征，又称"臀上皮神经损伤""臀上皮神经炎"，是指臀上皮神经经过髂嵴骨纤维管处，由于各种原因造成的卡压或嵌顿等损伤而引起的疼痛，是引起腰腿痛的常见原因之一。臀上皮神经大部分走行在软组织中，其卡压部位好发于行程中的出孔点、横突点、入臀点等处。过去对该病没有清楚的认识，笼统地称为腰痛。该病通过腰部康复理疗可缓解症状，但疗效欠佳。针刀技术出现后，对于诊断明确的臀上皮神经卡压综合征有着确切的疗效。

祖国医学的典籍文献中并没有"臀上皮神经卡压综合征"的名称记述，根据其疼痛部位、感觉异常等临床特点，可归属为"腰痛""经筋痹证"等范畴。本病发作多因风、寒、湿邪侵袭，或久坐，或肝肾不足，致气滞其经，血瘀在脉，经络闭塞不通，濡养不能，痛痹因于此。

【相关解剖】臀上皮神经由第12胸神经～第3腰神经后外侧支的皮支组成。腰神经的后外侧支的分支分布于椎间关节连线外侧方的多个部位，如横突间韧带、髂腰韧带、胸腰筋膜和竖脊肌等，第12胸神经～第3腰神经后外侧支分出皮支，这些皮支在竖脊肌外侧缘邻近髂嵴处穿出胸腰筋膜后层，组成臀上皮神经，然后越过髂嵴进入臀部浅筋膜层，支配臀部皮肤。

臀上皮神经一般分为前、中、后三支，它们从不同平面贯穿包括胸腰筋膜后层在内的不同结构后浅出，最终都进入臀部。高位穿出者位于最外侧，低位穿出者位于最内侧，其中中支最粗大，分布于臀中间大部，最长者可至股后部腘窝平面之上。从起始到终点，臀上皮神经大部分走行在软组织中，其循行过程可分为"四段""六点""一管"。"六点"和"一管"是容易被卡压而出现临床症状的位置，尤其是横突点、入臀点。这"六点"也是针刀松解治疗臀上皮神经卡压综合征的常用治疗点。

1. 四段

（1）骨表段：椎间孔发出后，沿横突背面走行并被纤维束固定。

（2）肌内段：进入竖脊肌，向下、向外走行于肌内，走出竖脊肌。

（3）筋膜下段：走行于腰背筋膜浅层深面。

（4）皮下段：走出深筋膜，与筋膜下段成一钝角转折，向下外走行，穿行于皮下浅筋膜。此段跨越髂嵴，经过由竖脊肌、腰背筋膜在髂嵴的上缘附着处所形成的骨纤维性扁圆形隧道进入臀筋膜。

2. 六点

（1）出孔点：腰神经后支的外侧支自发出后到进入骨纤维孔处。

（2）横突点：后外侧支出孔后沿横突的背面和上面走行，在横突处被纤维束固定。

（3）入肌点：后外侧支离开横突后进入竖脊肌的入口处。

（4）出肌点：从竖脊肌逐渐浅出至胸腰筋膜处。

（5）出筋膜点：由胸腰筋膜浅层深面穿出至皮下浅筋膜处。

（6）入臀点：越过髂嵴进入臀部处。

3. 一管 由竖脊肌、腰背筋膜在髂嵴上缘附着处所形成的骨纤维性扁圆形隧道。其组成包括上、下、内、外壁。上壁由竖脊肌骨筋膜鞘、背阔肌筋膜和深筋膜的横行纤维所组成，下壁由髂嵴缘组成，内侧壁由竖脊肌处髂嵴软骨突起组成，外侧壁由背阔肌处的软骨突起组成。前开口于竖脊肌筋膜鞘，后开口于深筋膜。

【病因病理】

1. 病因

（1）解剖因素：在臀上皮神经损伤的发病过程中占有十分重要的地位。臀上皮神经在行程中转折较多，角度较锐，神经又被相对固定在筋膜鞘及骨纤维管和臀部浅筋膜的神经鞘中，在竖脊肌受损和痉挛时，容易受到牵拉与挤压，尤其是在髂嵴处。臀上皮神经在穿出骶髂筋膜形成的卵圆形孔隙处是一个薄弱环节，一旦腰部损伤，臀肌强力收缩可导致局部压力增高，使筋膜深部脂肪组织从孔隙处向浅层疝出、嵌顿等而引起腰痛。另外，当躯体做突然旋转、仰、俯等运动时，皮肤和浅筋膜等浅层结构活动度较大，深层筋膜活动度则较小，臀上皮神经容易被深筋膜裂隙或其固定边缘挤压或牵拉，从而损伤。

（2）损伤因素：除了外力直接作用导致神经损伤外，躯干向健侧过度弯曲或旋转时，臀上皮神经受牵拉，可发生神经的急、慢性损伤，或向外侧移位，造成神经水肿、粘连而出现卡压。筋膜后层大多数由横行纤维组成，少量纵行纤维止于髂嵴后缘和竖脊肌腱膜，因此承受横行的力较大，而纵行的力较小。当暴力作用时，筋膜在髂嵴的止点处易撕裂，神经在这些撕裂处移位时可受到卡压。病程迁延，撕裂的组织形成瘢痕、与神经发生粘连，躯体活动时神经即可被牵拉而移位，受到刺激发生疼痛。

2. 病理 临床上触及的痛性筋束，肉眼观察呈小片状，较触及的短小，与臀中肌及臀腱膜粘连，为纤维性粘连。全部束状物均非神经，与肉眼所见的神经支也无粘连。这些束状结节，光镜下观察均系纤维脂肪组织，其中有小血管壁增厚、炎症细胞浸润。可见横纹肌纤维，偶尔夹有神经纤维。

【临床表现】

1. 症状 主要表现为一侧或两侧腰臀部或大腿外上方疼痛，呈弥散性刺痛、酸痛或撕裂样疼痛，疼痛常是持续发生的，很少间断发生。一般疼痛部位较深，区域模糊，没有明确界线。急性期疼痛较剧烈，并向大腿后外侧放射，但常不超过膝关节；患侧臀部可有麻木感，但无下肢麻木；患者自诉起坐困难，弯腰时疼痛加重。

2. 体征 多数患者可以检查到固定的压痛点，其压痛点与臀上皮神经行程中的六个固定点基本相符，尤其在第3腰椎横突（横突点）和髂嵴终点（入臀点）及其下方压痛明显，按压时可有胀痛或麻木感，并向同侧大腿后方放射，一般放射痛不超过膝关节。直腿抬高试验多为阴性，腱反射正常。

【鉴别诊断】

1. 腰椎间盘突出症 该疾病的疼痛常超过膝关节且在腹压增加时可加重症状，直腿抬高试验及加强试验阳性，相应神经根椎旁压痛试验阳性，CT、MRI可明确鉴别。

2. 梨状肌综合征 在臀中部可找到横条状的病变，该部位有明显压痛，髋关节内收和内旋受限并加重疼痛。

3. 第三腰椎横突综合征 该疾病的特征性压痛点在第3腰椎横突尖部，可作鉴别。

4. 腰椎管狭窄症 其疼痛比较重。腰后伸试验阳性，下肢肌力、反射、感觉均可出现异常，并且根据CT、MRI不难做出鉴别。

【针刀疗法】

1. 体位 俯卧位。

2. 体表标志 髂嵴、肋弓下缘、竖脊肌外侧缘。

3. 定点 第3腰椎横突、髂嵴中段阳性反应点。

4. 消毒与麻醉 常规消毒，铺无菌洞巾，0.5%利多卡因局部麻醉，每点注射1~2ml，注入麻醉药时，必须先回抽注射器确认无回血。

5. 针刀器械 Ⅰ型3号针刀。

6. 针刀操作

（1）第3腰椎横突：刀口线与人体纵轴一致，针刀体与皮面垂直，按四步规程进针刀达横突骨面后，针刀体向外移动，当有落空感时即到达第3腰椎横突尖臀上皮神经的横突点，在此切开筋膜2~3次。

（2）入臀点松解：刀口线与人体纵轴一致，针刀体与皮面垂直，按四步规程进针刀达髂嵴上缘骨面后，针刀体向上移动当有落空感时，即到达髂嵴上缘臀上皮神经的入臀点，在此切开2~3次，深度0.5cm。术毕，拔出针刀，局部压迫止血1min后，无菌敷料覆盖伤口。

【思考题】

1. 试述臀上皮神经的分布特点。
2. 臀上皮神经卡压的好发部位是哪里？为什么？

第五节 梨状肌综合征

【概述】本病是由于间接外力使梨状肌受到牵拉而造成撕裂，引起局部充血、水肿、痉挛，刺激或压迫坐骨神经，引起的局部疼痛并向下肢后外侧放射和功能障碍等一系列症候群，又称梨状肌损伤、梨状肌孔狭窄综合征。本病多见于青壮年，男女比例为2:1，劳累、感受寒湿可诱发本病。

【相关解剖】梨状肌位于臀部中层，起自第2~4骶椎骶前孔外侧，肌纤维向外下方穿过坐骨大孔出骨盆至臀部，形成狭窄的肌腱抵止于股骨大粗隆顶部；梨状肌为髋关节外旋肌，受骶丛神经支配，其功能是使髋关节外展、外旋。坐骨神经为全身最大的神经，起自腰骶神经丛，经坐骨神经通道穿至臀部，位于臀大肌和梨状肌的前面，上孖肌、闭孔内肌、下孖肌和股方肌的后面，向下至大腿。坐骨神经在臀部与梨状肌关系密切，二者间关系常有变异，坐骨神经与梨状肌的关系可分为以下9型。

Ⅰ型：坐骨神经总干穿梨状肌下孔至臀部，此型为常见型，占61.19%。

Ⅱ型：胫神经穿梨状肌下孔，腓总神经穿梨状肌肌腹，此型为常见变异型，占32.89%。

Ⅲ型：坐骨神经总干穿梨状肌肌腹，占0.61%。

Ⅳ型：坐骨神经在骨盆内已分为两大终支，即胫神经和腓总神经，两支同穿梨状肌下孔，占1.99%。

Ⅴ型：腓总神经穿梨状肌下孔，胫神经穿梨状肌肌腹，占0.26%。

Ⅵ型：坐骨神经总干穿梨状肌上孔至臀部，占0.08%。

Ⅶ型：胫神经穿梨状肌下孔，腓总神经穿梨状肌上孔，占2.6%。

Ⅷ型：腓总神经在盆内分为两支，一支穿梨状肌上孔，一支与胫神经同经梨状肌下孔出盆，占0.17%。

Ⅸ型：骶丛穿梨状肌肌腹至臀部后，再分出坐骨神经，占0.17%。

【病因病理】

1. 梨状肌损伤 多由间接外力所致，如闪扭、跨越、下蹲等，尤其在负重时，髋关节过度外展、外旋或下蹲猛然直立用力，梨状肌突然过度收缩或牵拉而致撕裂损伤，局部渗血、水肿，引起无菌性炎症，肌肉产生保护性痉挛，从而刺激或压迫周围的神经、血管而产生症状。

2. 梨状肌变异 在解剖学上，坐骨神经紧贴梨状肌下缘穿出为正常型。梨状肌变异是指坐骨神经和梨状肌的解剖位置发生改变。梨状肌变异有两种类型：一是坐骨神经从梨状肌肌腹中穿出；另一类是指坐骨神经高位分支，即坐骨神经在梨状肌处就分为腓总神经和胫神经，腓总神经从梨状肌肌腹中穿出，胫神经在梨状肌下穿出。在临床上梨状肌综合征好发于上述变异，显然和解剖结构上的异常情况有密切关系。一旦梨状肌损伤或感受风寒湿邪，即可使梨状肌痉挛收缩，导致梨状肌营养障碍，出现弥漫性水肿、炎症，使梨状肌肌腹钝厚、松软、弹性下降等，梨状肌上、下孔变狭窄，从而刺激或压迫坐骨神经、血管等出现一系列临床症状。

3. 骶髂关节的病变及滑液囊的炎症等 骶髂关节的病变或滑液囊的炎性病变可刺激梨状肌，引起痉挛，并可通过炎性刺激梨状肌和坐骨神经产生坐骨神经痛。当神经根周围有瘢痕或蛛网膜炎时，从椎间孔到臀部一段坐骨神经发生粘连，导致坐骨神经张力增大，移动范围缩小，易被梨状肌压迫。

【临床表现】

1. 症状

（1）大部分患者有外伤史，如闪、扭、跨越、负重下蹲，部分患者有受凉史。

（2）臀部深层疼痛，疼痛可呈烧灼样、刀割样或蹦跳样疼痛，且有紧缩感，疼痛逐渐沿坐骨神经分布区域出现下肢放射痛。偶有小腿外侧麻木，会阴部下坠不适。

（3）活动受限，患侧下肢不能伸直，自觉下肢短缩，步履跛行，或呈鸭步移行。髋关节内收、内旋活动受限。

2. 体征

（1）压痛：沿梨状肌体表投影区有明显压痛。

（2）肌痉挛：在梨状肌处可触及条索样改变或弥漫性肿胀的肌束隆起。日久可出现臀部肌肉萎缩、松软。

(3) 患侧下肢直腿抬高试验：在 60°以前疼痛明显，当超过 60°时，疼痛反而减轻。

(4) **梨状肌紧张试验阳性**：患者仰卧于检查床上，将患肢伸直，做内收内旋动作，如坐骨神经有放射性疼痛，再迅速将患肢外展外旋，疼痛随即缓解，即为梨状肌紧张试验阳性。

【鉴别诊断】X 线片可排除髋关节的骨性疾病。

1. 腰椎间盘突出症 腰椎疼痛伴一侧下肢放射痛或麻胀，当腹压增高（如咳嗽）时会加重麻木。病椎旁深压痛，叩击放射痛，直腿抬高试验和加强试验阳性，挺腹试验阳性。CT 扫描可见腰椎间盘膨出或突出像。

2. 臀上皮神经损伤 疼痛以一侧臀部及大腿后侧为主，痛不过膝，在髂嵴中点下方 2～3cm 处有一压痛明显的条索状物，梨状肌紧张试验阴性。

【针刀疗法】

1. 体位 俯卧位。

2. 体表标志 髂后上棘、尾骨尖、股骨大转子。

3. 定点 坐骨神经出梨状肌下孔点，髂后上棘与尾骨尖连线的中点与股骨大转子连线的中内 1/3 交点处。

4. 消毒与麻醉 常规消毒，铺无菌洞巾，0.5% 利多卡因局部麻醉，每点注射 1～2ml，注入麻醉药时，必须先回抽注射器确认无回血。

5. 针刀器械 Ⅰ 型 3 号针刀。

6. 针刀操作 刀口线与下肢纵轴一致，针刀体与皮肤垂直，按四步规程进针刀经皮肤、皮下组织、浅筋膜、肌肉，当患者有麻木感时，已到坐骨神经在梨状肌下孔的部位，退针刀 2cm，针刀体向内或者向外倾斜 10°～15°再进针刀，有坚韧感时，即到坐骨神经在梨状肌下孔的卡压点，切开 1～3 次，范围 0.5cm。术毕，拔出针刀，局部压迫止血 1min 后，无菌敷料覆盖针孔。

7. 疗程 每周治疗 1 次，4 次为 1 个疗程，视患者病情确定疗程。

【思考题】

1. 什么是梨状肌紧张试验？
2. 梨状肌与坐骨神经的关系是什么？
3. 试述梨状肌综合征的针刀治疗方法。

第六节 股外侧皮神经卡压综合征

【概述】股前外侧皮神经在途经之处因某种致压因素卡压引起神经功能障碍，从而出现大腿部麻痛等一系列症状，称为股外侧皮神经卡压综合征。

【相关解剖】股外侧皮神经系由第 1～3 腰神经（$L_{1\sim3}$）发出，至近腹股沟韧带处即位于髂筋膜中，于髂前上棘内侧下方 1～1.5cm 处穿出腹股沟韧带的纤维性管道。纤维性管道长 2.5～4cm，此处的神经干较为固定。股外侧皮神经出腹股沟韧带的纤维性管道后走行于大腿阔筋膜下方，于髂前上棘下方 3～5cm 处穿过阔筋膜，在此点神经亦相对固定。

【病因病理】股外侧皮神经在两处相对固定的神经段，正好位于髋关节的前方。随髋关节的屈伸，该段神经容易受到牵拉和挤压。另外，股前外侧皮神经在骨盆内行程长、出骨盆入股部时形成的角度大、穿过缝匠肌的途径有变异等，均可诱发神经卡压。

股外侧皮神经系 $L_{1\sim3}$ 发出，通过腰大肌外侧缘，斜过髂肌，沿骨盆经腹股沟韧带深面，在髂前上棘下穿出阔筋膜至股部皮肤。在股外侧皮神经走行过程中，任何一处都可因为急慢性外伤作用、先天解剖变异、骨盆骨折、妊娠、炎症、疝气、肿块、异物、衣裤过紧、受凉等导致股外侧皮神经受到压迫。此外，肥胖的中老年女性易发生骶髂脂肪疝嵌顿，压迫股外侧皮神经。

【临床表现】
1. 症状
（1）常为单侧发生，少数双侧发病；病程缓慢渐进，迁延难愈。
（2）患者自觉大腿前外侧感觉异样，如蚁行、烧灼、麻木、寒凉和刺痛感等。症状以夜间更为明显，常影响睡眠。
（3）发病初时疼痛呈间断性，后逐渐变为持续性，急性发作时疼痛较为剧烈。
（4）站立或行走时间过长、下肢活动时衣服摩擦患部可使感觉异常加重。
（5）无明显肌肉萎缩和活动受限。

2. 体征 髂前上棘内下方有压痛，该处 Tinel 征阳性，股前外侧感觉减退或过敏。后伸髋关节、牵拉股外侧皮神经时，症状加重。

【鉴别诊断】本病应当与腰椎间盘突出症、腰椎管狭窄症以及其他原因引起的坐骨神经痛等疾病相鉴别。

【针刀疗法】
1. 体位 仰卧位。
2. 体表标志 髂前上棘。
3. 定点 髂前上棘压痛点。
4. 消毒与麻醉 常规消毒，铺无菌洞巾，0.5% 利多卡因局部麻醉，每点注射 1~2ml，注入麻醉药时，必须先回抽注射器确认无回血。
5. 针刀器械 Ⅰ型4号针刀。
6. 针刀操作 刀口线与下肢纵轴一致，针刀体与皮肤垂直，按四步规程进针刀达髂前上棘内侧骨面，针刀在骨面上向下纵向切开3次。术毕，拔出针刀，局部压迫止血1min后，无菌敷料覆盖针孔。在做针刀松解时，针刀松解一定在骨面上操作，不可脱离骨面，否则可能刺破腹壁，损伤腹腔内脏器官。
7. 疗程 每周治疗1次，4次为1个疗程，视患者病情确定疗程。

第七节　腓总神经卡压综合征

【概述】本病是因腓总神经在走行区域受到卡压或其他病理性刺激而引发相应临床症状的一种疾病。腓总神经与腓骨小头相邻，各种原因引起腓骨小头的变形或增大，以及解剖的变异，均可引起腓总神经卡压综合征的发生，是下肢较常见的一种周围神经卡压性疾病。

【相关解剖】腓总神经由 L_4~S_2 发出的纤维组成，坐骨神经在大腿中下 1/3 处分出腓总神经，经过腘窝外侧沟沿股二头肌后缘下行至腓骨头的后外侧，位置较为表浅，绕腓骨颈向前进入腓骨长肌，并在肌内分成腓浅神经和腓深神经。在腓骨头颈交界部与腓骨骨膜相连，并进入腓管。腓管是指腓骨长肌纤维与腓骨颈所形成的骨纤维管，在腓管内腓总神经与腓骨颈的骨膜紧贴在一起，腓管的长度约为27mm。腓管入口为腓骨长肌起始部及腘筋膜，一般均为腱性筋膜。腓管的出口可为腱性纤维，可为肌肉，也可为腱肌联合。

【病因病理】因为下肢运动较多且频繁，腓总神经卡压的概率较高，发病情况和患者的运动习惯及姿势关系较为密切，部分患者甚至回忆不起受外伤史，或否认不良生活习惯等。临床较为常见的病因有如下几种。

1. 较长时间的不当体位或姿势而致腓总神经受压，如不良坐姿，或膝关节反复的急剧屈伸，导致腓总神经反复被腓骨长肌纤维弓挤压、摩擦，发生水肿而致受压，局部结缔组织增生会加重卡压症状。

2. 局部的急慢性软组织损伤，如长时间的运动引发局部的软组织劳损，或腓骨小头附近遭受外力损伤而出现局部的炎性水肿，时间较长后出现。

3. 局部的占位性病变，如胫腓关节的腱鞘囊肿、腓骨上端的肿瘤、股二头肌腱腱鞘囊肿、外侧半月板囊肿等均可压迫腓总神经而致病。

4. 小腿上端骨折，如腓骨颈骨折、胫骨平台骨折等，关节结构紊乱，晚期可在骨痂形成过程中直接或间接地对腓总神经形成压迫。膝关节内侧脱位可引起腓总神经离断。

5. 踝关节内翻位扭伤，由于腓总神经被固定于腓骨颈上方腓骨长肌深面，强力的踝内翻引起突然的牵拉可损伤腓总神经使之发生水肿而被卡压。

6. 医源性损伤，如全膝关节成形术后引起的腓总神经麻痹，石膏或小夹板使用不当，在妇科检查或分娩过程中受脚架压迫等。

【临床表现】

1. 症状 以小腿酸软无力、前外侧麻木或足下垂等为主要临床表现。严重者，出现足下垂者，行走时需高抬膝、髋关节，有足向上甩的特有动作。

2. 体征 在腓总神经走行区域容易受到损伤及卡压部位常常可以发现异常压痛点，胫前肌、趾长伸肌、姆长伸肌、腓骨长肌肌力减弱，小腿外侧及足背部皮肤感觉减退。部分患者在腓骨头周围可扪及肿块，腓骨颈部 Tinel 征呈阳性。功能往往表现微弱和不完全麻痹，可以通过双侧对比来确定。

【辅助检查】肌电图检查可见无随意活动电位，刺激诱发电位可正常。

【鉴别诊断】该病的诊断需要排除因腰部病变引起的腓总神经区域的疼痛麻木症状，如腰椎间盘突出、第 4～5 腰椎椎体骨折、骨病及局部占位病变等，临床上很多的腰椎间盘突出以腓总神经走行区域的疼痛麻木为首要临床表现。

【针刀疗法】

1. 体位 仰卧位或侧卧位，患膝屈曲约 60°或伸直下肢均可。

2. 体表标志 腓骨头。

3. 定点 腓骨头附近的阳性反应点、腘窝外侧及胫前筋膜阳性反应点。

4. 消毒与麻醉 常规消毒，铺无菌洞巾，0.5% 利多卡因局部麻醉，每点注射 1～2ml，注入麻醉药时，必须先回抽注射器确认无回血。

5. 针刀器械 Ⅰ型 4 号针刀。

6. 针刀操作

（1）腓骨头附近的阳性反应点：刀口线与腓骨纵轴呈 45°，与腓总神经走行方向平行，针刀体与皮肤垂直，按四步规程进针刀达腓骨头颈交界骨面，纵行切开 2～3 次。

（2）腘窝外侧及胫前筋膜阳性反应点：刀口线与腓骨纵轴呈 45°，与腓总神经走行方向平行，针刀体与皮肤垂直，按四步规程进针刀达筋膜层，纵行切开 2～3 次。术毕，拔出针刀，局部压迫止血 1min 后，无菌敷料覆盖针孔。

7. 疗程 每周治疗 1 次，4 次为 1 个疗程，视患者病情确定疗程。

【思考题】

1. 试述股外侧皮神经卡压的针刀治疗方法。
2. 股外侧皮神经卡压的临床表现有哪些？

第八节 腓浅神经卡压综合征

【概述】腓浅神经卡压综合征是下肢最常见的神经卡压性疾病，是由于各种创伤，如小腿骨折、膝关节脱位、踝关节内翻扭伤、小腿石膏过紧等各种原因导致腓浅神经受卡压，而引起的以小腿外侧感觉障碍为主的综合征。

【相关解剖】腓浅神经自腓总神经发出后穿行于腓骨长、短肌之间后下行于腓骨长肌和趾长伸肌之间，穿深筋膜浅出。浅出处神经分为足背内侧皮神经和足背中间皮神经。足背内侧皮神经行于踝关节前方分为两支，一支至第1足趾内侧半。另一支分布于第2、3足趾相邻缘。足背中间皮神经行于足背外侧发出趾背支分布于第3、4、5足趾趾背。腓浅神经司除外小趾外侧半和第1、2足趾相对缘的踝前，足、趾背大部分区域的皮肤感觉。

【病因病理】腓浅神经在浅出深筋膜前穿行于腓骨长、短肌间及腓骨长肌和趾长伸肌之间，环境较宽松，不易发生卡压。而其皮支穿深筋膜浅出处为易发生卡压的部位。首先，在腓骨标本上观察到腓骨下端有不同程度的骨前嵴，且52%骨前嵴较锐利。其次，在腓浅神经的解剖观察中发现，腓浅神经皮支有30%越腓骨下端骨前嵴后浅出深筋膜，并穿行于由腓骨下端骨前嵴和深筋膜横行纤维所形成的骨纤维管中。因此，不恰当的运动可导致小腿下部深筋膜长期受累引起慢性炎症、粘连硬化，使骨纤维管变形、缩窄，易造成腓浅神经皮支卡压于腓骨下端骨前嵴上；或腓骨长肌从腓浅神经皮支浅出点处疝出亦可引起腓浅神经受卡压。

【临床表现】

1. 症状 以小腿中、下段疼痛为主，疼痛可向踝前及足背放射，休息和晨起减轻。由于疼痛发作与站立及行走时间长短有关，停止站立及行走、抬高患肢，疼痛可减轻或缓解，故又称为"站立性"疼痛。患者可有怕走远路等主诉。初起时站立或行走数十分钟后疼痛才发作，随着病史的延长，无痛站立、行走的时间缩短，疼痛加剧。

2. 体征 小腿外侧、踝前及足背皮肤感觉过敏或减退，小腿中、下段外侧有固定压痛点或Tinel征阳性，足跖屈、内翻可加重疼痛。

【辅助检查】

1. X线检查 X线摄片检查无异常。

2. 肌电图检查 可有腓浅神经感觉传导速度减慢，潜伏期延长。

【鉴别诊断】本病应注意与脉管炎、静脉炎、血管瘤等疾病鉴别。

【针刀疗法】

1. 体位 患侧在上的侧卧位。

2. 定点 局部阳性反应点。

3. 消毒与麻醉 常规消毒，铺无菌洞巾，0.5%利多卡因局部麻醉，每点注射1～2ml，注入麻醉药时，必须先回抽注射器确认无回血。

4. 针刀器械 Ⅰ型4号针刀。

5. 针刀操作 垂直点刺进针，依次穿过皮肤、皮下抵达深筋膜层后，平行腓骨方向行多点式松解4～5针，注意穿过筋膜层即可，不必刺入肌肉或骨表面，待患者感觉局部酸胀后，将针提至皮下，按压局部痛点消失，将针拔出，按压局部2～3min后结束治疗。

【思考题】

1. 腓浅神经卡压的临床表现是什么？
2. 试述腓浅神经卡压的针刀治疗方案。

第十章　慢性软组织损伤性疼痛

第一节　斜方肌慢性损伤

【概述】斜方肌慢性损伤是临床的常见病，斜方肌覆盖了颈、肩后部，因颈部活动幅度较大，频率较高，故斜方肌上部损伤较多，临床主要表现为颈、肩部疼痛。多缓慢发病，以单侧损伤多见，如延误治疗，病情常会继续发展。

【相关解剖】斜方肌为位于项区与胸背区上部的三角形的扁阔肌，在后正中线两侧各一块。斜方肌以腱膜形式起于上项线内1/3部至枕外隆凸、项韧带全长、第7颈椎棘突、全部胸椎棘突及棘上韧带。其止点可分为三部分：上部纤维向下方止于锁骨外1/3部的后缘及其附近的骨面；中部纤维平行向外止于肩峰的内侧缘和肩胛冈上缘的外侧部；下部纤维斜向外上止于肩胛冈上缘的内侧部。

斜方肌上部肌纤维收缩，使肩胛骨上提、上回旋、后缩靠近脊柱；中部肌纤维收缩，使肩胛骨后缩；下部肌纤维收缩，使肩胛骨下降、上回旋和后缩。如一侧肌纤维收缩，使头向同侧屈和对侧旋转；两侧同时收缩，使头后仰和脊柱伸直。斜方肌宽大且富含血供，受$C_{3\sim4}$前支和副神经支配。该肌的主要营养动脉是颈横动脉、肩胛上动脉，其次来自枕动脉及节段性的肋间动脉。

【病因病理】跌落摔伤或者车祸时的挥鞭式损伤，以及暴力撞击等都可使斜方肌颈段拉伤，日久迁延变成慢性损伤。

急性创伤可使上斜方肌拉伤，但造成上斜方肌病损的更为常见的原因是过度负荷或不明显的微小创伤，以及劳损造成的慢性损伤，其中慢性劳损性损伤是最主要的致病因素。斜方肌上、中、下三部分中上部最容易损伤疼痛。生活和工作中的不正确姿势，久坐无靠背的座椅、高键盘操作、不正确的驾车姿势、反复快速投篮动作、长期背单肩包，以及一些习惯性动作，如习惯性头前倾姿势、长时间接听电话、拉小提琴等均容易使斜方肌上部出现慢性损伤。

此外身体畸形，如在骨盆倾斜、身体两侧不对称的情况下，斜方肌上部代偿性持续收缩可造成损伤。

【临床表现】

1. 症状　患侧颈、肩、背部酸痛、沉紧，活动颈部时患处有牵拉感，甚至伴有头痛、上肢痛，喜向患侧做后仰运动，按压、捶打患处有舒服感并可缓解症状。病情严重者低头、旋颈等活动障碍。

2. 体征　触诊检查可发现明确的痛点和条索、结节。

【辅助检查】X线片一般无明显变化，病程长者，枕后肌肉在骨面附着处可有骨赘生成。

【针刀疗法】

1. 体位　俯卧位或俯伏坐位。

2. 体表标志　上项线、枕外隆凸、第7颈椎棘突、胸椎棘突、锁骨、肩峰、肩胛冈。

3. 定点

（1）斜方肌在枕外隆凸和上项线附着点的阳性反应点。

（2）斜方肌在第7颈椎棘突附着点的阳性反应点。

（3）斜方肌在第12胸椎棘突附着点的阳性反应点。

（4）斜方肌在肩胛冈上下缘止点的阳性反应点。

（5）斜方肌肩峰止点的阳性反应点。

（6）斜方肌肌腹阳性反应点，多见于上斜方肌垂直走行部分和水平走行部分交界处。

4. 消毒与麻醉 常规消毒，铺无菌洞巾，0.5%利多卡因局部麻醉，每点注射1～2ml，注入麻醉药时，必须先回抽注射器确认无回血。

5. 针刀器械 Ⅰ型4号针刀。

6. 针刀操作

（1）斜方肌在枕外隆凸和上项线附着点处阳性反应点：刀口线与人体纵轴一致，针刀体向脚侧倾斜30°，按四步规程进针刀达枕外隆凸骨面，调转刀口线90°，向下铲切3次，范围0.5cm。

（2）斜方肌在第7颈椎棘突附着点阳性反应点：刀口线与人体纵轴一致，针刀体与皮肤垂直，按四步规程进针刀达第7颈椎棘突顶点骨面，纵横摆动1～3次，范围0.5cm。

（3）斜方肌在第12胸椎棘突附着点阳性反应点：刀口线与人体纵轴一致，针刀体与皮肤垂直，按四步规程进针刀达第12胸椎棘突顶点骨面，纵横摆动1～3次，范围0.5cm。

（4）斜方肌在肩胛冈上下缘止点的阳性反应点：刀口线与斜方肌肌纤维一致，针刀体与皮肤垂直，按四步规程进针刀达肩胛冈骨面，纵横摆动1～3次，范围0.5cm。

（5）斜方肌肩峰止点的阳性反应点：刀口线与斜方肌肌纤维方向一致，针刀体与皮肤垂直，按四步规程进针刀达肩峰骨面，纵横摆动1～3次，范围0.5cm。

（6）斜方肌肌腹阳性反应点：在定点位置触知阳性反应点、结节、条索并用拇、示指将其固定，如果可能将其捏起使之与深层组织分离。刀口线和肌纤维平行，针刀与皮面垂直，针刀经皮肤刺入达结节、条索表面，将结节、条索表面筋膜切开并纵横摆动即可。术毕，拔出针刀，局部压迫止血1min后，无菌敷料覆盖伤口。

7. 疗程 每次治疗的治疗点数量视患者病情而定。如患者耐受能力差可分多次完成治疗。同一治疗点治疗间隔3～7日，不同定点可于次日治疗。一般4次为1个疗程，视患者病情确定疗程。

【思考题】

1. 斜方肌慢性损伤的原因是什么？
2. 试述斜方肌慢性损伤的针刀治疗方法。

第二节 头夹肌慢性损伤

【概述】头夹肌慢性损伤，又称"扁担疙瘩"，是由于长期反复定向低头工作，使头夹肌在附着点出现损伤、粘连，因而机化，形成瘢痕、挛缩和增生。患者常有外伤史，或伏案工作，或长时间看电视、打电脑，或以往有长期挑担劳损史。

【相关解剖】头夹肌起于第3颈椎至第3胸椎棘突及棘上韧带（项韧带），止于上项线外侧端及乳突后缘，它和枕部肌肉共同在上项线外侧端交织附着，枕部肌肉又移行于帽状腱膜，与额肌呈前后状态共同紧张帽状腱膜。单向收缩使头转向同侧，双侧收缩使头后仰。

【病因病理】头夹肌的上面有斜方肌、背阔肌，下面有竖脊肌，它是使头部后仰的主要肌肉之一。头颈部的活动以第1胸椎为支点，而第1胸椎本身活动幅度较小，头颈部在频繁大幅度活动时，第7颈椎棘突成为应力集中点。因此头夹肌第7颈椎的附着处极易受损。

头夹肌的附着处损伤后，头颈部其他肌肉活动可影响头夹肌的修复，即使是肌腱处在制动状态下，肌腹也会在其他肌肉的活动下不停收缩运动。因此，头夹肌损伤后，其修复和损伤同时进行，进而损伤点的瘢痕组织越来越厚。

【临床表现】

1. 症状 患侧枕骨缘的上项线或第7颈椎棘突处疼痛，转头或仰头受限，颈项部有僵硬感。热敷可使颈项松弛，但附着处疼痛始终存在。不适感随气候变化而加重，更有严重者引起上肢麻木感、头晕、目眩等症状。

2. 体征 在第 7 颈椎棘突处或枕骨上项线单侧或双侧压痛；用手掌压住枕部，使其低头，令患者努力抬头后伸，即引起疼痛加剧；第 7 颈椎棘突处有隆起的包块。

【针刀疗法】

1. 体位 俯卧位或俯伏坐位。

2. 体表标志 枕骨上项线、乳突、第 2 颈椎棘突、第 7 颈椎棘突。

3. 定点

（1）上项线阳性反应点。

（2）第 7 颈椎棘突阳性反应点。

4. 消毒与麻醉 常规消毒，铺无菌洞巾，0.5% 利多卡因局部麻醉，每点注射 1～2ml，注入麻醉药时，必须先回抽注射器确认无回血。

5. 针刀器械 Ⅰ型 4 号针刀。

6. 针刀操作

（1）上项线阳性反应点：针刀刃与头夹肌纤维一致，针刀体与骨面垂直，按四步规程进针刀达骨面，纵横摆动 3～4 次，必要时可将反应点处腱纤维十字切开。

（2）第 7 颈椎棘突阳性反应点：刀口线与肌纤维一致，针刀体与皮面垂直，按四步规程进针刀达病灶即可，不可超过棘突根部，纵行切开 2～3 次。术毕，拔出针刀，局部压迫止血 1min 后，无菌敷料覆盖伤口。

7. 疗程 每次治疗的治疗点数量视患者病情而定。如患者耐受能力差可分多次完成治疗。同一治疗点治疗间隔 3～7 日，不同定点可于次日治疗。一般 4 次为 1 个疗程，视患者病情确定疗程。

【思考题】

试述头夹肌慢性损伤的针刀治疗方案。

第三节　肩胛提肌慢性损伤

【概述】肩胛提肌损伤，又称为肩胛提肌综合征，是以肩背部及项部疼痛不适，有酸重感，严重时影响颈、肩及上肢活动为主要表现的病症。慢性发病者为多，常反复发作、经久不愈，是临床较为常见的一种颈肩部软组织损伤疾病。本病以中青年患者居多，患者多有长期使用电脑或伏案工作史。肩胛提肌损伤在临床常被诊断为颈部损伤、肩颈痛、肩胛痛，也有的被误诊为颈椎病、肩周炎或落枕等。

【相关解剖】肩胛提肌位于项部两侧，其上 1/3 位于胸锁乳突肌的深面，下 1/3 位于斜方肌的深面，为带状长肌。起自第 1～4 颈椎横突后结节，肌纤维斜向后下稍外方，止于肩胛骨上角和肩胛骨内侧缘上部，收缩时，使肩胛骨上提内收，并向内旋转。若将肩胛骨固定，该肌单侧收缩可使头颈侧后屈，两侧同时收缩，可使头后仰。肩胛提肌受肩胛背神经（$C_{3～5}$）支配。

【病因病理】肩胛骨与胸廓相连的骨关节为肩锁关节、锁骨、胸锁关节，而另一重要连接是靠许多肌肉将肩胛骨悬吊在胸廓上，其中主要的是肩胛提肌。人坐位或站位时，肩胛骨由于重力向下坠，需要肩胛提肌等向上牵拉，使肩胛提肌经常处于高张力状态，同时肩胛提肌是头部旋转活动的应力集中处，因而容易造成损伤。

本病急性损伤多由突然性动作造成。颈部过度前屈时，突然扭转颈部易使肩胛提肌起点（第 1～4 颈椎横突后结节部）的肌纤维撕裂；上肢突然过度后伸，使肩胛骨迅速上提和向内上旋，肩胛提肌突然强烈收缩，因肩胛骨受到多块不同方向肌肉的制约，从而使肩胛骨与肩胛提肌不能达到同步配合，导致肩胛提肌止点（肩胛骨内上角）肌腱撕裂，引起瘀血、肿胀和局部肌痉挛，出现颈肩疼痛，后期受损组织通过自身修复、机化、粘连而形成瘢痕。

慢性损伤与长期低头并稍转向一侧的姿势、长期过度负重用力、急性损伤未有效治疗，以及局部感受风、寒、湿邪等有关，如长期伏案工作、织毛衣、睡眠时枕头过高等，导致肩胛提肌痉挛、缺血、水肿、代谢产物淤积等病理改变，形成条索、结节等，从而引起疼痛。

【临床表现】

1. 症状 颈肩背部酸胀疼痛，沉重不适感可向头颈部或肩背部放射，严重者可见颈部活动受限，或患侧耸肩畸形。多累及单侧，亦可双侧受累。疼痛部位以肩胛骨内上角最为明显，伴有颈部肌肉僵硬，耸肩或活动肩关节，肩胛骨内上方可有弹响声。低头、受凉或提拿重物时症状加重。病久者可有头痛、头晕、心烦等症状。

2. 体征 在肩胛提肌体表投影范围内有明显的压痛点，主要分布在肩胛骨内上角、肩胛提肌抵止前的肋骨面，以及第1～4颈椎横突部的后结节上，尤以肩胛骨上角最为多见。触诊可有组织紧张、僵硬，并伴有硬结和条索状物，活动肩关节肩胛骨上角有摩擦音，重按弹拨有弹响声。让患者尽力后伸患侧上肢，上提并内旋肩胛骨，可使疼痛加剧，或根本不能完成此动作。

【辅助检查】颈胸椎X线检查排除骨性病变，排除内脏病变引起的肩部牵涉痛。

【针刀疗法】

1. 体位 患者取俯卧位或俯伏坐位。

2. 体表标志 肩胛骨内侧缘、肩胛骨内上角。

3. 定点 术者以拇指在肩胛骨上角按压寻找阳性反应点。

4. 消毒与麻醉 常规消毒，铺无菌洞巾，0.5%利多卡因局部麻醉，每点注射1～2ml，注入麻醉药时，必须先回抽注射器确认无回血。

5. 针刀器械 Ⅰ型4号针刀。

6. 针刀操作 刀口线与肌纤维方向一致，针刀体垂直于肩胛上角边缘骨面，按照四步规程进针刀达肩胛上角骨面，缓慢移动针刀刃至肩胛上角边缘，在此位置轻提针刀3～4mm，至骨缘，切断少量肩胛提肌附着点纤维，每点切开4～5次。

【思考题】

针刀治疗肩胛提肌慢性损伤的穴位有哪些？

第四节 冈上肌慢性损伤

【概述】冈上肌慢性损伤是指冈上肌因受到喙肩韧带与肩峰部的摩擦、牵拉和卡压等造成损伤，发生疼痛、渗出和粘连等无菌性炎症改变。冈上肌损伤较常见，好发于中年体力劳动者，有肩部劳损或外伤史。患者常因肩痛或背痛就医，针刀治疗适用于冈上肌的慢性损伤。一般情况下损伤时间越长，针刀治疗的疗效越明显。

【相关解剖】冈上肌是肩部较小的肌肉，位于斜方肌下，起于冈上窝，向外行于喙肩弓之下，以扁阔的肌腱（腱宽2.3cm）止于肱骨大结节最上方的骨面上。与冈下肌、肩胛下肌、小圆肌腱共同组成肩袖，附着于肱骨解剖颈，形如马蹄，其作用为将肱骨头固定于肩盂中，协同三角肌动作使上肢外展。冈上肌是肩关节外展活动开始15°的发动者。因此，它对肩关节的主动外展运动有着特殊的意义。冈上肌受肩胛上神经（$C_{5\sim6}$）支配。

肩胛上神经是臂丛上干的分支，行向后外侧，在肩胛横韧带下方经过肩胛切迹入冈上窝，再绕肩胛颈下方至冈下窝，支配冈上肌和冈下肌。其神经末梢的分布则紧贴骨面，故当冈上肌或冈下肌损伤粘连时，可压迫肩胛上神经的末梢而产生剧烈疼痛。

【病因病理】冈上肌位于肩袖最中央，在肩关节肌群中是肩部四方力量之集汇点，因此是较容易劳损的肌肉。当上臂外展时，冈上肌腱须通过肩峰与肱骨头之间的狭小间隙，经常处于肩峰与肱骨大结节的挤压、摩擦与撞击之中，极易受损退变而钙化，是全身常发生钙化的肌肉之一。摔跤、抬举重物或其他体力劳动时，上肢突然猛烈外展而致冈上肌损伤或撕裂，严重者冈上肌腱可断裂。冈上肌撕裂的部位多在肱骨大结节以上 1.25cm 处，即经常受到撞击的腱末端，此处是冈上肌腱的高应力点，故易于损伤。

冈上肌受肩胛上神经支配，该神经来自 $C_{5\sim 6}$ 节段，当颈椎损伤、颈椎病波及该节段时，可引起冈上肌的放射性疼痛、酸、麻、胀感等症状，故当有冈上肌损伤症状时，亦应考虑是否与颈椎病有关。

【临床表现】
1. 症状 肩上部或外侧疼痛，有时向颈部或上肢放射。
2. 体征 肱骨大结节上方压痛，肩关节自动外展运动时小于 60° 和大于 120° 疼痛不明显，于 60°～120° 时出现疼痛加剧，称为疼痛弧试验阳性。这是冈上肌损伤的特异体征。

【辅助检查】
1. X 线检查 一般无异常，有时可见肱骨大结节处有钙化、毛糙和骨质疏松，为组织变性后的一种晚期钙化性冈上肌损伤，治疗时要防止肌腱断裂。
2. MRI 检查 可见冈上肌局部信号异常。

【针刀疗法】
1. 体位 俯卧位、侧卧位或俯伏坐位。
2. 体表标志 肩胛冈、肩峰、肱骨大结节。
3. 定点
（1）肱骨大结节阳性反应点。
（2）冈上窝阳性反应点。
4. 消毒与麻醉 常规消毒，铺无菌洞巾，0.5% 利多卡因局部麻醉，冈上窝麻醉时扪清痛点的骨面，以手指压住，注射针长轴应与背部平面几乎平行，直达冈上窝的骨面上，回抽注射器确认无回血、无气方可注入麻醉药，每点注射 1～2ml。
5. 针刀器械 Ⅰ型 4 号针刀。
6. 针刀操作
（1）肱骨大结节阳性反应点：刀口线和冈上肌纵轴平行，针刀体与骨面垂直，针体与上肢呈 135°，按四步规程进针刀达骨面。提起针刀切开肌腱止点 1～2 次，然后纵横摆动 1～2 次。
（2）冈上窝阳性反应点：刀口线和冈上肌纵轴平行，针刀体与人体纵轴一致，由头端朝向足端。按四步规程进针刀达冈上窝骨面，提起针刀至结节、条索表面，从结节、条索表面切至骨面 1～2 次，然后纵横摆动 1～2 次。术毕，拔出针刀，局部压迫止血 1min 后，无菌敷料覆盖伤口。
7. 疗程 每周治疗 1 次，4 次为 1 个疗程，视患者病情确定疗程。

【思考题】
针刀治疗冈上肌慢性损伤的穴位有哪些？

第五节 冈下肌慢性损伤

【概述】冈下肌起自冈下窝的骨面，肌束向外跨过肩关节后方，相当于天宗穴的位置，止于肱骨大结节中部。其功能是在上肢运动时稳定肱骨头于关节盂中，并外旋手臂。过度负荷会引起冈下肌慢性损伤，冈下肌慢性损伤十分多见，且损伤多在起点，慢性期疼痛非常剧烈，针刀治疗此病疗效显著。

【相关解剖】冈下肌为肩带肌，位于肩胛冈下部，揭开皮肤皮下组织即可见到。其内上方为斜方肌覆盖，外下方为小圆肌、大圆肌并被部分背阔肌覆盖。冈下肌起自冈下窝及肩部筋膜，形似三角形，向上外聚集形成扁腱，经肩关节后方止于肱骨大结节的中份骨面，构成内肩袖的后份，冈下肌和小圆肌联合腱腱宽4.7cm，止点腱下有滑液囊。冈下肌的作用为内收上臂和外旋肩关节，由肩胛上神经（$C_{5\sim6}$）支配，该神经以丰富的神经末梢止于冈下窝。肩胛骨常有变异，有的冈下窝骨面菲薄，有的在骨面中间为空洞样缺损，这种先天异常应引起注意。

【病因病理】冈下肌慢性损伤通常为突然或反复超负荷应力所致，如一些体育项目中的频繁屈伸手臂、击球或支撑，以及不良体位和职业性操作姿势等。冈下肌与肩胛骨骨面之间没有滑囊，肩关节活动时，冈下肌纤维与骨面发生摩擦，易出现损伤。此外，除冈下肌受到损伤外，还可使肩胛上神经受到过度牵张而导致受损。冈下肌损伤疼痛剧烈的原因：一是冈下窝的肩胛上神经末梢十分丰富；二是冈下肌损伤时，粘连、结瘢可能较重，挤压神经末梢。如果在大结节下方1.0cm处疼痛，多为冈下肌腱滑液囊炎所致，两种病变可并存。

【临床表现】

1. 症状 损伤早期，疼痛严重，多发生在冈下窝或肱骨大结节处，可连及肩峰的前方，上肢不能自由活动。慢性期痛觉减退，冈下窝有麻木感。喜做肩胛上提的动作，冈下窝及肱骨大结节处明显电击样疼痛或胀痛，可牵涉拇指，为酸胀痛，也可为麻痛，肩部活动受限，上臂上举不完全，手后伸摸背困难。病程较长者可于冈下窝处触及块状或条索状物，压痛明显，并可向患侧上肢尺侧放射。

2. 体征 患肢内收位主动外展时，引起疼痛加剧或根本不能完成此动作。

【辅助检查】

1. X线检查 一般无异常。

2. MRI检查 可见冈下肌局部信号异常。

【针刀疗法】

1. 体位 俯卧位，患侧胸部垫枕。术野暴露充分，可同时处理起、止点部位的损伤。

2. 体外标志 肩胛冈、肩胛骨内侧缘、肩胛骨外侧缘、肱骨大结节。

3. 定点 ①冈下窝阳性反应点；②肱骨大结节中份阳性反应点。

4. 消毒与麻醉 常规消毒，铺无菌洞巾，0.5%利多卡因局部麻醉，每点注射1～2ml，注入麻醉药时，必须先回抽注射器确认无回血。

5. 针刀器械 Ⅰ型4号针刀。

6. 针刀操作

（1）冈下窝阳性反应点：刀口线与冈下肌纤维平行，针刀体与皮面垂直，按四步规程进针刀达骨面，纵横摆动3次。

（2）冈下肌止点：刀口线与三角肌纤维平行，针刀体与上臂呈135°，按四步规程进针刀达骨面。调转刀口线与冈下肌纤维平行，调整针刀刃到大结节中份骨面的内侧腱末端处，继续推进针刀穿过冈下肌腱附着于游离的交界处的骨缘，纵横摆动3次。术毕，拔出针刀，局部压迫止血1min后，无菌敷料覆盖伤口。

7. 疗程 每周治疗1次，4次为1个疗程，视患者病情确定疗程。

【思考题】

冈下肌慢性损伤的临床表现有哪些？

第六节 臀中肌慢性损伤

【概述】臀中肌损伤发生于臀中肌及肌筋膜，有急性、慢性两种。急性损伤者，局部肿痛明显，一般无复杂的临床症状，严重时可引起臀部麻木、发凉等症状。慢性损伤者临床多见，肿胀不明显，但出现的症状较为复杂，还可累及梨状肌引起坐骨神经疼痛，使行走受限。

本病属于中医学"筋痹"的范畴，《素问·长刺节论》记载："病在筋，筋挛节痛，不可以行，名曰筋痹。"主要责之于足少阳经筋。足少阳经筋"起外辅骨,上走髀,前者结于伏兔之上,后者结于尻",其病"引膝外转筋,膝不可屈伸,腘筋急,前引髀,后引尻"。本病又分为内因和外因,中医认为"肝主筋""肾主骨",肝肾亏虚则筋易伤骨易弱;外力作用可以损伤人体的皮肉筋骨而引起的各种损伤,如跌倒、坠堕、撞击、碾压、劳损等。

【相关解剖】臀肌属髂肌后群,分为三层。浅层有臀大肌与阔筋膜张肌,中层由上而下依次是臀中肌、梨状肌、闭孔内肌和股方肌,深层为臀小肌和闭孔外肌。臀中肌为臀中层肌肉,起于髂骨翼外侧的臀前线和臀后线,前三分之二肌束呈三角形,后三分之一肌束呈羽翼状,在下端集中止于大转子外面及后面,为主要的髋关节外展肌,并参与外旋及伸髋关节。站立时可稳定骨盆,从而稳定躯干,特别是在步行支撑相尤为重要。臀中肌前部被阔筋膜覆盖,后部被臀大肌覆盖,其深层有臀小肌,由臀上神经($L_4 \sim S_1$)支配,血供主要是臀上动、静脉,臀上神经和臀上动、静脉出于梨状肌上孔。梨状肌与臀中肌相邻,起于第2~4骶椎前面,穿过坐骨大孔,止于大转子尖,其下孔有坐骨神经穿出。因此,臀中肌病变累及梨状肌时,会影响关联的神经与血管。

【病因病理】急性损伤一般有明显的外伤史、突然体位改变,或慢性损伤受诱因刺激引起臀中肌撕裂,引起炎症反应,刺激神经导致疼痛,疼痛可引起肌肉痉挛,持续的肌肉、筋膜痉挛又可导致组织缺血、缺氧,释放致痛、致炎物质,使疼痛加重。在臀中肌处能摸到病理反应物(如肿块、条索状物等)。

慢性损伤,因长期行走、下蹲、弯腰等动作,引起慢性积累性损伤,使臀中肌在髂嵴附着区及其与臀大肌的结合部,以及大转子止点受到反复的应力牵拉和摩擦作用,以致产生无菌性炎症反应,释放炎性介质,致使肌肉痉挛,局部血液循环障碍,有害代谢产物积聚,刺激神经血管束,产生相应疼痛症状,久之产生粘连、挛缩,进一步引起局部循环障碍及卡压周围神经,引起疼痛及麻木。当病变波及梨状肌时可出现梨状肌综合征。

【临床表现】臀中肌损伤可根据损伤波及的范围和病理变化,分为单纯型和梨状肌综合型。

1. 单纯型

(1)症状:臀中肌局部疼痛,下肢偶有散在疼痛和麻木感,但无神经根性刺激症状,无真正的放射痛。有些仅表现为足踝部疼痛和不适,足底麻胀,跖趾关节疼痛,局部无明显压痛。

(2)体征:直腿抬高试验局限于臀部痛,小腿神经系统检查阴性。臀中肌前外侧或后侧纤维处疼痛及压痛、可触及痛性条索,压之疼痛并可往同侧膝关节及远端肢体放射,下肢主动外展引起症状加重。

2. 臀梨综合型

(1)症状:臀部疼痛,伴有下肢放射性疼痛或麻木。

(2)体征:臀中肌、梨状肌有压痛点及筋束,疼痛可及下肢。梨状肌牵拉试验阳性,直腿抬高试验阳性。

【针刀疗法】

1. 体位 俯卧位或侧卧位,健侧腿在下,伸直,患侧腿在上,屈髋、屈膝。

2. 体表定位 髂前上棘、髂后上棘、梨状肌体表投影(髂后上棘到大转子尖连线中内2/3为梨状肌上缘)。

3. 定点

(1)臀中肌起点阳性反应点。

(2)臀中肌与梨状肌交界处:髂后上棘与尾骨尖连线的中点与大转子连线的中内1/3。

4. 消毒与麻醉 常规消毒,铺无菌洞巾,0.5%利多卡因局部麻醉,每点注射1~2ml,注入麻醉药时,必须先回抽注射器确认无回血。

5. 针刀器械 Ⅰ型4号针刀。

6. 针刀操作

（1）臀中肌起点：刀口线与臀中肌纤维平行，针刀体与皮面垂直，按四步规程进针刀达骨面，提起到达痛性条索、结节表面，纵行切开1～2次，然后纵横摆动1～2次，此时局部有酸胀或酥麻感，并可牵涉患侧下肢。

（2）臀中肌与梨状肌交界处：刀口线与下肢纵轴方向平行，针刀体与皮肤垂直，按四步规程进针刀到达梨状肌附近，当患者有麻木感时，退针刀2cm，针刀体向外倾斜10°～15°，再进针刀，手下有坚韧感时，平行梨状肌纤维切开1～2次，再纵横摆动1～2次。术毕，拔出针刀，局部压迫止血1min后，无菌敷料覆盖伤口。

7. 疗程 每周治疗1次，4次为1个疗程，视患者病情确定疗程。

【其他治疗】

1. 火针治疗 以髂前上棘后缘压痛点处，即臀中肌起点处为中心，周围每隔1cm左右定4～8个进针点，采用火针密集深刺至骨面后立即出针。每3天治疗1次，3次为1个疗程。

2. 手法治疗 以理筋手法为主。

1）操作过程：患者俯卧于诊察床上，全身肌肉放松，医生站立在患侧。在臀部找准压痛点，以单拇指指腹或双拇指重叠，重力按压，使压力作用在病变中心部位，并与患者身体纵轴线垂直方向弹拨，约20s即可。此时患者伤部剧烈疼痛，甚至不能耐受。每3日1次，直至臀部压痛消失，腰腿痛消除为止。

2）手法注意事项：施行手法前要向患者说明手法治疗时疼痛和疗效，取得患者合作；高血压、心功能不全及年老体弱者慎用。

3. 中药治疗 以温经散寒除湿为主。方用乌头汤加减。

【术后手法及康复】

1. 术后手法 臀中肌和梨状肌牵拉法。

2. 康复训练 臀中肌激活训练。

【思考题】

1. 简述臀中肌的解剖结构。
2. 臀中肌慢性损伤针刀治疗穴位有哪些？

第七节 棘上韧带慢性损伤

【概述】脊柱的弯曲活动常使棘上韧带劳损或损伤，突然外伤也常使棘上韧带损伤。腰段的棘上韧带最易受损。陈旧性的慢性损伤，针刀治疗效果较理想。

棘上韧带慢性损伤多为现代解剖学病名，中医学中属于"腰痛""筋伤"范畴。中医对本病的病因病机的认识大致可分为肾精亏虚、外伤瘀血、寒湿痹阻三个方面。肾精亏虚为本，跌仆外伤、筋脉痹阻为标。《素问·脉要精微论》指出："腰者，肾之府，转摇不能，肾将惫矣。"首先提出了肾与腰部疾病的关系密切。《金匮翼》云"瘀血腰痛者，闪挫及强力举重得之"，外伤后气血运行失常，致血离其经，溢于脉外，积存于体内而形成瘀血。不仅失去正常血液的濡养作用，反阻碍全身血液的运行，继发疼痛。《素问·长刺节论》："病在筋，筋挛节痛，不可以行，名曰筋痹。"《素问·痹论》曰："风寒湿三气杂至，合而为痹。"机体气血亏虚，风寒湿邪侵袭筋脉，导致关节屈伸不利、疼痛等症状，故筋脉痹阻也是此病的重要病因。

【相关解剖】棘上韧带为一狭长韧带，起于第7颈椎棘突，向下沿棘突尖部止于骶正中嵴，作用是限制脊柱过度前屈。

【病因病理】脊柱在过度前屈时棘上韧带负荷增加。如果把脊柱前屈时的人体看作一个弯曲的物体，那么棘上韧带处在弯曲物体的凸面，腹部处于弯曲物体的凹面。根据力学原理，凸面所受到的拉力增大。因此，棘上韧带在脊柱过度前屈时最易牵拉损伤。如果脊柱屈曲位突然受到外力的打击，棘上韧带也会受损，脊柱屈曲受到暴力扭转也易损伤棘上韧带。

棘上韧带损伤点大多在棘突顶部的上下缘。如损伤时间较长，棘上韧带棘突顶部上下缘形成瘢痕挛缩，可引起顽固性疼痛。

【临床表现】

1. 症状　腰背部有损伤或劳损史，腰椎棘突疼痛，弯腰加重。

2. 体征　在腰椎棘突上有明显压痛点，且都在棘突顶部的上下缘，其痛点浅在皮下。

【针刀疗法】

1. 体位　俯卧位。

2. 体表定位　棘突顶点。

3. 定点　病变节段棘突顶点。

4. 消毒与麻醉　常规消毒，铺无菌洞巾，0.5%利多卡因局部麻醉，每点注射1～2ml，注入麻醉药时，必须先回抽注射器确认无回血。

5. 针刀器械　Ⅰ型4号针刀。

6. 针刀操作　刀口线和脊柱纵轴平行，针刀体和背面垂直，按四步规程进针刀达棘突顶部骨面。将针刀体倾斜，如痛点在进针刀点棘突上缘，使针刀体和下段脊柱呈45°，如疼痛在进针刀点棘突下缘，使针刀体和上段脊柱呈45°，先纵行切开1～2次，再纵横摆动1～2次。然后沿脊柱纵轴使针刀体向相反方向移动90°，使其与上段脊柱或下段脊柱呈45°，先纵行切开1～2次，再纵横摆动1～2次。

术毕，拔出针刀，局部压迫止血1min后，无菌敷料覆盖伤口。

7. 疗程　每周治疗1次，4次为1个疗程，视患者病情确定疗程。

【其他治疗】

温针灸治疗　针刺督脉、足少阴肾经、足太阳膀胱经相应穴位并在特定穴位采用温针灸治疗。

嘱患者采取俯卧位，操作过程应保持无菌操作，局部常规消毒后，选用2寸（0.30mm×50mm）针灸针，取阿是穴1～2个，直刺0.5～1寸；肾俞穴直刺0.5～1寸；选用1.5寸（0.30mm×40mm）针灸针，取大椎穴直刺0.5～1寸；太溪穴直刺0.5～1寸；大肠俞穴直刺0.5～1.2寸；阳陵泉直刺1～1.5寸；昆仑穴直刺0.5～0.8寸；膈俞穴斜刺0.5～0.8寸，大钟穴直刺0.3～0.5寸；上述腧穴中，肾俞穴、太溪穴、大肠俞穴行提插捻转补法，膈俞穴行捻转泻法，其余诸穴均行平补平泻手法。大椎穴、阿是穴、肾俞穴行针得气，行相应补泻手法后，在针柄上插一段长约2cm艾条，点燃温灸，约20min燃尽，燃尽后，去除灰烬、拔针。治疗期间室内应保持安静，并注意观察患者反应，嘱其如有不适即告知治疗医师。

10次为1个疗程，治疗2个疗程。2个疗程之间休息2天。

【术后手法及康复】

1. 术后手法　腰背肌牵拉术。

2. 康复训练　核心稳定性训练。

【思考题】

1. 试述棘上韧带的解剖结构和生理功能有哪些？
2. 试述针刀治疗棘上韧带的方法。

第八节　第三腰椎横突综合征

【概述】第三腰椎横突综合征，又称第三腰椎横突周围炎或第三腰椎横突滑膜炎，是引起腰腿痛的常见病因之一。本病是由于腰部软组织劳损、筋膜增厚、粘连等病理变化，对通过第3腰椎横突的腰脊神经后外侧支卡压，导致的以腰、臀部酸痛及腰部活动受限为主的一系列症状。好发于青壮年体力劳动者，患者可有腰部外伤史，或超负荷弯腰负重致使腰部损伤史，或长时间弯腰劳作史。针刀治疗本病比手术治疗创伤小，临床效果比较可靠。

本病属于中医学"腰痛"的范畴，部位属于肾经、膀胱经。因外感、内伤或闪挫跌仆导致腰部气血运行不畅，或失于濡养，引起腰脊两旁疼痛为主要症状的病证。其基本病机为筋脉痹阻，腰府失养。病位在肾，与膀胱经、带脉和足少阴肾经有关。本虚标实，实证多为外感风寒湿热诸邪，寒湿停聚、湿热蕴结、瘀血阻滞等，虚证多为肾虚。

【相关解剖】第3腰椎横突位于第2、3腰椎棘突间水平，距正中线约3.6cm（不恒定）。L_1后支（参与组成臀上皮神经）自内上而外下穿行于胸最长肌肌腹中，由于此处与第3腰椎横突尖部距离很近，当第3腰椎横突尖部附着的软组织（肌肉、韧带、筋膜等）发生病变时，可对此处的胸最长肌造成牵拉进而使臀上皮神经受到刺激，这是第三腰椎横突综合征患者可能同时出现（膝以上）下肢痛的解剖学基础。

【病因病理】腰椎呈正常生理性前凸，第3腰椎位于这个前凸的顶点。在人类的5个腰椎中，第3腰椎是活动中心，是腰椎前屈、后伸、左右旋转时的活动枢纽。如前所述，在腰椎的横突上，有多条肌肉、筋膜附着，这些肌肉的收缩可以左右腰椎的活动。两侧横突所附着的肌肉和筋膜有着相互拮抗或协同的作用，以维持脊柱活动时人体重心的相对稳定。因为第3腰椎横突最长，它所受的杠杆作用最大，所以附着在此的韧带、肌肉、筋膜等所受的拉力也最大，也容易受到损伤。

当第3腰椎横突部出现肌肉或筋膜损伤时，可导致走行此处的臀上皮神经受到刺激，出现臀上皮神经支配区域（臀及大腿）的疼痛。

【临床表现】

1. 症状 腰、臀部酸痛，腰部活动受限，部分患者可有臀部及下肢（膝以上）放射痛或麻木，极少数患者疼痛或麻木可放射至小腿外侧，但疼痛或麻木不因腹压增高（如咳嗽、喷嚏等动作）而加重。

2. 体征 压痛位置局限于第3腰椎横突尖端（一侧或两侧），部分患者可在此触及硬结或条索。部分患者在臀中肌后缘与臀大肌前缘交界处可触及条索状物（系臀中肌紧张或痉挛所致），并有明显压痛。部分患者股内收肌紧张，触之呈条索状。

【辅助检查】腰椎X线片表现并不一致：多数患者可观察到第3腰椎两侧横突不等长，腰部压痛多位于横突较长的一侧。部分患者第3腰椎两侧横突长度无明显差别或一侧横突表现为非水平位（向上方翘起），另有部分患者可表现为腰椎侧弯。

【针刀疗法】

1. 体位 俯卧位，腹部垫枕。

2. 体表标志 肋弓下缘、髂嵴、腰椎棘突。

3. 定点 第3腰椎横突尖阳性反应点。

4. 消毒与麻醉 常规消毒，铺无菌洞巾，0.5%利多卡因局部麻醉，每点注射1~2ml，注入麻醉药时，必须先回抽注射器确认无回血。

5. 针刀器械 Ⅰ型3号针刀。

6. 针刀操作 刀口线与躯干纵轴平行，针刀体与皮面垂直，按四步规程进针刀达第3腰椎横突骨面，调整针刀刃到达横突尖端边缘，此时调整刀口线方向，沿横突边缘弧形切割胸腰筋膜与横突连接处4~5次。

术毕，拔出针刀。局部压迫止血1min后，无菌敷料覆盖伤口。

7. 疗程 每周治疗1次，4次为1个疗程，可视患者病情确定疗程。

【其他治疗】
1. 理筋治疗（弹拨法）
（1）患者俯卧。医者用㨰法治疗患处及其周围，重点于患处治疗，施术5~10min。
（2）按揉上述穴位，"得气"为宜。
（3）对准第3腰椎横突部的肥厚硬结，反复弹拨3~5次，弹拨方向与硬结方向垂直。
（4）小鱼际擦腰患处，透热为度。
2. 针刺治疗
（1）取局部阿是穴及足太阳膀胱经穴。
（2）操作：常规针刺。①毫针虚补实泻法；②寒湿腰痛或肾阳虚加灸法；③肾虚配穴用补法；④瘀血腰痛阿是穴用刺络拔罐法；⑤痛势较急者委中点刺放血。
【术后手法及康复】
1. 术后手法 行局部弹拨手法、腰背部牵拉术。
2. 康复训练 核心稳定性训练。
【预防调摄】
1. 注意腰部保暖，切勿当风而卧，或睡卧湿地、水泥地，湿衣当及时更换。
2. 应注意在日常生活中保持正确坐、卧、行体位，劳逸适度，不可强力负重。
3. 注意摄生，节制房事。
4. 积极参加体育活动，加强腰部锻炼，或进行腰部自我按摩、打太极拳等医疗体育活动有助于腰痛的康复。
【思考题】
1. 第3腰椎横突局部有哪些解剖结构？
2. 试述针刀治疗第三腰椎横突综合征的方法。

第九节　肩关节周围炎

【概述】肩关节周围炎，简称肩周炎，俗称"五十肩""肩凝症"，是以肩痛伴肩关节运动障碍为临床表现的疾病。本病是由于肩关节周围软组织广泛粘连和瘢痕引起的。好发于50岁左右的人群，女性多于男性，发病较慢。理论上，肩周炎属于有自愈倾向的自限性疾病，其自然病程在不同个体差异较大，从数月到数年不等。

本病属于中医学"肩痹"的范畴，又有"漏肩风""肩凝症""冻结肩"之称。本病的发生常与体虚、劳损及风寒侵袭肩部等因素有关。本病病位在肩部筋肉，与手三阳、手太阴经筋密切相关。基本病机是肩部经络不通或筋肉失于气血温煦和濡养。无论是感受风寒，气血痹阻，或劳作过度，外伤损及筋脉，还是年老气血不足，筋骨失养，皆可导致本病。

【相关解剖】肩关节没有强劲的韧带，靠包裹在其周围的肌肉来维护，因而肩关节又被称为"肌肉依赖关节"。以下介绍与肩关节有关的软组织结构。

1. 盂肱关节　由肱骨头和肩胛骨的关节盂构成，属球窝关节，是上肢最大的关节，全身运动最灵活的关节。特点是关节头大，关节窝小（仅为关节头面积的1/3）。

2. 肩峰　是肩胛冈向外的直接延续，突出于肩胛盂之上，形成肩的顶峰。峰尖有喙肩韧带附着。

3. 喙突　是肩胛骨的一部分，为弯曲的指状突起，自肩胛颈凸向前、外、下，弯曲成环抱肱骨头状。在喙突与肩峰之间有喙肩韧带相连，该韧带内侧起于喙突上外侧，十分坚强，形成喙肩弓。

4. 喙肱韧带　起自喙突根部（水平部外缘），纤维呈放射状达关节囊，延伸至大、小结节及其间的肱骨横韧带。喙肱韧带加强关节的上部，好似肱骨头的悬吊韧带，其近侧纤维在外旋时紧张，有约束外旋的作用。

5. 喙肩韧带 连于喙突与肩峰之间,凌驾于肩关节上方,与喙突、肩峰共同构成喙肩弓。喙肩韧带是肩肱关节上部强有力的屏障,可防止肱骨头向内上方脱位。

6. 肱骨横韧带 简称肱横韧带,为肱骨的固有韧带,厚度约1mm,横跨在结节间沟的上方,连接大、小结节,部分纤维与肩关节囊愈合。肱骨横韧带和结节间沟之间形成一骨纤维管,有肱二头肌长头腱通过。

7. 肩袖 在盂肱关节周围,由冈上肌、冈下肌、小圆肌与肩胛下肌彼此交织形成一半圆形马蹄状的扁宽腱膜,从前、上、后方牢固地附着于关节囊上,不易分离,这一结构即称为肩袖。肩袖对稳定肩关节具有特殊意义。

8. 肩峰下滑囊 简称肩峰下囊,位于肩峰与冈上肌腱之间,其上为肩峰,下为冈上肌腱的止点,由于冈上肌腱与关节囊相融合,所以可视作滑膜囊之底。该滑囊可随年龄的增长而出现退行性变,表现为囊壁增厚,可被厚而平滑的粘连分为数个腔隙。

【**病因病理**】肩关节周围炎的发病原因,一般认为是在肩关节周围软组织退行性变的基础上,肩部受到轻微外伤,或累积性劳损,或受凉等,未能及时治疗和进行功能锻炼,造成肩部功能活动减少,导致肩关节周围软组织发生粘连,出现肩痛、活动受限,形成本病。发病过程主要与以下因素相关:①年龄及内分泌因素;②骨质疏松及肩关节退行性改变;③外伤与运动失稳;④颈椎退行性疾病;⑤感受风寒湿邪;⑥内脏牵涉痛长期不愈。主要病理变化为肩关节及其周围组织的损伤性、退行性的慢性炎症反应。如因冈上肌腱炎、肱二头肌腱炎、肩峰下滑囊炎、肩峰撞击症等造成肩部长期固定不动,或内分泌紊乱、慢性劳损、感受风寒湿邪等,均可继发肩关节周围炎,出现肩部肌腱、韧带、关节囊、滑液囊、韧带充血、水肿,炎症细胞浸润,组织液渗出,造成肩关节周围软组织广泛性粘连、疼痛、挛缩,进而造成关节活动严重受限。

颈椎病也是引起肩关节周围炎的原因,颈椎病变压迫 $C_{4\sim6}$,可造成肩部支配区软组织运动失调和神经营养障碍。另外,心、肺、胆管等疾患可发生肩部牵涉痛,如原发病长期不愈可使肩部肌肉持续性痉挛,造成肩关节活动受限,继发肩关节周围炎。

中医认为,本病多发生于老年人,因年老体衰,气血虚损,筋失濡养,风寒湿邪侵袭肩部致经脉拘急所致。气血虚损、血不荣筋为内因,风寒湿邪侵袭为外因。内外因相互作用,共同影响,引起肩关节周围炎。

【**临床表现**】

1. 急性炎症期

(1)症状:肩部疼痛,活动时加剧,如穿上衣时、耸肩或肩内旋时疼痛加重,不能梳头洗脸,患侧手不能摸背。可急性发作,大多数是慢性疼痛,有的只有肩部不适及束缚感。疼痛多局限于肩关节的前外侧,可延伸到三角肌的抵止点,常涉及肩胛区、上臂或前臂。有的患者疼痛迅速加重,尤以夜间为重,不敢取侧卧位。

(2)体征:肩部外观正常,局部压痛,痛点多位于结节间沟、喙突、肩峰下滑囊或三角肌附着处、冈上肌附着处、肩胛内上角等处。

2. 粘连渗出期 持续时间较久。

(1)症状:肩痛减轻或消失,肩关节活动度减小,严重时肩关节活动完全消失,梳头、穿衣、举臂、后背伸均感困难。

(2)体征:压痛轻微或压痛点减少,三角肌、肩胛带肌可出现轻度萎缩。

3. 缓解恢复期 为本症的恢复期或治愈过程。疼痛逐渐消减,肩关节挛缩、粘连逐渐消除,功能恢复正常。

【**辅助检查**】

1. X线检查 对直接诊断肩关节周围炎无帮助,多为阴性,可以排除骨与关节疾病,有时可见骨质疏松、冈上肌腱钙化，或大结节处有密度增高的阴影。

2. MRI 检查 冈上肌、冈下肌、肱二头肌长头可见异常信号。

【鉴别诊断】本病需与肩部骨、关节、软组织损伤，以及由此引起的肩关节活动受限疾患相鉴别。此类患者都有明显的外伤史，且可查到原发损伤疾患，恢复程度一般较本病差。

与颈椎病相区别，颈椎病虽有肩臂放射痛，但在肩部往往无明显压痛点，仅有颈部疼痛和活动障碍，肩部活动度尚好。

【针刀疗法】针刀治疗肩关节周围炎的效果因人而异，主要因为不同个体之间的病情差异较大，临床治疗首先应做到详细检查、明确病变位置，然后做出有针对性的针刀治疗。除了对患者的症状做出分析外，一般来说还应在喙突、喙肱韧带、结节间沟、冈上窝、冈下窝、大结节后外侧、肩胛骨外侧缘、肩峰下等位置寻找压痛点。

1. 体位 仰卧位或侧卧位（患肩向上）。

2. 体表标志 锁骨、肩峰、肩胛冈、喙突、大结节、小结节。

3. 定点

（1）喙突阳性反应点。

（2）喙肱韧带与喙肩韧带阳性反应点。

（3）结节间沟阳性反应点。

（4）肩峰下阳性反应点。

（5）冈上窝阳性反应点。

（6）冈下窝阳性反应点。

（7）肱骨大结节阳性反应点。

（8）肩胛骨外侧缘阳性反应点。

4. 消毒与麻醉 常规消毒，铺无菌洞巾，0.5%利多卡因局部麻醉，每点注射1~2ml，注入麻醉药时，必须先回抽注射器确认无回血。

5. 针刀器械 Ⅰ型3号针刀。

6. 针刀操作

（1）喙突阳性反应点：刀口线与人体纵轴平行，针刀体与皮面垂直，按四步规程进针刀达喙突尖骨面后，在喙突尖部行十字切开，然后沿喙突尖外侧缘弧形切开1~3次，将喙肱韧带、喙肩韧带在喙突上的附着部切开。

（2）喙肱韧带与喙肩韧带阳性反应点：刀口线与人体纵轴平行，针刀体与皮面垂直，按四步规程进针刀达喙肱韧带及喙肩韧带，调整刀口线使之分别与喙肱韧带、喙肩韧带的纤维方向垂直，切开韧带至肱骨头骨面1~3次。

（3）结节间沟阳性反应点：刀口线与上肢纵轴平行，针刀体与皮面垂直，按四步规程进针刀达肱横韧带表面，切开肱横韧带3~5次，纵横摆动1~2次。

（4）肩峰下阳性反应点：刀口线与上肢纵轴平行，针刀体与皮面垂直，按四步规程进针刀达肩峰外侧端骨面，然后移动针刀刃至肩峰下缘，使针刀沿肩峰下缘向深部继续刺入肩峰下滑囊，充分切开囊壁4~5次，在囊内通透剥离4~5次。保持刀口线方向呈水平位，在与肩峰外侧端相对应的肱骨头上将冈上肌腱切开4~5次。

（5）冈上窝阳性反应点：刀口线与人体冠状面平行，针刀体与人体纵轴平行，按四步规程进针刀达冈上窝骨面，然后调整刀口线方向呈矢状位，在冈上窝骨面向外侧铲切4~5次，以切断少量冈上肌起点处纤维，再将针刀刃提至皮下，保持刀口线方向呈矢状位不变，缓慢切至冈上窝骨面2~3次，以切断少量冈上肌纤维。在操作过程中始终密切关注患者反应，一旦出现触电感则立即停止操作，并移动针刀刃。

（6）冈下窝阳性反应点：刀口线与冈下肌纤维一致，使针刀体与皮肤表面垂直，按四步规程进针刀达骨面，然后将针刀柄摆向脊柱侧，沿冈下窝骨面向外侧方向铲切2~3次，切断少量冈下肌起点肌纤维。因冈下窝骨面与冈下肌之间有旋肩胛动脉走行，铲切时必须注意针刀刃始终不离骨面操作，以免伤及该动脉。

（7）肱骨大结节阳性反应点：刀口线与冈下肌纤维一致，使针刀体与皮肤表面垂直，按四步规程进针刀达肱骨大结节后外侧骨面，轻提针刀0.1~0.2cm，然后沿大结节骨面铲切2~3下，将少量冈下肌、小圆肌在肱骨大结节后外侧部的止点纤维切断而充分松解其张力。

（8）肩胛骨外侧缘阳性反应点：刀口线与大、小圆肌纤维一致，使针刀体与皮肤表面垂直，按四步规程进针刀达小圆肌起点区，向外缓慢移动针刀刃至肩胛骨边缘，然后轻提针刀0.1~0.2cm，沿骨面铲切3~4次以切断少量小圆肌纤维，有效降低其张力。

术毕，拔出针刀，局部压迫止血1min后，无菌敷料覆盖伤口。

7. 疗程 每次治疗的治疗点数量视患者病情而定，一般每次定点不超过10个，如患者耐受能力差可分多次完成治疗。同一治疗点治疗间隔3~7日，不同定点可于次日治疗。一般4次为1个疗程，视患者病情确定疗程。

【其他治疗】

1. 针刺治疗

（1）取穴：主穴：肩髃、肩髎、肩贞、肩前、阿是穴、阳陵泉、条口透承山。配穴：手阳明经证配三间；手少阳经证配中渚；手太阳经证配后溪；手太阴经证配列缺。

（2）操作：毫针刺，泻法或平补平泻。可行透刺法：肩髃透极泉、肩髎透极泉、肩前透肩贞。局部穴位可加灸法。肩关节活动受限者，在局部穴针刺前或出针后刺远端穴，行针后让患者活动肩关节。

2. 理筋治疗 治疗原则：初期，舒筋活血，通络止痛；中期，松解粘连，滑利关节；后期，促进功能恢复。

操作：

（1）患者取仰卧位或坐位，医者站（或坐）于患侧，用一指禅推、滚、拿法施术于患侧肩前部及上臂内侧，往返施术，配合患肢的被动外展、外旋活动。

（2）一手握患肢的肘部，另一手在肩外侧和腋后部用一指禅推、滚、拿法施术，并做患肢上举、内收等被动活动。

（3）点按穴位，"得气"为宜。

（4）做肩关节各方向扳法2~3次。

（5）肩关节摇法。

（6）医者为患者体后拉手以患者能够忍耐为度。

（7）医者站在患侧肩外侧，用双手握住患肢腕部稍上方，将患肢提起，用提抖的方法向斜上方牵拉。

（8）搓、抖法施术于肩部及上肢部。

（9）肩关节擦法，透热为度。

3. 拔罐 取肩部阿是穴。行刺络拔罐，2~3日治疗1次。

4. 火针 取肩部阿是穴。2~3日治疗1次。

5. 电针 取穴参考针刺治疗之主穴。局部、远端各取一穴，选用密波或疏密波。

6. 穴位注射 取肩部阿是穴。选用当归注射液，穴位常规注射。

【术后手法及康复】

1. 术后手法 肩关节助动手法。

2. 康复训练 胸椎灵活性训练、肩部稳定性训练。

3. 体操锻炼功能 锻炼极为重要，应在医师指导下进行积极锻炼，尤其是主动活动，即使是急性期也应做适当锻炼，以防止关节粘连。粘连期可忍着轻痛一日数次坚持锻炼。锻炼时间和强度因人而异，不论时间长短，有计划地进行，直至达到目的。常用练功方法如下。

（1）环绕甩肩法：患者早、晚做肩关节内旋、外旋、外展、环转上臂动作，反复锻炼，锻炼时必须缓慢持久，不可操之过急。

（2）爬墙法：患者侧面站立靠近墙壁，在墙壁上画一高度标志，以手指接触墙壁逐步向上移动，做肩外展上举动作，每日2～3次，每分钟5～10次，逐日增加上臂外展上举度数。

（3）手拉滑车法：可在屋柱上装一滑车。挂绳的一端系患肢，患者以健侧上肢向下牵拉另一端绳子，来帮助患侧关节的锻炼活动。

（4）握杆甩肩法：双手握住木棍或擀面杖两端，体前左右摇摆，以健肩推患肩尽力外展，再锻炼患肩后伸和上举功能。

【思考题】
1. 针刀治疗肩关节周围炎有哪些穴位？
2. 肩关节局部解剖结构有哪些？

第十节　肱骨外上髁炎

【概述】肱骨外上髁炎，又称肱骨外上髁症候群、网球肘等，是一组以肘外侧疼痛为主的综合征，好发于前臂劳动强度较大的中年人，如网球、羽毛球运动员，或家务劳动过多者。男女患病比例为1∶3，以右侧肢体多见。

本病属中医学"伤筋""痹病"范畴，一般起病缓慢，常反复发作，无明显外伤史，多见于从事经常旋转前臂和屈伸肘关节的劳动者，如木工、钳工、水电工、矿工及网球运动员等。

肘劳的发生常与慢性劳损有关，前臂在反复地做拧、拉、旋转等动作时，可使肘部的经筋慢性损伤。本病病位在肘部手三阳经筋。基本病机是筋脉不通，气血痹阻。

【相关解剖】肱骨外上髁是前臂伸肌群的起点，区域约为11mm（宽）×24mm（长），为不规则的箭头形峰性突起，突起高点呈条形，较锐，两侧延续为较平坦的骨面。与肱骨外上髁相连的肌有肘肌、桡侧腕长伸肌、桡侧腕短伸肌、指伸肌、小指伸肌、尺侧腕伸肌、旋后肌等。与肱骨外上髁相连的韧带有桡骨环状韧带、桡侧副韧带。

【病因病理】肱骨外上髁为肱桡肌和伸肌总肌腱附着处，经常用力屈伸肘关节，或前臂反复做旋前、旋后动作，可引起这些肌腱，特别是桡侧腕短伸肌腱，在肱骨外上髁附着部的牵拉，甚至撕裂伤，使局部出现充血、水肿等损伤性炎症反应，在损伤肌腱附近发生粘连，以致纤维变性。

局部病理改变可表现为：桡侧副韧带、桡骨头环状韧带的退行性变，肱骨外上髁骨膜炎，前臂伸肌总腱深面滑囊炎，慢性肱桡关节的滑膜炎症，桡神经分支或前臂外侧皮神经分支神经炎，或局部滑膜皱襞过度增厚等。病理检查可发现局部瘢痕组织形成，以及包裹在瘢痕组织中微小撕脱性骨折。

【临床表现】

1. 症状　患者常主诉肘关节外侧疼痛。早期感到肘外侧酸痛无力，在屈肘手部拿物、握拳旋转时疼痛加重；肘部受凉时也会加重。严重者握物无力，疼痛可向上臂、前臂及腕部放射，但在提重物时疼痛不明显，休息时多无症状。部分患者夜间疼痛明显。

2. 体征　局限性敏感性压痛，压痛点位于肘关节外上方，即肱骨外上髁处，常为锐痛。检查肱骨外上髁部多无红肿，肘关节屈伸范围不受限，较重时局部可有微热，病程长者偶有肌萎缩，肘关节屈伸、旋转功能正常，但腕关节抗阻力背伸和前臂旋前、旋后均可引起患处疼痛。严重者局部可微肿胀。

3. 手三阳经筋辨证

手阳明经证：肘关节外上方（肱骨外上髁周围）有明显压痛点，俗称网球肘。此型临床最为常见。

手太阳经证：肘关节内下方（肱骨内上髁周围）有明显的压痛点，俗称高尔夫球肘。

手少阳经证：肘关节外部（尺骨鹰嘴处）有明显压痛点，俗称学生肘或矿工肘。

【辅助检查】

1. X 线检查 多为阴性，有时可见肱骨外上髁处骨质密度增高，或在其附近见浅淡的钙化斑。

2. MRI 检查 可见异常信号。

3. Mill 试验 本病患者此试验为阳性。令患者在前臂旋前位做抗阻力旋后动作，或伸肘、握拳，或于屈腕位用力做旋前动作时，引发或加重肱骨外上髁处疼痛。

【针刀疗法】

1. 体位 患者仰卧位，患肘屈曲 90° 平置于桌面。

2. 体表定位 肱骨外上髁、鹰嘴、桡骨小头。

3. 定点 肱骨外上髁处阳性反应点（多少因人而异）。

4. 消毒与麻醉 常规消毒，铺无菌洞巾，0.5% 利多卡因局部麻醉，每点注射 1～2ml，注入麻醉药时，必须先回抽注射器确认无回血。

5. 针刀器械 Ⅰ型 4 号针刀。

6. 针刀操作 刀口线与前臂纵轴平行，针刀体与皮肤表面垂直，按四步规程进针刀达肱骨外上髁，提起针刀到达伸肌总腱表面，纵行切开伸肌总腱 3～4 次，再使针体向两侧倾斜约 45°，向其两侧铲切 2～3 次，调转刀口线 90°，横向切割肌腱 1～2 次。

术毕，拔出针刀，局部压迫止血 1min 后，无菌敷料覆盖。

7. 疗程 每 1～2 周治疗 1 次，4 次为 1 个疗程，视患者病情确定疗程。

【其他治疗】

1. 理筋治疗（舒筋通络，活血止痛）

（1）患者取坐位。医用施一指禅推、擦、大鱼际揉、拿法于肘后外侧，沿前臂背侧往复施术。

（2）按揉穴位，"得气"为宜。

（3）弹拨肱骨外上髁处及前臂伸肌群。

（4）拿捏前臂部，沿前臂伸肌群往返 5～6 遍。

（5）大鱼际擦肘外侧上髁及前臂伸肌群，"透热"为度。

2. 针刺治疗

（1）取穴：主穴为阿是穴、曲池、肘髎、阳陵泉。配穴为手阳明经证配手三里、三间；手太阳经证配小海、阳谷；手少阳经证配天井、外关。

（2）操作：毫针泻法。

3. 火针 取阿是穴。2～3 日治疗 1 次。

4. 拔罐 取阿是穴。行刺络拔罐。

5. 穴位注射 取阿是穴。用当归注射液，常规穴位注射。

【术后手法及康复】

1. 术后手法 松解点弹拨。术者以拇指在进针点一侧按压，推动皮下组织连同肌腱沿骨面向另一侧滑动，以扩大针刀松解范围，反复 3～5 次即可。弹拨过程中患者感觉局部疼痛为正常现象。

2. 康复训练 胸椎灵活性训练、肩部稳定性训练。

【思考题】

试述肱骨外上髁炎的发病机制。

第十一节 桡骨茎突狭窄性腱鞘炎

【概述】桡骨茎突狭窄性腱鞘炎以手腕桡侧疼痛为主,多见于看护小孩者、手工操作者及中老年人,女性多于男性。起病缓慢,有时也可突然发生。初次发作且病情较轻者,局部制动、热敷或类固醇药物鞘管内注射可缓解症状,病程较长、症状明显者,适合针刀治疗。

本病属中医"筋痹"或"筋凝症"范畴。病因病机主要是寒湿侵袭和慢性劳损。多为慢性积累性损伤所引起。手腕部长期过度劳累可导致本病的发生,拇长展肌及拇短伸肌的肌腱在共同的腱鞘中频繁地来回磨动,日久劳损,即可使腱鞘发生损伤性炎症,造成纤维管的充血、水肿,鞘壁增厚、管腔变窄,肌腱变粗,肌腱在管腔内滑动困难而产生相应的症状。体弱血虚,血不荣筋者更易发生本病。若局部病变迁延日久,腱鞘纤维化和挛缩,腱鞘腔越变狭窄,使症状更为顽固。

【相关解剖】

1. 桡骨茎突 桡骨下端外侧面粗糙,有一个向下方的锥形隆起,即为桡骨茎突,其基部为肱桡肌腱止点。桡骨茎突外侧有两条浅沟,有拇长展肌腱及拇短伸肌腱通过。

2. 桡骨茎突部的肌腱

(1) 拇长展肌腱:位于桡骨茎突部肱桡肌腱的表面。拇长展肌起于尺骨和桡骨中部的背面及介于两者之间的骨间膜,止于拇指第1掌骨底的外侧。

(2) 拇短伸肌腱:位于桡骨茎突部肱桡肌腱的表面,与拇长展肌腱并排。

(3) 伸肌支持带:属于前臂筋膜的一部分。前臂筋膜是深筋膜,在前臂远端腕关节附近增厚,内侧形成掌浅横韧带及深面的屈肌支持带;外侧形成伸肌支持带,又称腕背侧韧带。在桡大共的宽度约为20mm。

3. 鼻烟窝区 所谓"鼻烟窝区",是指桡骨茎突下方的小凹陷。鼻烟窝区的近侧界为桡骨茎突;桡侧界为拇长展肌腱和拇短伸肌腱;尺侧界为拇长伸肌腱;底部是桡骨茎突尖、舟骨、大多角骨及第1掌骨底。桡动脉在分出腕掌侧支后从腕前方经鼻烟窝的底部,在鼻烟窝区的底部可以扪及动脉跳动。桡骨茎突的背面稍上方有桡神经浅支在皮下通过,走向手背桡侧部皮下。

【病因病理】拇长展肌腱及拇短伸肌腱在经过桡骨茎突到第1掌骨时,屈曲角度大约为105°,拇指和腕关节活动时此处肌腱折角加大,增加了肌腱与鞘管的摩擦。持续过度活动及反复轻度外伤,如用手指握物、手指内收及腕部尺屈时,增加摩擦和挤压腱鞘,腱鞘受刺激后可以发生炎症样改变,如水肿、渗出。纤维管壁正常厚约0.1cm,腱鞘炎时可增厚2~3倍,使本已狭窄的腱鞘变得更加狭窄,造成腱鞘内肌腱滑动障碍,日久该处腱鞘增生、肥厚,发生纤维样变。

女性拇长展肌腱和拇短展肌腱从腕到手的折角较男性大,这可能是女性发病率较男性高的原因之一。而女性发病多在哺乳期,可能与经常双手举托小孩动作有关,因将小孩从床上举托时,拇长展肌、拇短展肌会处于持续紧张状态,反复重复该动作,会加重对桡骨茎突腱鞘的摩擦刺激,从而导致该病发生。从临床来看,凡参与看护小孩的人员都易患此病,说明反复的腕部负重桡屈动作是诱发该病的关键因素,其他以手工操作为主的职业,如反复重复此动作同样容易发病。

【临床表现】

1. 症状 腕部桡侧疼痛,握物无力,提重物时自觉手腕乏力,并使疼痛加重,不能做倒水动作。疼痛可向拇指和前臂扩散,严重者可放射至全手或肩、臂等处,甚至夜不能寐。受到寒冷刺激时,腕桡侧疼痛加重。活动腕关节和拇指时疼痛加剧,尤其是屈拇指同时腕尺偏时更明显。严重者,拇指伸展活动受限。

2. 体征 桡骨茎突处可触及摩擦音,触之可摸到一豌豆大小的结节,似骨性突起,桡骨茎突桡侧部压痛明显。与对侧比较,可见患侧桡骨茎突处有一轻微隆起,但无红热现象。

3. 芬克尔斯坦试验（又称握拳尺偏试验）阳性 指屈向掌心，其余四指握住拇指呈握拳状，向尺侧做屈腕动作，桡骨茎突处出现疼痛为阳性。

【鉴别诊断】本病要与腕桡侧副韧带损伤相鉴别。一般桡侧副韧带损伤有急性外伤史，腕尺偏的疼痛与拇指内收掌心无关，与尺偏的程度和速度有关。该病压痛在桡骨茎突的尖部（远端），而腱鞘炎的压痛在桡骨茎突桡侧部。

【针刀疗法】

1. 体位 仰卧位，上臂平置于治疗床面，医师坐于患肢一侧。

2. 体表定位 桡骨茎突。

3. 定点 桡骨茎突处按压寻找压痛点并做好标记。

4. 消毒与麻醉 常规消毒，铺无菌洞巾，0.5%利多卡因局部麻醉，每点注射1~2ml，注入麻醉药时，必须先回抽注射器确认无回血。

5. 针刀器械 Ⅰ型4号针刀。

6. 针刀操作 刀口线与患肢纵轴平行，针刀体与皮肤垂直，按四步规程进针刀达腱鞘表面，顺患肢纵轴方向倾斜针刀至皮肤表面呈15°，依定点标志范围分别向近心端方向和远心端方向行腱鞘切开，针下有松动感时说明已达到松解目的。过程中必须始终保持刀口线与患肢纵轴平行，禁止调转刀口线以避免横断肌腱。

术毕，拔出针刀，局部压迫止血1min后，无菌敷料覆盖伤口。

7. 疗程 每周治疗1次，4次为1个疗程，视患者病情确定疗程。

【其他治疗】

1. 理筋治疗 擦揉患处及其周围前臂伸肌群桡侧，拿捏前臂伸肌群（或整个小臂），点按穴位，得气为度。弹拨患处3~5次，拨后加揉，使患者做被动活动：医者一手握住患腕，另一手握其拇指进行对抗牵引摇法。推按阳溪穴（相当于桡骨茎突局部）3~4次，以桡骨茎突为中心，用大鱼际擦法，透热为度。每日或隔日1次。

2. 针刺治疗 取阳溪为主穴，配合谷、曲池、手三里、列缺、外关等，得气后留针15min，隔日1次。

3. 药物治疗 治宜调养气血、舒筋活络为主，内服可用桂枝汤加当归、何首乌、威灵仙等，局部可外用海桐皮汤熏洗。

4. 手术治疗 以上方法治疗未见效果者，可行腱鞘松解术。在局麻下纵行切开腕背韧带和腱鞘（不缝合），解除对肌腱的卡压，缝合皮肤切口。有时拇长展肌腱与拇短伸肌腱各有一个腱鞘，此种解剖变异，术中应探查清楚。

【术后手法及康复】

1. 术后手法 腕部助动手法。

2. 康复训练 胸椎灵活性训练、肩部稳定性训练。

【思考题】

1. 试述桡骨茎突狭窄性腱鞘炎的发病机制。
2. 试述针刀治疗桡骨茎突狭窄性腱鞘炎的方法。

第十二节 屈指肌腱腱鞘炎

【概述】屈指肌腱腱鞘炎又称弹响指，因多数患者患指屈伸时有弹响出现，故名。临床发病率较高，好发于与掌骨头相对应的指屈肌腱纤维管的起始部。多与职业有关，手工操作者（如木工）多发。

本病属中医"筋痹"或"筋凝症"范畴。当局部劳作过度，积劳伤筋，或受寒凉，气血凝滞，气血不能濡养经筋则易发病。

【相关解剖】屈指肌腱腱鞘是分别包裹指浅、深屈肌腱和拇长屈肌腱的双层滑膜鞘，存在于肌腱通过腕管处，包裹拇长屈肌的为拇长屈肌腱腱鞘，包裹指浅、深屈肌腱的为屈肌总腱腱鞘。屈指肌腱腱鞘系深筋膜的增厚部，包裹屈指肌腱的前面与两侧，附着于指骨两侧，远侧止于远节指骨底。近侧止于掌指关节近侧 2cm 处。手指屈肌腱腱鞘与指骨共同形成骨纤维管，一方面有约束指屈肌腱于原位的作用，同时因其内面衬以滑膜鞘，又有润滑、便利活动的作用。屈指肌腱腱鞘在位于关节的部位（掌指关节或指间关节）可以出现增厚变化，因为这些部位常常是屈指用力时的着力点。腱鞘增厚的部位起着滑车作用，约束肌腱的滑动方向，故称滑车。

掌骨头处的滑车又称指鞘韧带，其边缘十分明显，在第 2～5 指，滑车的宽度为 4～6mm，厚约 1mm，而拇指滑车的宽度和厚度均较其余四指略有增加。

【病因病理】屈指肌腱腱鞘炎的发病部位在与掌骨头相对应的屈指肌腱纤维管的起始部，此处有较厚的环形纤维性腱鞘（即环形滑车）与指骨构成相对狭窄的骨纤维管，手指长期快速用力活动，如织毛衣、演奏乐器、洗衣、打字等，容易造成屈指肌腱慢性劳损。患者先天性肌腱异常、类风湿性关节炎、病后虚弱也易发生本病。因屈指肌腱和腱鞘均有水肿、增生、粘连，使骨纤维管狭窄，进而压迫本已水肿的肌腱成葫芦状，阻碍肌腱的滑动。用力伸屈手指时，葫芦状膨大部在环状韧带处强行挤过，产生了弹拨动作和响声，并伴有疼痛，故又称弹响指或扳机指。

狭窄性腱鞘炎也可能是某些静止型、亚临床型胶原疾病的后果。一些反复遭受轻微外伤的职业，如木工、餐厅服务员等，都容易发生狭窄性腱鞘炎。

【临床表现】

1. 症状 拇指或中指及环指屈指时疼痛，伴有弹响，严重者不能屈伸，呈伸直固定位或呈屈曲固定位。

2. 体征 患指掌指关节掌侧压痛，并可触及硬结，患指屈伸弹响甚至屈伸不能。

【针刀疗法】

1. 体位 患者取俯卧位，患手下垫敷无菌巾。

2. 体表标志 掌远侧横纹、掌骨头。

3. 定点 掌指关节掌侧阳性反应点。

4. 消毒与麻醉 常规消毒，铺无菌洞巾，0.5% 利多卡因局部麻醉，每点注射 1～2ml，注入麻醉药时，必须先回抽注射器确认无回血。

5. 针刀器械 Ⅰ型 4 号针刀。

6. 针刀操作 刀口线与患指纵轴平行，针刀体与皮肤表面垂直，按四步规程进针刀达腱鞘表面，将腱鞘切开 3～4 次，针刀下有松动感时说明已达松解目的。

术毕，拔出针刀，局部压迫止血 1min 后，无菌敷料覆盖伤口。

7. 疗程 每周治疗 1 次，4 次为 1 个疗程，视患者病情确定疗程。

【其他治疗】

1. 理筋手法 术者左手托住患侧手腕，右手拇指在结节部做按揉弹拨、横向推动、纵向拨筋等动作，最后握住患指末节向远端迅速拉开，如有弹响声则效果较好。每日或隔日做 1 次。

2. 针刺治疗 取结节部及局部阿是穴针刺，隔日 1 次。

3. 封闭疗法 用曲安奈德 20mg 或醋酸泼尼松龙 12.5～25mg 加 1% 普鲁卡因 2ml 行局部鞘管内注射，每周 1 次，2～3 次为 1 个疗程。药物准确注入腱鞘内，疗效多可满意。

【术后手法及康复】

1. 术后手法 手指主动屈伸运动手法。

2. 康复训练 胸椎灵活性训练、肩部稳定性训练。

【思考题】
1. 针刀治疗屈指肌腱腱鞘炎的穴位有哪些？
2. 试述针刀治疗屈指肌腱腱鞘炎的方法。

第十三节　内侧副韧带慢性损伤和鹅足滑囊炎

【概述】膝关节周围软组织损伤是指构成膝关节的软组织（包括肌肉在膝关节处的起止点、膝关节表浅部韧带、膝关节的脂肪垫、膝关节周围的滑液囊等）所发生的应力性损伤，其主要表现是膝部的疼痛，严重者影响膝关节功能，甚至发生关节畸形，其中膝关节内侧韧带与鹅足滑囊炎是最常见的膝关节周围软组织损伤，可以发生在任何年龄段，中年以上肥胖者多见，更是老年女性的常见疾病。

内侧副韧带损伤属中医"筋伤"范畴，病位在膝部经筋，属本虚标实之证。基本病机是气血瘀滞，筋骨失养。

【相关解剖】
1. 内侧副韧带　又称胫侧副韧带，扁宽而坚韧，位于关节的内侧。上方起自股骨内上髁，向下止于胫骨内侧髁及胫骨体的内侧面。

2. 鹅足滑囊　鹅足区是指前以胫骨粗隆内缘为界，后至胫骨内侧缘，上距胫骨平台5cm，下距胫骨平台9cm之间的区域。在此区域内有大腿肌前群的缝匠肌、内侧群的股薄肌、后群的半腱肌和内侧副韧带附着。3条肌腱逐渐愈合为一体共同附着于胫骨粗隆的内侧，愈合端的三条肌腱与愈合后的腱膜形成一鹅掌状的结构，故将此处命名为鹅足区。愈合后的肌腱分为两层：浅层是缝匠肌腱膜，深层为互相连接的股薄肌和半腱肌腱，该肌腱菲薄，覆盖两个滑液囊：即鹅足囊和缝匠肌腱下囊。鹅足囊大而恒定，其体积为45mm×35mm，形状为卵圆形。

【病因病理】膝关节周围的肌肉和韧带等组织起着稳定膝关节的作用，膝关节内侧的韧带包括内侧副韧带、髌内侧支持带等，它们在胫骨内侧髁上都有止点。胫骨内侧髁包括在鹅足区的范围内。这些组织在结构上互为附着，功能上密不可分，因此也会一并出现损伤。

膝关节内侧韧带损伤与鹅足滑囊炎常发生于肥胖者、体力劳动者与运动爱好者或以运动为职业者。其损伤发生的机制是瞬间拉应力改变。最大的受力部位一般都位于韧带或肌肉的起止点处，因此内侧副韧带在股骨内侧髁和胫骨内侧髁的附着点容易损伤。具体情况如下。

1. 在体重超重或负重时，作为主要承重结构的膝关节周围软组织（包括膝内侧肌肉和韧带）处于应力超负荷状态，这种情况下，当患者改变身体姿势时，会导致膝周稳定装置的受力瞬间增高，造成韧带的撕裂伤；另外，膝周稳定装置长期超负荷工作本身也可能会造成慢性损伤的出现。

2. 当膝关节处于屈曲位时，膝关节外侧受到打击或压迫，使膝关节被迫外翻，膝关节内侧间隙瞬间被拉宽，可造成内侧副韧带出现撕裂伤。

3. 在某些运动项目（如足球）中，当运动者因身体接触造成膝关节内侧拉应力瞬间增大时（如足球运动中出现双方"对脚"），可造成内侧副韧带与鹅足区的急性撕裂伤。

在撕裂伤发生时，损伤局部可能出现不同程度的内出血或渗出。在损伤修复过程中，撕裂部位慢慢愈合形成瘢痕，内侧副韧带的起止点处韧带和骨（膜）形成粘连病变。因出现瘢痕和粘连病变使韧带局部弹性降低，不能自由滑动，从而影响膝关节的功能，如果勉强行走，尤其是增加膝关节负重的行走，如上下楼梯、爬山等，会造成瘢痕和粘连部位受到牵拉，出现疼痛加重，并可能造成新的损伤发生。

从临床来看，内侧副韧带的中间部位也是常见的损伤点，这可能与内侧副韧带的受力特点有关。在膝关节做屈伸活动时，内侧副韧带要向前、后滑动，韧带中部的纤维会随之扭转、卷曲或突出等，增加了在韧带和胫骨之间的摩擦，从而出现损伤。

在鹅足区内，股薄肌、半腱肌和股骨内上髁处互相接近，在绕胫骨内侧髁时，两肌腱均贴近骨面，当肌肉收缩时，有可能与骨面发生摩擦，尤其是股薄肌。因此，胫骨内侧髁下方的股薄肌腱和半腱肌腱，是鹅足区最易发生损伤的部位。

【临床表现】

1. 症状 行走或上、下楼梯时膝关节疼痛，疼痛位于膝关节内侧或无法确定准确位置，下蹲或由蹲（坐）位站起时疼痛加重，严重者行走跛行。

2. 体征 膝关节内侧多点压痛，压痛点多位于股骨内侧髁至胫骨内侧髁之间的区域内（包括鹅足区）。内侧副韧带分离试验阳性。

内侧副韧带分离试验（又称侧压试验）：令患者取仰卧位，伸直膝关节，检查者站立于患者患肢一侧床旁，一手握伤肢踝关节上方，以另一手之手掌顶住膝关节外侧，自膝外侧向其内侧持续推压，强力使小腿被动外展，此时膝内侧出现疼痛者为阳性。

【辅助检查】

1. X 线检查 一般无异常，部分患者可见韧带钙化表现，严重者可见内侧关节间隙变窄。

2. MRI 检查 是目前韧带损伤类疾病最为可靠的影像学检查手段之一，韧带损伤部位显示信号异常。

【针刀疗法】

1. 体位 平卧位，患者膝下垫枕，使膝关节屈曲呈 150° 左右。

2. 体表标志 股骨内侧髁、胫骨内侧髁。

3. 定点 膝关节内侧股骨内侧髁至胫骨内侧髁之间的区域阳性反应点，分布可因人而异。

4. 消毒与麻醉 常规消毒，铺无菌洞巾，0.5% 利多卡因局部麻醉，每点注射 1～2ml，注入麻醉药时，必须先回抽注射器确认无回血。

5. 针刀器械 Ⅰ 型 4 号针刀。

6. 针刀操作 刀口线与下肢纵轴平行，针刀体与皮肤垂直，按四步规程进针刀达骨面，轻提针体 1～2mm，纵向切开 2～3 次，然后调转刀口线与下肢纵轴垂直，横行切开 2～3 次。

术毕，拔出针刀，局部压迫止血 1min 后，无菌敷料覆盖伤口。

7. 疗程 每次的治疗点数量视患者病情而定，一般每次定点不超过 10 个。如患者耐受能力差可分多次完成治疗。同一治疗点治疗间隔 3～7 日，不同定点可于次日治疗。一般 4 次为 1 个疗程，视患者病情确定疗程。

【其他治疗】

1. 针刺治疗 选取膝眼、梁丘、阳陵泉、血海、大杼以及局部阿是穴，毫针常规刺，可加电针，或加灸，或温针灸。

2. 耳针 取肝、肾、神门、交感、皮质下、内分泌、膝。每次选用 3～5 穴，毫针刺法，或压丸法。

3. 拔罐 取阿是穴。皮肤针重叩使出血少许，加拔罐。

4. 穴位注射 取膝眼、阳陵泉、梁丘、膝阳关。每次选取 2～3 穴，选用当归注射液，常规穴位注射。

5. 理筋治疗 患者仰卧，在损伤局部及其上、下方施搛、揉、摩、擦等法，点按血海、阴陵泉、三阴交，得气为度，在局部施擦法，透热为度。

6. 物理疗法 可采用超短波、磁疗、蜡疗、光疗、热疗等，以减轻疼痛，促进恢复。

7. 手术治疗 内侧副韧带完全断裂者，应尽早进行手术修补，术后屈膝 45° 位石膏外固定，3～4 周后解除固定，逐渐进行膝关节功能锻炼及康复治疗。

【术后手法及康复】

1. 术后手法 内侧副韧带拉伸手法。

2. 康复训练　呼吸训练、核心稳定性训练、感觉运动刺激训练、腘绳肌训练、股四头肌训练。

【思考题】
1. 膝关节周围软组织损伤的临床表现有哪些？
2. 简述针刀治疗膝关节周围软组织损伤的方法。

第十四节　踝关节陈旧性损伤

【概述】踝关节扭伤是常见的运动损伤，在关节韧带损伤中居第一位，在篮球、足球、滑雪、田径运动中最为多见。踝关节扭伤后应尽快治疗，如果迁延日久，容易造成受伤韧带慢性病变，影响踝关节的稳定性，出现反复的踝关节扭伤。踝关节扭伤的急性期与慢性期病理变化不同，相应的治疗原则和治疗方法也有很大区别。针刀治疗主要适用于慢性期病变，对于改善踝关节周围软组织的生物力学平衡及血运状态具有重要的临床价值，临床实践证明，针刀治疗可以使病程迁延多年的踝关节慢性损伤得以康复。

本病病位在踝部筋络。基本病机是筋络不通。疼痛在外踝下方，病在足太阳筋络；疼痛在外踝前下方，病在足少阳筋络；疼痛在内踝下方，病在足少阴筋络；疼痛在内踝前下方，病在足太阴筋络。

【相关解剖】
1. 足踝部的支持带　在踝的前、内及外侧，深筋膜均增厚形成支持带以保护其下走行的肌腱、血管与神经。其中，前侧深筋膜增厚所形成的支持带称为伸肌支持带；外侧深筋膜增厚所形成的支持带称为腓骨肌支持带；内侧深筋膜增厚所形成的支持带称为屈肌支持带。

2. 踝部的关节与韧带　踝部关节包括胫腓关节和距小腿关节，胫腓关节是由胫骨下端的腓切迹与腓骨下端的内侧面构成，胫、腓骨连接内部没有关节软骨，关节腔不明显，仅以骨间韧带相连，包括胫腓前韧带、胫腓后韧带、骨间韧带和胫腓横韧带。距小腿关节指连接距骨和胫、腓骨的关节，该关节的韧带包括距小腿关节前、后侧关节囊韧带，距小腿关节内侧韧带，距小腿关节腓侧副韧带。

【病因病理】
1. 病因　急性踝关节扭伤常发生于两种情况：一是身体由高处下落（下楼、跳起等）时踩空或落于不平地面及不规则物体之上，导致踝关节受到轴向暴力，受伤时以踝关节呈跖屈内翻位者居多，从而造成踝关节周围的韧带、支持带等软组织受到暴力牵拉而出现撕裂等损伤；二是运动过程中踝关节呈跖屈位时突然向内侧翻转，踝关节外侧韧带遭受暴力牵拉所致。

2. 病理变化　韧带、支持带等软组织受到过度牵拉损伤后，经自然恢复或积极治疗，组织间的出血、渗出液通过引流或自然吸收会逐渐消失，损伤组织进入修复期，通过机化、瘢痕化等过程获得修复，如果损伤轻微，修复后的组织在形态和功能上不会有明显异常，踝关节功能也不会受影响，患者也不会有异常感觉遗留。如果损伤较重，修复后的组织在形态上难以恢复如初，其瘢痕化将会导致组织挛缩。这种变化会带来多种后果：①修复后的韧带组织可能存在结构缺陷，从而导致其抗拉应力的能力减弱，对踝关节的保护作用下降，导致慢性踝关节不稳，易使患者发生反复的踝关节扭伤；②瘢痕化可导致韧带挛缩及对局部神经组织的卡压刺激，从而出现慢性疼痛等；③急性期损伤组织的出血、渗出等病理变化可能导致在后期修复过程中出现组织间的粘连，挤压局部小血管从而影响血供及静脉回流（可有长期的局部轻度肿胀），血供障碍又对组织的进一步修复产生不利影响，形成恶性循环。

【临床表现】
1. 踝关节外侧损伤
（1）症状：有多次反复踝关节扭伤病史，行走时感到踝关节前外侧隐痛，并在起步和停止时感觉不适。

(2) 体征：检查可有踝关节前外侧明显压痛，部分患者可有局部轻度肿胀。

2. 踝关节内侧损伤　相对少见。

(1) 症状：有踝关节内侧扭伤史，由于治疗不当遗留慢性疼痛，尤以走路时明显。

(2) 体征：踝关节前内侧明显压痛。

【辅助检查】踝关节外侧损伤，时间长者X线检查可见骨关节炎。

【针刀疗法】

1. 体位　仰卧位。

2. 体表标志　内踝、外踝。

3. 定点　踝关节前外侧及前内侧阳性反应点。

4. 消毒与麻醉　常规消毒，铺无菌洞巾，0.5%利多卡因局部麻醉，每点注射1~2ml，注入麻醉药时，必须先回抽注射器确认无回血。

5. 针刀器械　Ⅰ型4号针刀。

6. 针刀操作　刀口线与下肢纵轴平行，针刀体与皮肤垂直，按四步规程进针刀达骨面，轻提针体1~2mm，纵向切开2~3次。

术毕，拔出针刀，局部压迫止血1min后，无菌敷料覆盖伤口。

7. 疗程　每次治疗点数量视患者病情而定，一般每次定点不超过10个。如患者耐受能力差可分多次完成治疗。同一治疗点治疗间隔3~7日，不同定点可于次日治疗。一般4次为1个疗程，视患者病情确定疗程。

【其他治疗】

1. 针刺治疗　主穴：阿是穴、申脉、丘墟、养老。配穴：病在足少阳筋络加悬钟；病在足少阴筋络加然谷；病在足太阴筋络加商丘。还可用手足同名经配穴。

2. 理筋手法　按揉风市、昆仑、照海、太溪、解溪、丘墟、太冲等穴位；拔伸、摇、扳踝关节；擦损伤局部及其周围，以透热为度。

3. 固定方法　损伤严重者，根据其损伤程度可选用绷带、胶布或石膏外固定，保持踝关节于韧带松弛的位置。内翻扭伤采用外翻固定，外翻扭伤采用内翻固定，并抬高患肢，以利消肿，暂时限制行走，一般固定3周左右。若韧带完全断裂，固定4~6周。

【术后手法及康复】

1. 踝关节稳定性训练

(1) 抗阻踝外翻：坐在凳子上，用弹力带套住两脚，患脚用力外翻。

(2) 抗阻足内翻：弹力带远端固定作为阻力，用力内翻。

(3) 抗阻勾脚：弹力带远端固定作为阻力，踝关节从伸直位到屈曲位。

(4) 抗阻绷脚：以弹力带为阻力，手握近端固定，套在脚掌上从屈曲位尽量用绷带伸直。

2. 感觉运动刺激训练　在不稳定支持面上做踝关节深感觉训练。在不稳定支撑面保持站立平衡。可使用泡沫垫、平衡板或充气垫等器械，其不稳定程度可逐步提高。

【思考题】

试述针刀治疗慢性踝关节损伤的方法。

第十五节　跟　痛　症

【概述】跟痛症又称足跟痛、跟骨痛，可见于多种慢性疾病。本病好发于中老年人，但8~80岁的人都可发生，女性及肥胖者更为多见。

跟痛症多因老年肝肾不足或久病体虚，气血衰少，筋脉懈惰，加之体态肥胖，体重增加，久行久站造成足底部皮肤、皮下脂肪、跖腱膜负荷过重。足底的跖腱膜起自跟骨跖面结节，向前伸展，止于5个足趾近侧趾节的骨膜上，如果长期、持续地牵拉，可在跖腱膜的跟骨结节附着处发生慢性劳损或骨质增生，致使局部无菌性炎症刺激而引起疼痛。

【相关解剖】

1. 跟骨结节 跟骨是跗骨中最大的1块，跟骨后部的隆突为跟骨结节。在与其下面移行处有两个朝前的突起，称跟骨结节内、外侧突。跟腱止于跟骨结节的粗糙区。

2. 足底腱膜 连接于跟骨结节和趾骨的足底面，系由足底深筋膜增厚形成。足底腱膜分为中间部、内侧部与外侧部。足底腱膜中间部很强大，自跟骨结节内侧突的距面起始，向前分为5支，与足趾的屈肌纤维鞘及跖趾关节的侧面相融合。足底腱膜内侧部与外侧部都很薄弱，内侧部介于跟骨结节至蹰趾近节趾骨底，覆盖爵展肌；外侧部起于跟骨结节内侧突或外侧突，止于第5骨粗隆，覆盖小趾展肌，其外侧另有坚强的纤维带。

足底腱膜为足底某些肌肉的起点，具有以下作用：保护足底肌肉及肌腱和足底关节；站立（静止）时，足底腱膜纤维紧张，以支撑纵弓和横弓。

3. 足底脂肪垫 足跟部有丰厚的弹性脂肪组织，介于皮肤与跟骨及跟腱之间，以抵抗体重对足跟的压力。在这些脂肪组织周围的间隙内，有由弹性纤维组织形成的致密间隔，每个间隔又为斜行及螺旋排列的纤维带所加强，这些被弹性纤维组织包围并充满脂肪的间隔如同水压缓冲器。

4. 足跟部的滑膜囊 有跟骨滑囊、跟腱囊与跟皮下囊。跟骨滑囊位于跖腱膜在跟骨上的止点周围、跟骨结节与脂肪垫之间。跟腱囊在跟骨与跟腱之间。跟皮下囊在跟腱与足跟皮肤之间。

【病因病理】引起足跟痛的常见原因有很多，如跖腱膜炎、跟下脂肪垫炎或萎缩、跟骨滑囊炎等。

1. 跖腱膜炎 跖腱膜在跟骨上的止点周围有滑囊存在，用于缓冲因跖腱膜紧张所形成的对跟骨跖腱膜止点的拉应力。当这种拉应力持续增高时，可能造成滑囊的无菌性炎症，形成跖腱膜炎。炎症所产生的炎性因子刺激神经末梢会造成足跟疼痛。

2. 跟下脂肪垫炎 由于足跟长期受到压迫和感受风寒，造成跟下脂肪垫血运不畅，脂肪垫缺血，产生无菌性炎症。炎症产生的炎性因子刺激神经末梢会产生疼痛，重力刺激会使这种刺激加重，从而直接加重疼痛。

3. 跟骨滑囊炎 跟骨滑囊位于跟骨结节与脂肪垫之间，在跳跃或体重过重时，容易使滑囊受到过度刺激，出现无菌性炎症，从而使炎性因子刺激滑囊壁的神经末梢而产生疼痛。

4. 跟后（腱）滑囊炎及跟腱周围炎 肥胖、运动过度及穿高跟鞋、低鞋帮都可能使跟腱囊及跟腱本身受刺激过度，造成跟骨后侧面、跟腱附着点发生骨刺，跟腱发生肥厚，跟腱囊、皮下及跟后滑膜囊、跟腱周围软组织出现无菌性炎症，从而使炎性因子刺激神经末梢产生疼痛症状。

【临床表现】

1. 跖腱膜炎

（1）症状：足跟疼痛，疼痛呈放射性，持续时间从数周、数月到数年不等。在晨起或长时间站立时疼痛明显，稍微活动后减轻，傍晚加重。相关的神经感觉异常少见。

（2）体征：跟骨结节内下侧疼痛和局限性压痛，有轻微肿胀及发红。

2. 跟下脂肪垫炎

（1）症状：多在跟骨跖侧负重面疼痛，长时间站立症状明显加重，休息和穿厚跟软底鞋可缓解。疼痛大多为刺痛，少部分为钝痛。

（2）体征：跟骨跖侧有压痛点，但并不局限，有僵硬、肿胀，按之没有囊性感。

3. 跟骨滑囊炎

（1）症状：跟骨跖侧负重面、跟骨结节附近疼痛，长时间站立症状会明显加重，休息和穿厚跟软底鞋可缓解症状，大多为刺痛，少部分为钝痛。

（2）体征：跟骨结节下方肿胀、压痛，按之有囊性感。

4. 跟后（腱）滑囊炎及跟腱周围炎

（1）症状：跟骨后上部跟腱附着部疼痛。

（2）体征：跟腱附着点处有压痛、肿胀。如跟腱区滑囊有感染，也可形成溃疡。跟腱炎合并有跟骨后滑囊炎时，跟腱部可有轻度肿胀与压痛。

【辅助检查】

1. 跖腱膜炎　足侧位 X 线片可见骨刺。

2. 跟下脂肪垫炎　X 线片有时会显示有脂肪垫钙化。

3. 跟骨滑囊炎　部分患者 X 线片可显示有跟骨骨质增生形成。

4. 跟后（腱）滑囊炎及跟腱周围炎　X 线片可见跟腱区钙化，骨刺形成。

【针刀疗法】

选用 I 型 4 号针刀。

1. 跖腱膜炎

（1）体位：俯卧位，垫高患足。

（2）定点：足跟部阳性反应点。

（3）消毒与麻醉：常规消毒，消毒范围覆盖整个足跟部皮肤。回抽无回血，每点注射 1% 利多卡因 1～1.5ml。

（4）针刀操作：刀口线与足弓长轴平行刺入皮肤，针刀体与皮肤垂直，按四步规程进针刀达骨面，纵向切开 3～4 次，然后调转刀口线与足弓长轴呈 90°，横行切开 3～4 次。出针按压止血，无菌敷料外敷。

（5）术后手法：①双手拇指重叠，用力推术点深层组织。扩大针刀切割点松解范围。②拇指用力推压足弓。牵拉足底腱膜，进一步松解跖腱膜跟骨结节附着点。③掌根用力推压患足足底前方使患足背屈。

2. 跟下脂肪垫炎

（1）体位：俯卧位，垫高患足。

（2）定点：足跟部阳性反应点。

（3）消毒与麻醉：常规消毒，消毒范围覆盖整个足跟部皮肤。回抽无回血，每点注射 1% 利多卡因 1～1.5ml。

（4）针刀操作：刀口线与足弓长轴平行刺入皮肤，针刀体与皮肤垂直，按四步规程进针刀达骨面，然后提针刀至皮下，再将针刀切至骨面，使针刀切透脂肪垫全层，纵向切开 3～4 次，然后调转刀口线与足弓长轴呈 90°，横行切开 3～4 次。出针，按压止血，无菌敷料外敷。

（5）术后手法：术后双手拇指重叠，用力侧推术点深层组织。扩大针刀切割点松解范围。

3. 跟骨滑囊炎

（1）体位：俯卧位，垫高患足。

（2）定点：足跟部阳性反应点。

（3）消毒与麻醉：常规消毒，消毒范围覆盖整个足跟部皮肤。回抽无回血，每点注射 1% 利多卡因 1～1.5ml。

（4）针刀操作：刀口线与足弓长轴平行刺入皮肤，针刀体与皮肤垂直，按四步规程进针刀达骨面，然后轻提针刀 3～4mm，再将针刀切至骨面，行十字切开 3～4 次以切开跟骨滑囊。出针，按压止血，无菌敷料外敷。

4. 跟后（腱）滑囊炎及跟腱周围炎

（1）体位：俯卧位，垫高患足。

（2）定点：足跟部阳性反应点。

(3) 消毒与麻醉：常规消毒，消毒范围覆盖整个足跟部皮肤。回抽无回血，每点注射 1% 利多卡因 1～1.5ml。

(4) 针刀操作：刀口线与跟腱垂直刺入皮肤，针体与皮肤垂直，按四步规程进针刀达骨面，横行切开 3～4 次以切断少量跟腱纤维，并向两侧铲切 2～3 次。出针，按压止血，无菌敷料外敷。

(5) 术后手法：术后双手拇指重叠，用力侧推跟腱及施术点周围组织，扩大针刀切割点松解范围。

5. 疗程 每次治疗的治疗点数量视患者病情而定，一般每次定点不超过 10 个。如患者耐受能力差可分多次完成治疗。同一治疗点治疗间隔 3～7 日，不同定点可于次日治疗。一般 4 次为 1 个疗程，视患者病情确定疗程。

【其他治疗】

1. 理筋手法 在跖腱膜的跟骨结节附着处做按压、推揉手法，以温运气血，使气血疏通，减轻疼痛。

2. 药物治疗 治宜养血舒筋、温经止痛，内服当归鸡血藤汤。

肾虚者治宜滋补肝肾、强壮筋骨，内服六味地黄丸、金匮肾气丸。可外用八仙逍遥汤熏洗患足，或用熨风散做热熨。

3. 封闭疗法 可用曲安奈德 20mg 加 1% 利多卡因 2ml 做痛点注射，每周 1 次，2～3 次为 1 个疗程。

4. 物理疗法 可选用超短波、红外线等方法配合治疗。

【术后手法及康复】

1. 踝关节稳定性训练

(1) 抗阻踝外翻：坐在凳子上，用弹力带套住两脚，患脚用力外翻。

(2) 抗阻足内翻：弹力带远端固定作为阻力，用力内翻。

(3) 抗阻勾脚：弹力带远端固定作为阻力，踝关节从伸直位到屈曲位。

(4) 抗阻绷脚：以弹力带为阻力，手握近端固定，套在脚掌上从屈曲位尽量绷到伸直。

2. 本体感觉训练 在不稳定支撑面保持站立平衡。可使用泡沫垫、平衡板或充气垫等器械，其不稳定程度可逐步提高。

【思考题】

1. 足跟痛分哪些类型？

2. 试述针刀治疗各种类型足跟痛的方法。

第十一章 癌痛及内脏相关性疼痛

第一节 癌 痛

【概述】癌性疼痛（简称癌痛）是指由肿瘤本身或肿瘤治疗所引起的疼痛，癌痛的发生主要由肿瘤细胞的侵犯引起，是晚期恶性肿瘤患者的常见症状之一，在66%的肿瘤患者中普遍存在，是影响肿瘤患者生活质量的重要因素。

中医学将癌痛归属于"痛证"范畴，中医认为，疼痛的产生与"不通则痛"和"不荣则痛"有关。清代唐容川《血证论》指出"瘀血在经络脏腑之间，则周身作痛"，描述离经之血停滞经脉，气血不通则痛；《素问·脏气法时论》有"虚则胸中痛"的论述，认为人体正气亏虚，不能濡养脏腑从而发生疼痛。唐代孙思邈著《备急千金要方》将肿瘤分为7种类型：瘿瘤、骨瘤、脂瘤、石瘤、脓瘤、血瘤、肉瘤。在中医学中，根据各种肿瘤的临床特点而予以相应的命名，如"癥瘕""积聚""肝积""乳岩""噎膈""石瘕"等。肿瘤为体内之"异物"，结于脏腑经络，阻碍气机，气滞血瘀，发为肿块，不通则痛。肿瘤日久耗散气血，致使气血亏虚，不荣则痛。癌痛的产生与六淫邪毒、七情内伤、正气亏虚等病因密切相关。基本病机是脏腑功能失调，气滞痰凝，瘀毒搏结。

【病因病理】
1. 肿瘤相关性疼痛 指肿瘤压迫或侵犯软组织、皮肤、黏膜、骨、神经、脊髓、血管、脑膜、内脏，空腔脏器的穿孔或梗阻，脑转移所致颅内压升高等导致的疼痛。

2. 肿瘤治疗相关性疼痛 手术、放化疗等治疗引起的疼痛。

3. 与上述均无关的疼痛 肿瘤患者的其他合并症、并发症以及社会心理因素等非肿瘤因素导致的疼痛。

【机制分类】
1. 根据病理生理学机制，疼痛可分为伤害感受性疼痛和神经病理性疼痛。癌痛多为混合性疼痛，既有伤害感受性疼痛又有神经病理性疼痛。

2. 根据疼痛的持续时间，疼痛可分为急性疼痛和慢性疼痛，还有一种发作迅速、持续时间短、程度剧烈的疼痛称为暴发性疼痛（以下简称暴发痛）。急性疼痛和慢性疼痛的肿瘤患者均可发生暴发痛。癌性暴发痛的诊断标准如下：①在过去的1周患者是否存在持续性疼痛（背景痛）；②在过去的1周患者的背景痛是否充分控制（视觉模拟评分≤3分）；③患者是否存在短暂疼痛加重的现象（视觉模拟评分≥4分），上述条件全部满足才可诊断为癌性暴发痛。

【临床诊断】需详细询问病史，了解局部和全身症状，进行体格检查，掌握有关体征，同时通过X线检查、实验室检查、病理组织检查，全面分析病情资料，做出诊断。

【针刀疗法】
1. 体位 根据症状选择相应体位。

2. 定点定位 根据器官相对应的脊髓节段选取背俞穴，视病情选取单侧或双侧阳性反应点。

3. 消毒与麻醉 常规消毒，铺无菌洞巾，0.5%利多卡因局麻，每点注射1~2ml，注入麻醉药时，必须先回抽注射器确认无回血。

4. 针刀器械 Ⅰ型4号针刀。

5. 针刀操作 刀口线和脊柱纵轴平行，针刀体和背面垂直，于上述标记点按四步规程进针刀，行针刀松解治疗。

术毕，拔出针刀，局部压迫止血1min后，无菌敷料覆盖伤口。

6. 疗程 每周治疗1次，4次为1个疗程，视患者病情确定疗程。

【其他治疗】

1. 耳针 肿瘤相应耳穴部位压痛点、枕、皮质下、神门等。用毫针刺，中等强度刺激，留针1小时至数小时，可间歇行针。也可用耳穴压丸法。

2. 灸法 取大椎、足三里、三阴交、膈俞、脾俞、胃俞、肾俞、命门。用艾条温和灸，每次选用2~3穴，每穴施灸15~20min。或在背俞穴隔姜铺灸。

3. 中药治疗 冰片、乳香、延胡索、没药、乌头、甘草、红花、当归、大黄、细辛等。

【术后手法及康复】

1. 增强体质，提高抗病能力。避免外伤，外伤后需及时正确地处理，有些肿瘤与外伤未及时处理或处理不当有关。

2. 注意饮食调养，清洁卫生。若久病卧床不起者，应注意防止发生压疮。

3. 对止痛药的应用要防止吗啡类、哌替啶等药物成瘾，可与其他止痛药交替使用。

【思考题】

1. 试述癌痛的机制。
2. 试述针刀治疗癌痛的方法。

第二节　膈神经综合征

【概述】膈神经综合征是指颈椎病影响膈神经产生的症状，其临床特点是心前区刺痛、灼痛或胀痛，多持续时间较长，或伴胸闷气短、胸部压迫感。发病缓慢，多在夜间及晨起时发作。症状与颈、肩部活动有关，心电图正常或无明显变化。X线、CT、MRI检查显示颈椎有骨赘和其他侧弯、生理曲度变直等改变。

【相关解剖】膈神经组成由第3、4、5对颈神经的前支组成。先在前斜角肌上端的外侧，继沿该肌前面下降至其内侧，在锁骨下动、静脉之间经胸廓上口进入胸腔，经过肺根前方，在纵隔胸膜与心包之间下行达膈肌。膈神经的运动纤维支配膈肌，感觉纤维分布于胸膜、心包、膈下面的部分腹膜。右膈神经的感觉纤维尚分布到肝、胆囊和肝外胆管等。

【病因病理】膈神经综合征属中医"项痹"范畴。中医认为患者多因跌打损伤或劳作过度，耗伤颈项部经脉，致气血运行不畅，血溢脉外，离经之血阻闭经络，故气滞血瘀、血脉不通。病变在督脉，督脉除直接"上贯心"外，还经过其他经脉间接与心联系，如督脉"络肾"，足少阴经"络心"。《素问·骨空论》记载督脉"与（足）太阳起于目内眦"，《灵枢·经别》记载足太阳经别"其一道下尻五寸，别入于肛，属于膀胱，散之肾，循膂当心入散"。故督脉病变可累及心脏，引起心脏症状。又心主血脉，血脉不通，心脏失养，表现为心气不足，心阳不振，则胸闷气短，胸部压迫感；血脉不通，气机逆乱，心血瘀阻，则心前区刺痛、灼痛或胀痛，多持续时间较长。

西医学认为膈神经由颈丛神经分出，由$C_{2~5}$前支组成。其中有的前支有时不参与，但C_4前支必有。膈神经有运动纤维，也有少量感觉纤维，它沿前斜角肌上外缘，经该肌前面下降至其下端内缘向下，最后到达膈肌。膈神经下降时分出心包支、胸膜支等。上颈段骨赘压迫神经根或下颈段骨赘压迫膈神经干或其分支皆可使膈神经受累，前斜角肌因神经根受累而发生痉挛，痉挛的前斜角肌又可压迫膈神经干或其分支而产生症状。

【临床表现】心前区刺痛、灼痛或胀痛，多持续时间较长，或伴胸闷气短、胸部压迫感。

【鉴别诊断】本病需要与冠心病心绞痛相鉴别。早期产生膈神经刺激症状，表现为膈神经受激惹出现心前区疼痛和胸痛，甚至上腹痛，疼痛起始于颈部和锁骨下，疼痛持续时间较久，为刺痛或灼痛，疼痛与颈椎活动有关，肩部活动可引起疼痛，可伴有胸闷气短或呃逆，类似冠心病心绞痛。而冠心病心绞痛多在运动后或精神紧张时发作。呈阵发性短暂的绞榨样痛，与颈肩活动无关。

臂丛神经牵拉试验阴性。心电图有缺血和损伤改变。

【思考题】
1. 膈神经综合征的临床表现是什么？
2. 试述针刀治疗膈神经综合征的定点。

第三节　慢性胆囊炎

【概述】慢性胆囊炎是由急性或亚急性胆囊炎反复发作，或长期存在的胆囊结石所致胆囊功能异常的病症，主要临床表现为进食油腻食物后恶心和右上腹不适或慢性疼痛，其发病基础是胆囊管或胆总管梗阻，根据胆囊内是否存在结石，分为结石性胆囊炎与非结石性胆囊炎。中医学中，慢性胆囊炎可归属于"胆胀"范畴。

【相关解剖】胆囊呈倒梨形，长7～10cm，容积可达50ml，悬挂于肝脏脏面Ⅳ、Ⅴ段之间的胆囊窝内，通过胆囊管与胆总管相连。解剖学上可分为底部、体部、颈部。胆总管连接肝脏与十二指肠，是胆汁排入肠管的通道，其末端与胰管汇合。胆总管位于肝十二指肠韧带内，与其毗邻的、位于该韧带内的重要结构还有肝动脉、门静脉，三者呈倒"品"字形排列。肝胆系统通过腹膜皱褶形成的肝周韧带固定在上腹部，并与脊柱联结，以维持在正常解剖位置。

【病因病理】中医学认为情志不遂、饮食失节、感受外邪、虫石阻滞及劳伤过度是慢性胆囊炎发病的主要诱因。本病病位在胆腑，与肝失疏泄、脾失健运、胃失和降密切相关。本病的基本病机是胆失通降，不通则痛；胆络失养，不荣则痛。

慢性胆囊炎是急性胆囊炎反复发作的结果，与急性胆囊炎是同一疾病不同阶段的表现，70%～95%的患者合并胆囊结石。其病因主要是细菌感染和胆固醇代谢失常。由于炎症、结石的反复刺激，胆囊壁纤维结缔组织增生，胆囊黏膜萎缩，囊壁增厚，与周围组织粘连。临床表现为饱餐后发作胆绞痛、恶心、呕吐等症状。针刀临床实践分析认为，慢性胆囊炎久治不愈，与患者肝、胆及其周围解剖结构的力平衡失调有关。由于疾病本身对肝胆系统软组织有损害，加之脊柱退变形成的力平衡失调，引起腹腔肝胆系统失去正常的解剖位置，影响胆囊应有的免疫抗病能力及正常分泌、存储和排泄胆汁，严重者导致结石堵塞、胆囊萎缩甚至胆囊壁钙化。

【临床表现】患者有多次急性胆囊炎发作病史，反复发作。一般症状不典型，可有右上腹隐性胀痛、反酸、厌油腻等消化不良症状。

【诊断】
本病诊断要点如下。

1. 病史　患者有急性胆囊炎病史。

2. 症状　表现为上腹饱闷、不适、饱食后上腹不适。对脂肪性食物不耐受。除右上腹痛外，还常感右肩胛骨下或右腰部隐痛。

3. 体征　右上腹轻度触痛外，常无阳性体征。偶可扪及肿大的胆囊，墨菲征阳性；亦可在第8～10胸椎右侧有压痛。

4. 辅助检查　B超检查最有诊断价值，典型病例可显示胆囊大小、囊壁厚度、囊内结石和胆囊收缩的异常情况。

【针刀疗法】
1. 治疗原则　该疾病除常规内科或外科碎石治疗外，常采用针刀治疗改善患者消化不良等症状，预防复发。针刀治疗重点对胸段脊柱的软组织损伤进行整体松解，使肝、胆及其周围解剖结构的生物力平衡恢复，获得积极疗效。

2. 针刀操作
（1）体位：俯卧位。

(2) 体表定位：第 6~10 胸椎棘突及肋横突关节。
(3) 消毒：常规消毒铺巾。
(4) 麻醉：用 1% 利多卡因局部浸润麻醉，每个治疗点注药 1ml。
(5) 刀具：Ⅰ型 4 号直形针刀。
(6) 针刀操作：以第 5~6 胸椎为例。

1) 第 1 支针刀松解第 5~6 胸椎棘上韧带、棘间韧带及多裂肌止点的粘连、瘢痕。在第 6 胸椎棘突顶点定位，刀口线与人体纵轴一致，针刀体先向头侧倾斜 45°，与胸椎棘突呈 60°，严格按四步规程进针刀，针刀经皮肤、皮下组织，直达棘突骨面，提插切开 2~3 刀，范围 0.5cm，然后将针刀体逐渐向脚侧倾斜，与胸椎棘突走行方向一致，先沿棘突骨面分别从棘突左、右侧向椎板方向铲剥 2~3 刀，深度达棘突根部，以松解多裂肌止点的粘连、瘢痕、挛缩。再退针刀到棘突表面，调转刀口线 90°，从第 6 胸椎棘突下缘骨面向下，沿第 6~7 胸椎棘间方向提插切开 2~3 刀，范围 0.5cm。

2) 第 2 支针刀松解左侧第 6 胸椎肋横突关节囊韧带。在第 4~5 胸椎棘间中点向左旁开 2cm 处定位，刀口线与人体纵轴一致，针刀体与皮肤呈 90°，严格按四步规程进针刀，针刀经皮肤、皮下、筋膜、竖脊肌达横突骨面，沿横突骨面向外到达横突尖部，提插切开 2~3 刀，范围 0.5cm。

3) 第 3 支针刀松解右侧第 6 胸椎肋横突关节囊韧带。在第 4~5 胸椎棘间中点向右旁开 2cm 处定位，余操作同第 2 支针刀。

4) 第 7~10 胸椎棘突、肋横突关节囊的松解操作与第 6 胸椎方法相同。

5) 术毕，拔出针刀，局部压迫止血 3min，创可贴覆盖针刀口。

(7) 注意事项

1) 做胸椎针刀松解术，应避免针刀进入椎管损伤脊髓。

2) 如果定位困难，需要在 X 线透视下定位后再进行针刀手术，不能盲目定点做针刀松解，否则可能引起胸腔内脏器官损伤，造成严重的并发症和后遗症。

【针刀术后手法】针刀术后进行手法治疗，用俯卧推压整复手法进行整复。

【思考题】
试述慢性胆囊炎的针刀治疗方法。

第四节　阵发性心动过速

【概述】本病是一种阵发性、规则而快速的异位性节律失常，心率一般为 160~220 次/分，有突然发作和突然停止的特点，根据异位起搏点的部位不同可分为房性、交界性和室性 3 种，前二者统称为室上性心动过速。室性心动过速多发生于器质性心脏病的患者，一经明确诊断，必须严密观察病情并积极治疗，不在本节讨论范围内。室上性心动过速常见于无明显心脏病患者，病因暂不明确。阵发性室上性心动过速属于中医"心悸""惊悸"范畴。

【相关解剖】心脏在胸腔中纵隔内，周围裹以心包，位于胸骨体和第 2~6 肋软骨后方、第 5~8 胸椎前方。心底与出入心脏的大血管相连，并借心包皱襞连于心包后壁，心脏的其余部分是游离的，这有利于心脏的搏动。心脏约 2/3 位于身体正中矢状面的左侧，1/3 位于右侧。由于在发育过程中心脏沿纵轴向左旋转，心脏的纵轴自右后上方向左前下方倾斜，与身体正中矢状面呈 45°。

【病因病理】中医一般认为血瘀气阻、痰火湿毒是室上性心动过速的主要病因，因此其治疗重点为清泄心火、理气和中、补气养心。

室上性心动过速是由心室异位激动引起，其起始和终止突然，高频且规则，临床往往无明显器质性原因。通过针刀治疗该病的实践分析认为，心脏解剖结构的力学平衡失调在一定程度上与心脏的心率异常发生有关。心脏通过心包、膈肌与脊柱联结,保持相对固定的解剖位置。各种原因造成的脊柱软组织损伤产生粘连、瘢痕和挛缩,导致脊柱解剖结构力平衡失调,引起胸段及胸腰结合部脊柱变形,膈肌移位,进而引起心脏的空间位置发生变化,最终可能影响心脏的生理功能,直至产生临床症状。但其确切的病理过程尚不清楚。

【临床表现】心动过速突然发作和突然中止,其诱发因素多为情绪激动、猛然用力、疲劳或饱餐,亦可无明显诱因。发作时主要症状为心悸、胸闷、头颈部发胀、头晕、乏力、出汗及恶心;室性心动过速发作,尤其是持续时间较长时,大多有明显血流动力学障碍,表现为休克、昏厥、阿斯综合征发作、急性心力衰竭,甚至猝死,预后严重,应做紧急处理。

【针刀疗法】

1. 治疗原则 以针刀调整脊柱力平衡失调作为干预途径,以恢复膈肌、心包、心脏的正常解剖位置,从而治疗疾病。

2. 操作方法

(1) 第1次:针刀松解第4～7胸椎棘上韧带、棘间韧带及多裂肌止点的粘连、瘢痕。

1)体位:俯卧位,肩关节及髂嵴部置棉垫,以防止呼吸受限。

2)体表定位:第4～7胸椎棘突、肋横突关节。

3)消毒:常规消毒铺巾。

4)麻醉:用1%利多卡因局部浸润麻醉,每个治疗点注药1ml。

5)刀具:Ⅰ型4号直形针刀。

6)针刀操作:以第7胸椎为例。①第1支针刀松解第6～7胸椎棘上韧带、棘间韧带及多裂肌止点的粘连、瘢痕。在第7胸椎棘突顶点定位,刀口线与人体纵轴一致,针刀体先向头侧倾斜45°,与胸椎棘突呈60°,严格按四步规程进针刀,针刀经皮肤、皮下组织,直达棘突骨面,提插切开2～3刀,范围0.5cm,然后将针刀体逐渐向脚侧倾斜,与胸椎棘突走行方向一致,先沿棘突骨面分别从棘突左、右侧向椎板方向铲剥2～3刀,深度达棘突根部,以松解多裂肌止点的粘连、瘢痕。再退针刀到棘突表面,调转刀口线90°,从第7胸椎棘突上缘骨面向上,沿第6～7胸椎棘间方向提插切开2～3刀,范围0.5cm。②第2支针刀松解右侧第7胸椎肋横突关节囊韧带。在第6～7胸椎棘间中点向右旁开2cm处定位,刀口线与人体纵轴一致,针刀体与皮肤呈90°,严格按四步规程进针刀,针刀经皮肤、皮下组织、胸腰筋膜浅层、竖脊肌达横突骨面,沿横突骨面向外到达横突尖部,提插切开2～3刀,范围0.5cm。③第3支针刀松解左侧第7胸椎肋横突关节囊韧带,在第6～7胸椎棘间中点向左旁开2cm处定位,余操作同第2支针刀。④其余第4～6胸椎棘上韧带、棘间韧带及多裂肌止点的粘连、瘢痕的针刀松解参照上述方法进行。⑤术毕,拔出针刀,局部压迫止血3min,创可贴覆盖针刀口。

7)注意事项:①做胸椎针刀松解术,应避免针刀进入椎管损伤脊髓。②如果定位困难,需要在X线透视下定位后再进行针刀手术,不能盲目定点做针刀松解,否则可能引起胸腔内脏器官损伤,造成严重的并发症和后遗症。

(2) 第2次:针刀松解第5胸椎上、下、左、右的压痛及结节。

1)体位:俯卧位,肩关节及髂嵴部置棉枕,以防止呼吸受限。

2)体表定位:第5胸椎周围压痛点及痛性结节。

3)消毒:常规消毒铺巾。

4)麻醉:用1%利多卡因局部浸润麻醉,每个治疗点注药1ml。

5)刀具:Ⅰ型4号直形针刀。

6)针刀操作:针刀松解第5胸椎周围压痛点及痛性结节。刀口线与人体纵轴一致,针刀体与皮肤垂直,严格按四步规程进针刀,针刀经皮肤、皮下组织,直达结节,提插切开2～3刀,范围0.5cm。

(3) 第 3 次：针刀松解胸腰结合部软组织的粘连、瘢痕和挛缩。

1) 体位：俯卧位。
2) 体表定位：第 12 胸椎和第 1 腰椎棘突、棘间、肋横突关节及关节突关节。
3) 消毒：常规消毒铺巾。
4) 麻醉：用 1% 利多卡因局部浸润麻醉，每个治疗点注药 1ml。
5) 刀具：Ⅰ型 4 号直形针刀。
6) 针刀操作：①第 1 支针刀松解第 12 胸椎棘上韧带的粘连、瘢痕。针刀从第 12 胸椎棘突顶部刺入，刀口线与脊柱纵轴平行，严格按四步规程进针刀，针刀经皮肤、皮下组织，直达棘突骨面，调转刀口线 90°，提插切开 2～3 刀，深度 0.5cm。②第 2 支针刀松解第 1 腰椎棘上韧带的粘连、瘢痕。操作同第 1 支针刀。

【思考题】

简述针刀治疗阵发性心动过速的方法。

第十二章 各科杂病所致的疼痛

第一节 鸡 眼

【概述】 鸡眼是由于足部长期受挤压或摩擦而发生的角质增生性损害，也有长在手掌指间的。增厚部位皮肤角质层楔状增生变厚，其根深陷，形如鸡眼。

【相关解剖】 本病多发生在足部。足底皮肤由于各区负重和承受的压力不同，其结构亦有不同。在重力支持点的足跟、趾基底及足外侧缘特别增厚，有时角化层形成胼胝，其他部分则较薄，并很敏感，富有汗腺。浅筋膜内致密的纤维束将皮肤与足底深筋膜紧密相连。足趾跖侧皮肤较厚，深面有小的纤维束，将皮肤连在骨膜或腱鞘上，尤其是在趾间关节处，结合更为紧密。足底皮肤神经分布由发自胫神经的跟内侧支分布于足底内侧，足底内侧神经分布于足底内侧2/3，足底外侧神经分布于足底外侧1/3。

【病因病理】 多因足踝发育畸形致足底某一点受力不均，或穿不合适的鞋长期行走，长期挤压摩擦，导致皮肤脚趾增厚，略高于表面，尖端向下深入皮下，行走时由于间接挤压真皮乳头层附近感觉神经末梢而引起疼痛。

【临床表现】 鸡眼一般为针头至蚕豆大小的倒圆锥状角质栓，表面光滑，与皮面平，或稍隆起，边界清楚，呈淡黄或深黄色，嵌入真皮。由于其尖端压迫神经末梢，故行走时引起疼痛。鸡眼多见于足底前中部、小趾外侧或𧿹趾内侧缘。

【鉴别诊断】 应注意与胼胝、跖疣的鉴别诊断。胼胝为扁平片状角质增厚，范围较广，一般不痛。跖疣可散发于足底各处，不限于受压部位，可多发，损害如黄豆大小，表面角质增厚，用刀削去表面角质层，可见自真皮乳头血管渗出血细胞凝成的角质软芯。

【针刀疗法】

1. 体位 仰卧位。

2. 体表标志 鸡眼处。

3. 定点 鸡眼中心及外周4个点。

4. 消毒与麻醉 常规消毒，铺无菌洞巾，0.5%利多卡因局部麻醉，每点注射1~2ml，注入麻醉药时，必须先回抽注射器确认无回血。

5. 针刀器械 Ⅰ型4号针刀。

6. 针刀操作 从鸡眼的中心进针刀，针刀体与皮肤平面垂直，按四步规程进针刀达鸡眼的根部，然后围绕鸡眼周围，在12、3、6、9点钟方向各扎一针，紧贴鸡眼外缘，将针刀向鸡眼根部方向刺入，外周针刀的针刀刃与中心针刀的针刀刃会合于鸡眼根部，将鸡眼根部切开2~3次，破坏鸡眼基底组织，不必把鸡眼剔出。间隔1周，行第二次治疗，定点为1、4、7、10点钟方向，针刀操作手法同前。术毕，拔出针刀，局部压迫止血1min后，无菌敷料覆盖针孔。

注：若需要第三次治疗，定点为2、5、8、11点钟方向。

7. 疗程 2周。2周左右鸡眼可自行修平脱落，大多1个疗程即可治愈，如2周不愈者，可再做1次。

【其他治疗】

火针 清洁鸡眼周围，常规消毒后，根据病灶大小选用型号合适的火针，术者押手固定鸡眼周围皮肤，刺手持针，将火针在酒精灯外沿加热，烧至针尖及针身通红，瞄准鸡眼刺入至根部，出针后用消毒干棉球按压针孔，以减轻患者疼痛，促使针眼更快愈合。治疗完毕碘伏严格消毒，无菌纱布包扎，保持针眼清洁与干燥。

【思考题】
试述针刀治疗鸡眼的方法。

第二节　纤维肌痛综合征

【概述】纤维肌痛综合征是一种非关节性风湿病，临床表现为肌肉骨骼系统多处疼痛与发僵，并在特殊部位有压痛点。纤维肌痛综合征可继发于外伤，各种风湿病，如骨关节炎、类风湿性关节炎及各种非风湿病（如甲状腺功能低下、恶性肿瘤）等。本病属中医"痹证""行痹""肌痹""腰腿痛"范畴。

【病因病理】中医认为该病与风寒湿有关。《素问·痹论》云："风寒湿三气杂至，合而为痹也。"由于禀赋素虚，阴阳失调，气血不足，营卫不和，或者肝郁脾虚，以致风寒湿之邪乘虚内侵而致病。痹病初犯人体，多留于肌表，阻于经络，气血运行不畅，不通则痛，故见全身广泛性肌肉疼痛、僵硬等症。《灵枢·周痹》云："周痹者，在于血脉之中，随脉以上，随脉以下，不能左右，各当其所。""此内不在脏，而外未发于皮，独居分肉之间，真气不能周，故名曰周痹。"

本病的发病机制尚不清楚。文献报道与睡眠障碍、神经递质分泌异常及免疫紊乱有关。睡眠障碍累及60%~90%的患者。表现为睡眠易醒、多梦、晨起精神不振、疲乏、有全身疼痛和晨僵感。

【临床表现】纤维肌痛综合征多见于女性，最常见的发病年龄为25~60岁。其临床表现多种多样，但主要有下述4组症状。

1. 主要症状　全身广泛性疼痛和广泛存在的压痛点是所有纤维肌痛综合征患者都具有的症状。疼痛遍布全身各处，尤以中轴骨骼（颈、胸椎、下背部）及肩胛带、骨盆带等处为常见。其他常见部位依次为膝、手、肘、踝、足、上背、中背、腕、臀部、大腿和小腿。大部分患者将这种疼痛描述为刺痛，痛得令人心烦意乱。患者常自述关节痛，但细问则答称关节、肌肉甚至皮肤都痛。另一个所有患者都具有的症状为广泛存在的压痛点，这些压痛点存在于肌腱、肌肉及其他组织中，往往呈对称性分布。在压痛点部位，患者与正常人对"按压"的反应不同，但在其他部位则无区别。以测痛计测量，低于正常人的压力，即可引出压痛。

2. 特征性症状　这一组症状包括睡眠障碍、疲劳及晨僵。约90%的患者有睡眠障碍，表现为失眠、易醒、多梦、精神不振。50%~90%的患者有疲劳感，约一半患者疲劳症状较严重，晨僵见于76%~91%的患者，其严重程度与睡眠及疾病活动性有关。

3. 常见症状　这一组症状中最常见的是麻木和肿胀。患者常诉关节、关节周围肿胀，但无客观体征。其次为头痛、肠激惹综合征。头痛可分偏头痛或非偏头痛性头痛，后者是一种在枕区或整个头部的压迫性钝痛。心理异常较常见抑郁和焦虑。此外，患者劳动能力下降，约1/3的患者需改换工种，少部分人不能坚持日常工作。以上症状常因天气潮冷、精神紧张、过度劳累而加重。

4. 混合症状　原发性纤维肌痛综合征很少见，大部分纤维肌痛综合征患者都同时患有某种风湿病。这时临床症状即为两者症状的交织与重叠。

【思考题】
1. 纤维肌痛综合征的临床表现是什么？
2. 试述纤维肌痛综合征的针刀治疗方案。

第三节　会阴痛

【概述】会阴痛是躯体与交感系统的疼痛综合征，患者常有会阴部的功能失常，并伴有不同程度的心理疾病，甚至有抑郁表现，以女性患者为常见。

到目前为止，全世界对于会阴痛还没有公认的、明确统一的定义与名称，现临床上常用的有：

1. 会阴痛综合征 为无器质性病变，病因不明的阴道口、阴蒂根部、阴唇、尿道口及其周围组织剧烈疼痛的一组综合征，即一种病因不清楚、无明确诊断、严重影响生活质量且治疗困难的慢性、顽固性疼痛。

2. 慢性会阴痛 是应用最广的名称。慢性自发性会阴痛特指那些病因与临床表现都不能被明确定义的会阴痛。

3. 阴道/会阴痛 于产科外伤后及阴道脱垂等手术后常见，对性功能与生活质量有很大的影响。

4. 交感型会阴痛 是会阴痛中缺乏明确定位的类型，该症患者常伴有会阴部的烧灼感与紧迫感。

5. 其他 ①慢性前列腺炎/慢性骨盆疼痛综合征：是被最广泛诊断的男性疾病之一，据估计50%的男性曾患有此症，8%～10%的患者曾因此病去泌尿外科就诊。②肛门直肠及骨盆痛综合征：为一组表现多样的疾病，功能性肛门直肠与骨盆疼痛包括肛提肌综合征、痉挛性肛门痛及尾骨痛，以前两者为最常见，它们的区别在于疼痛的持续性、频率及性质。③自发性泌尿生殖器与肛门直肠痛综合征：此定义也曾见于相关文献。④慢性骨盆痛：定义为6个月及以上的位于下腹部、腹股沟及下腰部的持续性疼痛，慢性骨盆痛可能由于子宫、宫颈、卵巢疾病，子宫内膜异位症及盆腔粘连。

此外，还有难治性慢性骨盆-会阴痛、阴部神经痛等定义。

【病因病理】虽然会阴痛的发病率较高，但其病因仍然不清楚，也没有明确的证据证明某些固定因素与会阴痛发病存在因果关系。可能的发病因素包括：会阴部的慢性病史、会阴部手术史、解剖相关的原因、心理疾病等。

【临床表现】会阴痛的临床表现复杂，其表现为急性或慢性，同时影响各个年段患者生活质量与性功能。慢性、难治性会阴痛表现为坐位时加重的会阴部疼痛，其他症状包括尿失禁、尿频、尿急、便秘、便痛和性功能障碍等，也有的表现为自发性外阴、前列腺、睾丸痛，自发性肛门、直肠、肛提肌综合征以及尿道综合征的会阴痛。会阴痛的表现虽然多样，但都有一个共同的特点，即疼痛在一个或两个阴部神经的分布区域。焦虑和抑郁是两个最为常见的伴随症状，且对该病及其合并症的预后有副作用。

【鉴别诊断】会阴痛的鉴别诊断很广泛，因缺少阳性体征及实验室指标，因此需请有关科室会诊并反复检查，包括消化外科、妇产科、泌尿外科以及身心障碍科。排除肛周与肛门直肠原发性疾病是有必要的，同时也应与子宫内膜异位症、盆腔静脉淤血综合征、慢性盆腔炎、残留卵巢综合征及盆底肌膜、内收肌群耻骨附着处炎性病变等加以鉴别。用三种床旁试验可判断会阴痛患者的疼痛来源于躯体还是内脏，包括触诱发痛试验、扳机点诱发试验、减少痛阈试验。其中触诱发痛试验是最能分辨躯体与内脏痛的指标。

【思考题】
针刀治疗会阴痛的方法有哪些？

第四节 痛 经

【概述】痛经是妇科临床常见疾病，指女性经期前后或行经期出现周期性小腹疼痛、坠胀，或痛引腰骶部，影响工作及生活。痛经一般分为原发性及继发性两种，前者是生殖器官无器质性病变者，占痛经90%以上，后者是指由生殖器官器质性病变而致的痛经，本节主要叙述原发性痛经。目前对于原发性痛经西医治疗主要以非甾体抗炎药和避孕药为主。中医治疗原发性痛经方法多样，疗效确切且副作用少。

【相关解剖】

1. 骨盆 由2块髋骨、骶骨及尾骨组成，主要功能是对抗各种从上而下的压力，同时为肌肉提供附着点。2块髋骨在前面以耻骨联合相连，在后面与骶骨相连，构成骨盆带。骨盆关节包括腰骶关节、骶尾关节、骶髂关节及耻骨联合，通过韧带及肌肉支持加固关节。

2. 盆腔韧带 包括主韧带、圆韧带、阔韧带、膀胱宫颈与膀胱耻骨韧带、子宫骶韧带等，有连接盆腔器官并支持各器官位置的功能，主要是由结缔组织增厚而成，有的韧带中含有平滑肌。

3. 盆腔肌肉 骨盆前侧壁为闭孔内肌（起于骶骨的前面，经坐骨大孔，止于股骨大转子尖），骨盆出口为多层肌肉及筋膜构成的骨盆底。盆腔肌肉中含有丰富的神经和淋巴、血管等。

4. 盆腔血管 女性生殖器官的血流主要来自卵巢动脉、子宫动脉、阴道动脉及阴部内动脉。

5. 神经 盆部神经支配主要来自骶神经、尾神经以及自主神经系统。

（1）内生殖器官：主要由交感神经与副交感神经所支配。交感神经在腹主动脉前形成含有神经节的腹主动脉丛，自上而下再分出卵巢丛，骶前神经丛、下腹下神经丛、骨盆神经丛。大部分盆腔各器官由骨盆神经丛支配，如子宫体、子宫颈、阴道、直肠及膀胱上部等。生殖器官除了有离心传导的交感、副交感神经外，也有向心传导的感觉神经，能将子宫的冲动传向中枢，从而可以反射性引起子宫收缩。

（2）外生殖器官：外阴部皮肤及盆底随意肌系由阴部神经支配。阴部神经由第2～4骶神经的分支组成。

【病因病理】中医学中关于痛经的最早论述见于《金匮要略·妇人杂病脉证并治》："带下，经水不利，少腹满痛，经一月再见者，土瓜根散主之。"张仲景认为此病乃瘀血阻滞所致。隋代名医巢元方在《诸病源候论·妇人杂病诸候·月水来腹痛候》中说："妇人月水来腹痛者，由劳伤血气，以致体虚，受风冷之气，客于胞络，损伤冲任之脉……其经血虚，受风冷，故月水将下之际，血气动于风冷，风冷与血气相击，故令痛也。"认为本虚标实乃此证的临床辨证要点。宋代《妇人大全良方》记载："妇人经来腹痛，由风冷客于胞络冲任。"认为痛经因寒凝所致，所创立的温经汤用于治疗寒凝引起的痛经，一直沿用至今。元代朱丹溪以气血立论提出气滞、气血俱虚、血瘀等均可引起经行腹痛。明代《景岳全书·妇人规·经期腹痛》曰："经行腹痛，有虚有实。"提出以虚实立论。清代傅青主提出了五脏与痛经的关系，认为此病与肝郁、肾虚、寒湿有关。现代医家多认同痛经的发生在经期及其前后，由于气血变化，瘀血阻滞胞宫、冲任失于濡养，从而导致"不通则痛"和"不荣则痛"。其病位在冲任、胞宫，变化在气血，表现为痛证。将痛经主要分为寒凝血瘀、气滞血瘀、肝肾亏损、阳虚内寒、气血虚弱、湿热瘀阻6种证型，其中以寒凝血瘀、气滞血瘀证最多。

西医学认为引起痛经的因素有多种，如神经精神因素、免疫调节因素、卵巢内分泌因素及子宫因素等。另外，情绪、运动、饮食习惯、环境等与痛经的发生也有一定的相关性。

有研究表明，痛经还与前列腺素（PG）含量的升高有关。原发性痛经子宫肌肉过强收缩与$PGF_{2\alpha}$大量释放有关。原发性痛经妇女的经血和子宫内膜中PG含量明显增多，严重痛经患者子宫内膜中PG含量比正常人高10多倍。在经期初36小时内，$PGF_{2\alpha}$活性明显增加，引起子宫过强收缩，导致痛经，子宫内膜的PG经子宫肌与阴道壁血管、淋巴管被吸收进入血液，引起胃肠道、泌尿道和血管平滑肌的收缩，从而产生一系列全身症状，如恶心呕吐、腹泻、晕厥等。PG活性丧失后，症状消失。

针刀医学认为，原发性痛经与相应软组织受到内在或外在的慢性损伤后，出现粘连、挛缩、瘢痕、功能障碍有关。经妇科检查未发现器质性病变的原发性痛经患者，在经期行软组织检查发现，多数患者在腰骶部肌群、腹直肌、锥状肌、大腿内收肌群、耻骨上下及耻骨联合附着处存在固定的压痛点。

【临床表现】痛经的主要症状是周期性下腹部疼痛，疼痛常于经前数小时开始，也可于经前

1~2日开始，经期加重。经前的疼痛多为下腹部坠胀痛或冷痛，经期疼痛多呈阵发性绞痛。持续时间长短不一，多于2~3日后缓解。严重者疼痛可放射至外阴、肛门、腰骶部，并伴有头晕头痛、恶心、呕吐、腰酸、腹泻、烦躁、四肢厥冷、面色苍白等全身症状。

【针刀疗法】

1. 体位 仰卧位。

2. 体表标志 剑突、耻骨联合、髂嵴、腰椎棘突、骶正中嵴。

3. 定点 剑突顶点、耻骨联合点、双髂嵴中点、第3~5腰椎棘突及棘间、第3~5腰椎横突、髂腰韧带止点、骶正中嵴旁、骶骨背面。

4. 消毒与麻醉 常规消毒，铺无菌洞巾，0.5%利多卡因局部麻醉，每点注射1~2ml，注入麻醉药时，必须先回抽注射器确认无回血。

5. 针刀器械 Ⅰ型4号针刀。

6. 针刀操作

（1）剑突顶点：刀口线与人体纵轴一致，针刀体与皮肤垂直，按四步规程进针刀达剑突骨面，纵横摆动3次。然后调转刀口线90°，向下铲切3次。

（2）耻骨联合点：刀口线与人体纵轴一致，针刀体与皮肤垂直，按四步规程进针刀达耻骨联合软骨骨面，纵横摆动3次。然后调转刀口线90°，向上铲切3次。

（3）双髂嵴中点：刀口线与人体纵轴一致，针刀体与皮肤垂直，按四步规程进针刀达髂嵴骨面，纵横摆动3次。然后调转刀口线90°，沿髂嵴面铲切3次。

（4）第3~5腰椎棘突及棘间：刀口线和脊柱纵轴平行，针刀体与背部垂直，按四步规程进针刀达棘突顶部骨面，使针刀体向脚侧倾斜45°，纵横摆动3次。在棘突间，刀口线和脊柱纵轴平行，针刀体与进针刀平面垂直刺入1cm左右，当针刀下有坚韧感，患者诉有酸胀感时，即为病变部位，先纵横摆动3次；再将针刀体倾斜，与脊柱纵轴呈90°，在上一椎骨棘突的下缘和下一椎骨棘突的上缘，沿棘突矢状面纵横摆动3次。

（5）第3~5腰椎横突：以第4腰椎横突为例。在第4腰椎棘突中点旁开3cm处定位。刀口线和脊柱纵轴平行，针刀体与皮肤垂直，按四步规程进针刀达横突骨面，针刀体向外移动，当有落空感时，即达第4腰椎横突尖，在此切开横突尖的筋膜3次。

（6）髂腰韧带止点：刀口线和脊柱纵轴平行，针刀体与皮肤垂直，按四步规程进针刀达髂后上棘骨面，贴髂骨骨板进针刀2cm，然后纵行切开髂腰韧带3次。

（7）骶正中嵴旁：刀口线与脊柱纵轴一致，针刀体与皮肤垂直，按四步规程进针刀达骶正中嵴骨面，在骨面上纵横摆动3次。然后贴骨面向两侧分别纵行切开3次。

（8）骶骨背面：刀口线与脊柱纵轴一致，针刀体与皮肤垂直，按四步规程进针刀达骶骨骨面，在骨面上纵横摆动3次。

术毕，拔出针刀，局部压迫止血，无菌敷料覆盖针孔。

7. 疗程 每周治疗1次，4次为1个疗程，视患者病情确定疗程。

【术后手法及康复】

1. 术后手法 行腰椎和骨盆整复手法、内收肌牵拉手法。

2. 康复训练 核心稳定性训练、内收肌训练、盆底肌训练。

【思考题】

针刀治疗痛经的方法有哪些？

第五节　小儿先天性斜颈

【概述】小儿先天性斜颈（肌性斜颈）是一侧胸锁乳突肌发生纤维性挛缩后形成的畸形，发生于婴儿出生时或出生后2周内,是新生儿畸形中较常见的一种,国内发病率为1.3%。本病属中医"筋病"的范畴。

【相关解剖】胸锁乳突肌位于颈阔肌的深面,起点有两个头,即胸骨头和锁骨头,分别起于胸骨柄的前面和锁骨的胸骨端,两头汇合后,肌纤维斜向后外上,止于颞骨乳突和上项线。一侧收缩时,使头向同侧倾斜,面部转向对侧;两侧同时收缩,可使头后仰或拉头向前。该肌主要受副神经支配。

【病因病理】中医认为其病因病机为孕妇先天失养、胎儿精血不足,气血运行不畅,筋络不通,筋脉受阻缺少精血濡养而致经筋结聚,或由于孕体失护,跌仆闪挫,损伤胎儿颈部筋脉,瘀血阻滞筋络形成筋结,从而引起颈部偏斜。

西医学认为该病是由于难产及使用产钳等因素使一侧胸锁乳突肌产生血肿,肌纤维瘢痕、挛缩而引起,但经过对局部肿块进行组织观察,并未发现任何陈旧性出血痕迹,且一些正常分娩婴儿也发现有斜颈,故现在认为产伤并非斜颈的主要因素。

有学者提出,胎儿在宫内头颈长期处于过度侧屈受压位置,肌内局部血运障碍,影响静脉血流供应,致使患儿在出生时胸锁乳突肌已产生挛缩。亦有研究者认为,由于遗传或孕期不良因素的影响,致使胸锁乳突肌发育不良,加上分娩时外力的因素,造成反应性的肉芽组织产生。此外,还有宫内压抑学说、炎症学说、胎儿运动学说、胎内负荷学说等。

其病理特征是胸锁乳突肌间质增生及纤维化,多数学者强调成纤维细胞、肌成纤维细胞是转归及预后的关键。

【临床表现】在婴儿出生后1~2周内于颈部一侧的胸锁乳突肌中下段发现梭形或圆形、质硬、触之无痛的肿块。肿块一般在出生后2周左右急速增大,2~3个月逐渐缩小,4~6个月逐渐消退。肿块消失后肌肉开始挛缩,颈部活动受限,出现斜颈(但亦有部分患儿由于病情较轻,不发生显著挛缩,亦无畸形出现)。到1周岁左右,斜颈畸形更为明显,头部向一侧倾斜,下颌转向健侧。如勉强将头摆正,可见胸锁乳突肌紧张而突出于皮下,形如硬索。在发育过程中脸部逐渐不对称,健侧饱满,患侧短小,颈椎侧凸,头部运动受限制。

【针刀疗法】

1. 体位　取仰卧位,肩颈处垫高,头后仰面向健侧。

2. 体表标志　胸骨柄、锁骨胸骨端、乳突、胸锁乳突肌。

3. 定点　根据胸锁乳突肌的挛缩轻重,选择胸骨端、锁骨端、肌腹进行松解。

4. 消毒与麻醉　常规消毒,铺无菌洞巾,0.5%利多卡因局部麻醉,每点注射1~2ml,注入麻醉药时,必须先回抽注射器确认无回血。

5. 针刀器械　Ⅰ型4号针刀。

6. 针刀操作　刀口线与胸锁乳突肌纤维一致,针刀体与皮肤垂直,按四步规程进针刀达挛缩层次,调转刀口线90°,横行切开2~3次。

年龄大于10岁的患者,除胸锁乳突肌挛缩外,多合并有周围筋膜及肌群短缩。对挛缩的颈阔肌及颈部深筋膜,可在紧张处做适当松解。

术毕,拔出针刀,局部压迫止血1min后,无菌敷料覆盖针孔。

7. 疗程　每周治疗1次,4次为1个疗程,视患者病情确定疗程。

【术后手法】术后手法:以传统的推拿按摩手法为主,弹拨分筋,伸展肌肉,消除粘连,矫正畸形,重建力学平衡,帮助肌肉恢复血液循环,解除硬结,增加弹性。在胸锁乳突肌的胸骨头、锁骨头及乳突部反复指推,每日2次,持续3个月。

【思考题】

针刀治疗先天性斜颈的方法有哪些?

第六节 痉挛型脑瘫

【概述】脑性瘫痪简称脑瘫，中医学将其归为"五迟""五软"范畴。脑瘫的定义为从出生前至出生后3岁以前，大脑非进行性损伤引起的姿势运动障碍。主要表现为中枢性运动障碍及姿势异常。痉挛性脑瘫患者占脑瘫的70%，它引起的肢体畸形、关节功能障碍严重影响患者的生活质量。

目前，对痉挛型脑瘫治疗的重点在于调节患儿身体功能和结构，改善运动障碍，纠正痉挛，强化活动能力，提高生活质量。中医康复治疗痉挛型脑瘫虽然取得了一定疗效，但疗效缓慢、治疗周期长、疗效不确切。西医矫形外科治疗该病手术创伤大、康复周期长，往往还导致矫枉过正。作为近年发展起来治疗该病的一种新方法，针刀松解治疗痉挛性脑瘫创伤小、见效快、疗效确切，还避免了矫枉过正。

【相关解剖】痉挛型脑瘫主要表现为肌张力异常增高，主要涉及上肢屈肌、下肢伸肌、内收肌。

【病因病理】脑瘫病因繁多，直接原因是在出生前、围生期、出生后造成的脑损伤和脑发育缺陷。胚胎期脑发育异常；孕妇妊娠期重症感染、风疹、带状疱疹、弓形体病、糖尿病等；出生时分娩时间长、脐带绕颈、胎盘早剥；产伤、出血性疾病等所致的颅内出血；新生儿高胆红素血症所致的胆红素脑病；中枢神经系统感染、呼吸障碍、惊厥、急性脑病等。

病理改变以弥散的、不对称的大脑皮质发育不良或萎缩性脑叶硬化多见，其次是脑局部白质硬化和脑积水、脑穿通畸形。

痉挛型脑瘫受损部位主要位于大脑皮质运动区和锥体束。伸张反射亢进是其基本特征，且对来自大脑的运动指令不能很好地完成。痉挛主要是人体上运动神经元损伤的阳性特征表现，以速度依赖性肌张力上升、合并腱反射亢进为临床特征。虽然脑损伤是非进行性损伤，但运动障碍及姿势异常却是进展性的，最终导致关节畸形、步态异常。

【临床表现】

1. 症状 临床表现主要是肌张力增强、姿势异常，可伴有智力低下、惊厥、行为异常、感觉障碍及其他异常。上肢表现为手指关节掌屈，手握拳，拇指内收，腕关节屈曲，前臂旋前，肘关节屈曲，肩关节内收。下肢表现为足内翻，膝关节屈曲，髋关节屈曲、内收、内旋，下肢大腿内收，行走时足尖着地，呈剪刀步态。

2. 体征 腱反射亢进、踝阵挛和巴宾斯基征阳性。

【鉴别诊断】痉挛型脑瘫的确诊需要排除进行性疾病所致的中枢性瘫痪及正常儿童一过性的运动发育落后。

【针刀疗法】

1. 治疗原则 痉挛型脑瘫患儿存在运动障碍和姿势异常，软组织发生粘连、挛缩，限制了软组织的纵横运动，出现痉挛性挛缩，而致机体的力平衡失调。目前治疗多采用降低肌张力、缓解肌痉挛、改善关节活动度的方法。针刀治疗可以使关节周围的屈伸肌张力恢复动、静态平衡，有效地改善异常姿势、运动障碍。

脑瘫所造成的关节畸形及软组织的紧张挛缩是由于脊柱、四肢的力平衡失调所致。通过针刀松解关节周围软组织，使组织恢复正常的力学平衡，从而有效矫正畸形及软组织的挛缩。

2. 针刀操作

（1）针刀切割纠正畸形：此法为针刀松解术最常用、最广泛的方法。针刀刺入软组织，对挛缩的肌肉进行松解，可以平衡肌肉力量，稳定不能控制的关节，矫正畸形。痉挛型脑瘫患儿前臂旋前挛缩者行旋前圆肌、旋前方肌、骨间膜松解；拇指掌心位畸形者，尤其是拇长屈肌的痉挛，针刀切割松解拇长屈肌、拇短屈肌、拇展肌和第 1 骨间背侧肌；足跖屈畸形者行跟腱延长术；膝关节屈曲畸形行腘绳肌止点、股二头肌切割术；髋内收畸形做股内收肌切割松解术；髋屈曲挛缩畸形者，切割松解挛缩的缝匠肌、股直肌、阔筋膜张肌。

（2）肌肉刺激术：可根据畸形部位不同而施术，常选择的施术部位有：腰大肌、肩锁关节、肱桡肌、梨状肌、髂胫束和阔筋膜。主要选择在肌腹处行针刀松解，出现异常感觉后，固定针刀深度，摆动针刀，加强刺激，增加肌肉舒缩频率，反射性抑制异常姿势和运动模式，消除或减轻痉挛症状。

（3）神经触激术：包括脊神经触激术和周围神经触激术，主要是通过针刀触及神经，增强神经致敏性，产生应激反应，该神经所支配的肌群受到抑制，从而降低肌张力，消除或减轻肌痉挛。此外可以加快局部血液循环，加强代谢产物的释放与分解，对肌原纤维的损伤起到修复作用，从而达到治疗目的。

脊神经触激术选择在第 2 腰神经下定点，针刀刺入，下肢会产生不自主的颤动，立即出针。交感神经触激术下肢痉挛定点在腹股沟韧带下方股动脉外侧，针刀沿股动脉搏动处外侧垂直刺入。上肢痉挛定点在甲状软骨外缘颈总动脉搏动处，针刀沿颈动脉搏动处外侧垂直刺入。

3. 疗程　每周治疗 1 次，4 次为 1 个疗程，视患者病情确定疗程。

【其他治疗】根据患者病情的具体表现，选择针对性的康复训练方法，包括运动训练、作业训练、语言训练、感觉统合训练、特殊教育、经络导推、矫形肢具等，改善残存的运动功能，抑制不正常的姿势反射，诱导正常的运动发育。

【思考题】
试述针刀治疗痉挛型脑瘫的方法。

第七节　过敏性鼻炎

【概述】过敏性鼻炎在中医学中属于"鼻鼽"范畴。过敏性鼻炎又称变态反应性鼻炎或变应性鼻炎，是鼻黏膜的Ⅰ型变态反应性疾病，以鼻痒、打喷嚏、流鼻涕等为主要临床表现。由于过敏原呈季节性的增减或持续存在，所以本病有季节性和常年性两种临床类型。其发病与环境因素密切相关，我国高发区达到 37.74%，且呈逐年上升趋势。本病多发于青年人和儿童，无明显性别差异。

【相关解剖】

1. 外鼻　位于面部中央，形如一个基底在下方的三边锥体，由骨、软骨构成支架，外覆软组织和皮肤，主要包括鼻根、鼻尖、鼻梁、鼻翼、鼻前孔、鼻小柱、鼻唇沟等。

2. 鼻腔　为一顶窄底宽、前后径大于左右径的不规则狭长腔隙。前起自前鼻孔，后止于后鼻孔并通鼻咽部。鼻腔被鼻中隔分成左右两侧，每侧鼻腔又分为位于最前段的鼻前庭和位于其后占鼻腔绝大部分的固有鼻腔。

【病因病理】

1. 病因

（1）变应性体质：常与其他变应性疾病，如支气管哮喘、荨麻疹等同时或交替发作，多有家族史，可能与遗传有关。

（2）变应原接触：①吸入物，如尘埃、花粉、真菌、动物皮毛、化学粉末等。②食入物，许多食物均可以引起过敏，如面粉、牛奶、鸡蛋；药物如水杨酸类、磺胺类和抗生素等。③细菌及其毒素。④注射物，如血清、青霉素、链霉素等。⑤接触物，如油漆、皮毛、氨水等致敏原。

（3）其他因素：如冷热变化，温度不调，阳光或紫外线的刺激等，还可能有内分泌失调，或体液酸碱平衡失调等内在因素，如肾上腺素缺少，甲状腺素、卵巢素及垂体素失调或体液偏于碱性等。

2. 病理 过敏性鼻炎是由特应性个体接触变应原引起的主要由 IgE 介导的介质（主要是组胺）释放，并有多种免疫活性细胞和细胞因子等参与的鼻黏膜非感染性炎性疾病。其发病有三个必要条件：①特异性抗原，即引起机体免疫反应的物质；②特应性个体，即所谓个体差异、过敏体质；③特异性抗原与特应性个体二者相遇。临床上分为常年性和季节性两型。

（1）常年性变态反应性鼻炎：早期鼻黏膜水肿呈灰色，病变属可逆性，此时病理检查，可见上皮下层显著水肿，组织内有嗜酸性粒细胞浸润，鼻分泌物中亦含有嗜酸性粒细胞。如过敏反应导致炎性反应，组织改变比较显著，上皮变性，基膜增厚和水肿，有血管周围浸润和纤维变性，腺体肥大、膨胀、阻塞，也可有囊肿样变性。慢性炎症的病变更为显著，有上皮增生，甚至乳头状病变。有继发感染者，病变黏膜呈颗粒状，分泌物转为脓性，多形核细胞增多，黏膜下有细胞浸润及纤维组织增生。

（2）季节性变态反应性鼻炎：病理主要为鼻黏膜水肿，有嗜酸性粒细胞浸润，分泌物呈水样，可有息肉形成。

【临床表现】

1. 症状

（1）鼻痒、喷嚏：多数患者鼻内发痒，花粉症患者可伴有眼痒、耳痒、咽痒；喷嚏多为阵发性发作，每次多为 3 个以上的连续喷嚏，且多于晨起、夜晚或接触过敏原后随即发作。

（2）清涕：患者伴随大量清水样鼻涕，有时可不自觉从鼻孔滴下。急性反应期过后可伴有鼻涕减少，若伴有感染可见黄稠鼻涕。

（3）鼻塞和嗅觉缺失：鼻塞症状轻重不一，单侧或双侧单发或并发，呈持续性、间歇性或交替性发作；嗅觉缺失或障碍是由黏膜的水肿引起，持续的水肿可导致嗅神经萎缩，引起永久性嗅觉丧失。患者得病后常伴有鼻黏膜的高敏状态，发病季节对任何强烈的气味、污染的空气，乃至气候温度的变化都会伴有症状的反复，本病的后期患者常可发展为对多种抗原与刺激因素过敏，而呈终年鼻塞、流涕的状态。

2. 体征 患者在发作期常呈一种张口呼吸的面容（儿童尤其明显），由于经常由鼻痒而搓揉可见鼻梁部皮肤的横纹，鼻翼部分肥大，伴过敏性眼结膜炎者可见结膜的轻度充血水肿。

【针刀疗法】

1. 局部治疗

（1）体位：仰卧位。

（2）体表标志：鼻子。

（3）定点

1）鼻内点：固有鼻腔的外侧面鼻骨内侧壁定 1 点。

2）鼻外点：鼻翼外侧旁开约 0.5cm 处。

（4）消毒与麻醉：常规消毒，铺无菌洞巾，0.5% 利多卡因局部麻醉，每点注射 1～2ml，注入麻醉药时，必须先回抽注射器确认无回血。

（5）针刀器械：Ⅰ型 4 号针刀。

（6）针刀操作

1）鼻内点：针刀由鼻孔进入，刀口线与外侧壁平行刺入 0.5～1cm，进行局部小范围的先纵行后横行剥离。

2）鼻外点：刀口线与鼻唇沟平行，从下向上沿皮刺入，到达骨面后再将针刀提至皮下，反复切开至骨面 2～3 次，即可出针，压迫止血，无菌敷料保护伤口。

（7）疗程：每周治疗 1 次，4 次为 1 个疗程，视患者病情确定疗程。

2. 颈部治疗

（1）体位：俯卧位。

（2）体表标志：枕外隆凸、上项线、颈椎棘突、关节突关节。

（3）定点

1）枕外隆凸下缘及上项线：枕部中、浅层肌肉及项韧带止点1点，两侧上项线、枕外隆凸两侧2.5cm各1点。

2）颈椎棘突点：自枕外隆凸沿后正中线向颈部摸到的第一个骨性凸起为枢椎棘突，沿后正中线向下可摸到其余各椎棘突。

3）关节突关节点：棘突旁开1.5～2.5cm，平均为2cm，关节突关节位于下位棘突水平线上。

（4）消毒与麻醉：常规消毒，铺无菌洞巾，0.5%利多卡因局部麻醉，每点注射1～2ml，注入麻醉药时，必须先回抽注射器确认无回血。

（5）针刀器械：Ⅰ型4号针刀。

（6）针刀操作

1）枕外隆凸下缘及上项线：刀口线与人体纵轴平行，针柄向足端倾斜，使针刀向头顶百会方向刺入，按四步规程进针刀至骨面，切开2～3次。

2）颈椎棘突点：刀口线与人体纵轴平行，针体与皮肤垂直，按四步规程进针刀至骨面，纵行切开2～3次。

3）关节突关节点：刀口线与人体纵轴平行，针体与皮肤垂直，按四步规程进针刀至骨面，紧贴骨面行纵横摆动2～3次，然后缓慢退出针刀，并于中层和浅层切开2～3次。

术毕，拔出针刀，局部压迫止血1min后，无菌敷料覆盖针孔。

（7）疗程：每周治疗1次，4次为1个疗程，多数患者需要1～4次治疗。

3. 穴位治疗

（1）针刀操作

1）百会穴：刀口线与矢状面平行、针体与身体纵轴一致，到达骨后面，向后各刺入0.5～1寸，纵行切开2～3次。

2）神庭穴：刀口线与身体横轴平行，针体与该处颅骨切面平行，刺入0.3～0.4寸，纵行切开2～3次。

3）印堂穴：刀口线与额肌纤维平行，从上向下沿皮横刺入0.5～1寸，纵行切开2～3次。

（2）疗程：每周治疗1次，4次为1个疗程，视患者病情确定疗程。

【术后手法及康复】

1. 手法治疗 局部治疗术后用手在鼻腔外侧按压1min。点揉枕骨后小肌群，使之放松。

2. 康复训练 颈深伸屈肌群训练。

【思考题】

试述针刀治疗过敏性鼻炎的方法。

第八节 陈旧性肛裂

【概述】肛裂是指齿状线下肛管皮肤层裂伤形成的小溃疡，以放射状分布于肛管，呈梭形或椭圆形，多发于后正中部（截石位6点钟方向），少数在前正中部（截石位12点钟方向），并以肛门周期性疼痛、出血、便秘为主要临床特点。肛裂为肛肠科常见疾病之一，其发病率仅次于痔疮，以中青年人为多发，我国患者女性多于男性，发病人数比为1.8∶1，患者多伴有长期便秘病史。肛裂，中医也称"裂痔""钩肠痔""裂口痔"等。如《外科大成·下部后》载："钩肠痔：肛门内外有痔，褶缝破烂，便如羊粪，粪后出血，秽臭大痛。"所述即是肛裂症状。我国传统医学认为肛裂病的病因病机与饮食不节、外感六淫、生活习性以及情志失调等因素有关。

【相关解剖】 肛门括约肌由内环、外纵两层肌构成。其中环形肌特别发达，称为肛门内括约肌，围绕在肛门内括约肌周围的骨骼肌称为肛门外括约肌，其又分皮下部、浅部、深部，有较强的控制排便的作用。肛门内括约肌，肠壁的纵行肌，肛门外括约肌的浅部、深部，以及肛提肌的耻骨直肠肌共同构成围绕肛管的强大肌环，称为肛门直肠环，对肛管起括约作用。

【病因病理】

1. 解剖学因素 肛管前、后部组织发育强弱不一致，局部血供相对较差，同时肛管前、后、正中部所要承受的压力最大，在排硬便时易被撕裂，且伤后愈合较慢。

2. 外伤因素 粗大干硬的大便、异物或扩肛器等使肛管过度扩张，从而导致裂伤。

3. 感染因素 肛隐窝炎、肛乳头炎、肛门湿疹、直肠炎等炎症刺激及分泌物刺激可使肛管皮肤弹性减弱，脆性增加，容易裂伤。

4. 肛门括约肌因素 先天肛门狭窄、术后肛门括约肌挛缩或痉挛等。

【疾病分期】

1. Ⅰ期肛裂 又称初发肛裂、新鲜肛裂或早期肌裂，肛管皮肤表浅损伤，创口周围组织基本正常。

2. Ⅱ期肛裂 又称单纯肛裂，肛管已经形成溃疡性裂口，但无合并症，无肛乳头肥大及"哨兵痔"及皮下瘘管等。

3. Ⅲ期肛裂 又称陈旧性肛裂，裂口已形成慢性陈旧性溃疡，并发"哨兵痔"、肛乳头肥大、肛窦炎和隐瘘等病理改变。

【临床表现】

1. 症状 肛门部疼痛、便血或伴有便秘，疼痛呈典型的周期性疼痛，排便时疼痛，便后数分钟后可缓解，随后再次发生疼痛，数小时后缓解；便血为滴血或手纸染血，鲜血，量少，多发于后正中部（截石位6点钟方向）。

2. 体征 陈旧期肛裂：创缘不规则，增厚，弹性差，病变基底紫红色或有脓性分泌物，上端邻近肛窦处肛乳头肥大；创缘下端有哨兵痔，或有皮下瘘管形成。因肛裂、"哨兵痔"、乳头肥大同时存在，故将其称为"肛裂三联征"。

【针刀疗法】

1. 体位 俯卧位，截石位。

2. 体表标志 肛门。

3. 定点 肛门周边1cm处、腰骶椎至尾骨一线寻找阳性反应点。

4. 消毒与麻醉 常规皮肤消毒，以肛门为中心周围15~20cm，戴无菌手套，铺无菌洞巾，各点以0.5%~1%利多卡因1~2ml左右局部麻醉，行退出式注入麻醉药。

5. 针刀器械 Ⅰ型4号针刀，肛肠特制针刀。

6. 针刀操作

（1）肛门周边1cm处：左手中指伸入肛门作导引，右手持针刀，刀口线与肛门外括约肌平行。针刀与皮面垂直，按四步规程刺入肛管2~3cm，感觉有韧性或紧缩感即为肛门内括约肌，调转刀口线15°左右，将肛门内括约肌切开2~3次，左手中指感到肛管皮下有一凹陷无紧缩感即可出针刀。出针后用两个示指进行扩肛，持续5min，将部分未切断的肌纤维充分扩开。将"哨兵痔"和肥大的乳头进行切除。

（2）阳性反应点：刀口线与肌纤维平行，针刀体与皮面垂直，按四步规程进针刀0.2~0.4cm深，纵行切开1~2次，并行横行摆动2~3次。

术毕，拔出针刀，局部压迫止血1min后，无菌敷料覆盖伤口。

7. 疗程 每周治疗1次，4次为1个疗程，视患者病情确定疗程。

【思考题】
针刀治疗陈旧性肛裂的方法是什么？

第九节 跆外翻

【概述】 跆外翻是指跆趾趾骨向腓侧偏转超过正常生理曲度的一种足部畸形，一般认为跆趾向外侧偏斜 15° 即为跆外翻畸形。跆外翻是临床常见病，发病率高，女性多见，男女比例可达 1∶40。中医学中，本病可归属于"痹证""筋病""踝痛"等范畴。

【相关解剖】 第 1 跖趾关节由第 1 跖骨头的凸形关节面与近节趾骨底的凹形关节面构成。此处关节囊较为松弛，上方为伸肌腱所加强，两侧为扇形的侧副韧带所加强。侧副韧带起自跖骨头两侧的背结节，斜向前下方，止于近节趾骨底两侧及足底韧带；悬韧带从跖骨头两侧的背侧结节向跖侧止于两边的籽骨。关节下方有足底韧带参与构成关节囊，该韧带还与跖骨深横韧带相融合，横行连接各跖骨头。

跖趾关节关节囊的跖面，跆长屈肌腱位于内、外侧籽骨形成的沟内，向远侧止于远节趾骨底。籽骨位于跆短屈肌腱内，跆短屈肌内侧腱与跆展肌腱相融合，外侧腱与跆收肌止点相融合，其共同腱与外侧籽骨相关。

生理状态下，跆趾有一定的外翻角度，其范围在 15°～20°，不伴有跖骨间角异常、跆趾旋转、籽骨以及其他前足畸形。

【病因病理】 中医学认为，本病外因风寒湿邪侵扰、经络受损导致筋滞骨错；内因肝肾亏虚、血脉失养导致瘀滞疼痛。

本病病因较多，尚无统一认识。多种因素如遗传因素、足部生物力学改变、足部关节炎症、神经肌肉病变后足部肌力不平衡、足部关节创伤等可能与本病有关。目前认为病因有以下几种。

1. 鞋过窄或尖，或长期穿着高跟鞋，导致前足特别是跆趾外翻畸形。

2. 平跖足引起跆趾外旋和第 1 跖骨内收。

3. 跖骨内收，以第 1～3 跖骨内收明显，发生率为 67%。

4. 第 1 跖骨过长。

5. 跆收肌和屈短肌腓侧部分肌张力过大，使跆趾近节基底受到肌力牵张过度，同时引起二籽骨向外移位或二籽骨分离。

6. 第 2 趾或第 2 跖骨头切除，使跆趾失去了维持正常位置的重要因素之一，易导致本畸形。

7. 类风湿性关节炎引起的屈肌挛缩。

【临床表现】

1. 症状 第 1 跖趾关节向内突起，行走痛，穿鞋后有压痛，关节内突部分，常有胼胝和红肿。

2. 体征 关节背、内方有压痛。跆趾外翻，压于第 2 趾背，第 2 趾常伴有锤状趾。第 1 跖趾关节跖面负重痛、触痛和胼胝，平跖足多见。

【辅助检查】 X 线检查可见：①第 1 跖趾关节附近骨质增生，尤以跖骨头内侧为著，跆囊炎的阴影适位于增生骨部位；②籽骨移位或分离；③关节半脱位或脱位。

测量跆外翻角度大于 20° 可做出诊断。

【针刀疗法】 用 I 型针刀，从跖趾关节内侧将关节囊切开松解。针对具体畸形不同，可分别对第 1 跖趾关节胫侧、第 1 趾骨底腓侧缘、跆长伸肌腱过第 1 跖骨部分、第 1 跖跗关节、跆长屈肌腱止点等部分进行松解。

1. 体位 仰卧位，足跟下垫枕，以保持足部舒适稳定。

2. 体表标志 第 1 跖趾关节、跆长伸肌腱、跆长屈肌腱。

3. 定点

（1）背侧：第 1 跖趾关节胫侧、第 1 趾骨底腓侧、跨长伸肌腱斜过第 1 跖骨的部分、第 1 跗跖关节胫侧、第 1 跗跖关节腓侧、第 1 跗跖关节背侧。

（2）跖侧：第 1 跖骨底腓侧缘跖侧点（跨收肌横头止点）、跨长屈肌腱止点、第 2 跖骨头中点。

4. 消毒与麻醉 常规消毒，铺无菌洞巾，以 1%～2% 利多卡因局部麻醉，进针方法同针刀治疗，每点注射利多卡因 0.5～1ml。

5. 针刀器械 Ⅰ型 4 号针刀。

6. 针刀操作

（1）第 1 跖趾关节胫侧：刀口线与足弓长轴平行，针刀垂直于皮肤，按四步规程进针刀达第 1 趾骨底胫侧缘骨面（已穿透关节囊），然后提针刀至皮下，再将针刀切至骨面，反复切开 3～4 次以充分松解第 1 跖趾关节囊胫侧面。

（2）第 1 趾骨底腓侧：刀口线与足弓长轴平行，针刀垂直于皮肤，按四步规程进针刀达第 1 趾骨底腓侧缘骨面（已穿透关节囊），然后提针刀至皮下，再将针刀切至骨面，反复切开 3～4 次以充分松解跨收肌横头止点及第 1 跖趾关节囊腓侧面。

（3）跨长伸肌腱斜过第 1 跖骨部分：刀口线与跨长伸肌腱垂直，针刀垂直于皮肤，按四步规程进针刀达跨长伸肌腱腓侧缘，在肌腱边缘切开 1～2 次。

（4）第 1 跗跖关节胫侧：刀口线与足弓长轴平行，针刀垂直于皮肤，按四步规程进针刀达第 1 跖骨底胫侧缘骨面（已穿透关节囊），然后提针刀至皮下，再将针刀切至骨面，反复切开 3～4 次以充分松解第 1 跗跖关节囊胫侧面。

（5）第 1 跗跖关节腓侧：刀口线与足弓长轴平行，针刀垂直于皮肤，按四步规程进针刀达第 1 跖骨底腓侧缘骨面（已穿透关节囊），然后提针刀至皮下，再将针刀切至骨面，反复切开 3～4 次以充分松解第 1 跗跖关节囊腓侧面。

（6）第 1 跗跖关节背侧：刀口线与足弓长轴平行，针刀垂直于皮肤，按四步规程进针刀达第 1 跖骨底腓侧缘骨面（穿透关节囊），然后提针刀至皮下，再沿第 1 跖骨近侧端边缘将针刀刺入跗跖关节间隙，反复切开 3～4 次以充分松解第 1 跗跖关节囊背侧。

（7）第 1 趾骨底腓侧缘跖侧点：刀口线与足弓长轴平行，针刀垂直于皮肤，按四步规程进针刀达第 1 趾骨底腓侧缘骨面，保持针刀不离骨面，沿骨面腓侧缘切开 1～2 次以松解跨收肌横头的止点。

（8）跨长屈肌腱止点：刀口线与足弓长轴垂直，针刀垂直于皮肤，按四步规程进针刀达肌腱表面，在肌腱腓侧缘切开 1～2 次以切断少量肌腱纤维，从而松解其张力。

（9）第 2 跖骨头中点：刀口线与足弓长轴平行，针刀垂直于皮肤，按四步规程进针刀，当遇有坚韧阻力感时系趾短屈肌腱（其深面为趾长屈肌腱），稍向两侧移动刀锋以避开肌腱，然后继续深入探至第 2 跖骨头骨面。调转刀口线 90° 并稍提针刀 2～3mm 再向下刺至骨面以切开跨收肌横头肌腹，反复 2～3 次，切断少量肌纤维以降低跨收肌横头张力。术毕，拔出针刀，局部压迫止血 1min 后，无菌敷料覆盖针孔。

7. 疗程 每周治疗 1 次，4 次为 1 个疗程，视患者病情确定疗程。

【手法及康复】

1. 手法治疗 患者坐于治疗床上，将膝关节屈曲，足部略放平，助手将患侧踝关节固定，医师右手捏住大跨趾，左手扶持足背。先做对抗牵引，然后使大跨趾顺时针旋转 4～5 次，再逆时针旋转 4～5 次。接着再一次对抗牵引，持续 1min 以后，医师突然加大力度，拔伸大跨趾，力度要足够大，并使大跨趾内收，最后将大跨趾拉直（和第 1 跖骨在一条线上），用小托板或石膏固定，保持和跖骨在一条线上。2 周后拆除托板，进行功能锻炼。此手法将足第 1 跖趾关节囊充分松动，然后拔伸，使关节囊外侧的挛缩得到恢复。

2. 康复训练 小腿肌肉训练，拉伸放松腓骨肌。

【思考题】

针刀治疗踇外翻的方法是什么？

主要参考书目

郭长青，2017. 针刀医学. 北京：中国中医药出版社.
邵水金，2018. 正常人体解剖学. 北京：中国中医药出版社.
沈雪勇，2016. 经络腧穴学. 4版. 北京：中国中医药出版社.
田代华，2005. 黄帝内经素问. 北京：人民卫生出版社.
田代华，刘更生，2005. 灵枢经. 北京：人民卫生出版社.
王国强，2013. 中医医疗技术手册（2013普及版）. [2015-12-31]. http://www.natcm.gov.cn/yizhengsi/gongzuodongtai/2018-03-24/2690.html.
王永炎，鲁兆麟，任廷革，2015. 任应秋医学全集. 北京：中国中医药出版社.
吴绪平，2008. 针刀医学. 北京：中国中医药出版社.
邢汝雯，2017. 黄帝内经. 武汉：华中科技大学出版社.
许慎，2017. 说文解字. 南京：江苏凤凰美术出版社.
张天民，2019. 针刀医学. 北京：人民卫生出版社.
朱汉章，2002. 针刀医学原理. 北京：人民卫生出版社.
（明）虞抟，2002. 医学正传. 北京：中医古籍出版社.
（宋）陈言，2007. 三因极一病证方论. 北京：人民卫生出版社.
（唐）王冰，2015. 重广补注黄帝内经素问. 北京：中医古籍出版社.

附 录

附录1 中西医结合治疗膝骨关节炎（膝痹）专家共识

《中西医结合治疗膝骨关节炎（膝痹）专家共识》项目组
中日友好医院 唐学章等

摘要 随着社会老龄化进程的加快，膝骨关节炎（KOA）成为严重影响患者的生活质量的一种慢性退行性疾病，给社会和家庭带来沉重的经济负担。目前KOA的中西医诊疗策略尚待完善和规范，如能中医、西医结合诊疗、优势互补，则将更好地提升KOA临床诊疗水平。因此，本共识经各学科专家组商议、问卷测评及牵头人团队综合评价，优化了以往共识内容，并将各种KOA治疗方法的使用建议按照KOA不同分期对应不同的推荐等级，旨在为从事KOA防治的中医、西医及中西医结合专业的医务工作者提供指导性意见，推动KOA的中西医结合诊疗规范化发展。

关键词 膝骨关节炎；膝痹；中西医结合；专家共识。

Expert Consensus on the Treatment of Knee Osteoarthritis (Knee Arthralgia) by Integrated Traditional Chinese and Western Medicine

Research Team of *Expert Consensus on the Treatment of Knee Osteoarthritis (Knee Arthralgia) by Integrated Traditional Chinese and Western Medicine*

Abstract With the acceleration of the aging process of society, knee osteoarthritis (KOA) has become a chronic degenerative disease which seriously affects the quality of life of patients, and brings heavy economic burden to society and family. At present, the diagnosis and treatment strategy of traditional Chinese and Western medicine of KOA still needs to be perfected and standardized. If the diagnosis and treatment of traditional Chinese medicine and Western medicine can be combined and complementary, the clinical diagnosis and treatment level of KOA will be better improved. Therefore, this consensus optimized the content of the previous consensus through the consultation of the expert group of various disciplines, questionnaire evaluation and comprehensive evaluation of the lead team, and the use of various KOA treatment methods according to the different stages of KOA corresponding to different recommendation levels, aiming to provide guidance for the medical workers engaged in the prevention and treatment of KOA, Western medicine and integrated Chinese and Western medicine, as well as to promote the standardized development of integrated Chinese and Western medicine diagnosis and treatment in KOA.

Keywords Knee osteoarthritis; Knee arthralgia; Integrated Chinese and western medicine; Expert consensus.

膝骨关节炎（knee osteoarthritis，KOA）是一种慢性退行性疾病，严重影响患者的生活质量，随着社会老龄化进程的加快，KOA患病率逐年攀升，给社会和家庭带来沉重的经济负担。中医、西医对KOA的诊疗各具优势，为完善和规范KOA的中西医诊疗策略，更好地指导KOA临床诊疗工作，由中华中医药学会疼痛学分会牵头，推拿、针灸、骨伤、康复、循证医学等各领域多学科专家团队参与，依据国际通行的专家共识制定方法、流程及中华中医药学会疼痛学分会团体标准管理办法，基于临床经验与实践现状，结合以往KOA诊疗指南和共识，多次修改讨论形成本共识。本共识旨在为从事KOA防治的中医、西医及中西医结合医务工作者提供指导性意见，并在未来实施推广过程中不断更新和修订。

1 范围

本共识提出膝骨关节炎（膝痹）的中西医诊断、辨证、治疗和预防调护。

本共识适用于膝骨关节炎（膝痹）的诊断、治疗和预防调护。

本共识可供中医、西医、中西医结合专业推拿科、针灸科、骨伤科、康复科、运动医学科、疼痛科等相关科室的临床医师及医疗管理机构工作人员临床、教学、研究使用。

2 规范性引用文件

中国中医药研究促进会骨伤科分会发布的《膝骨关节炎中医诊疗指南》(2020年版)
中华医学会骨科学分会发布的《膝骨关节炎阶梯治疗专家共识》(2018年版)
美国风湿病学会和关节炎基金会制定的《膝骨关节炎诊疗指南》(2018年版)
中国中西医结合学会骨伤科专业委员会发布的《膝骨关节炎中西医结合诊疗指南》(2018年版)

3 术语及定义

下列术语和定义适用于本共识。

KOA属于中医"骨痹""痹证""痿证"范畴,1997年由国家中医药管理局发布的《中医临床诊疗术语》中将KOA中医疾病名称统一为"膝痹"。KOA是一种以关节软骨退变、软骨下骨病变和滑膜炎症为特征的慢性关节疾病,临床主要表现为膝关节疼痛、肿胀、畸形和活动受限[1]。

4 流行病学特点

KOA有较高的患病率,是对老年人生活质量影响最大的一种骨关节炎。2010年,KOA成为全球第四大致残性疾病。有研究显示,我国KOA患病率为18%,中国男性KOA患病率为11%,女性患病率为19%,明显高于男性[2]。KOA的发病率明显高于髋部、手部等其他部位的骨关节炎,且呈现明显的地域和地区差异[3]。除此以外,遗传、肥胖以及与膝关节使用相关的职业都是KOA患病的影响因素[4]。

5 诊断

5.1 诊断标准

参照中华医学会骨科学分会2018年标准[1]及中国中西医结合学会骨伤科专业委员会2018年标准[5]。①近1个月反复膝关节疼痛;②X线片(站立位或负重位)示关节间隙变窄、软骨下骨硬化和(或)囊性变、关节边缘骨赘形成;③MRI示软骨损伤、骨赘形成、软骨下骨骨髓水肿和(或)囊性变、半月板退行性撕裂、软骨部分或全层缺失;④年龄≥50岁;⑤晨僵时间≤30min;⑥活动时有骨摩擦音(感)。综合临床及影像学检查,符合①加②、③2项中任1项,或者①加④、⑤、⑥3项中任2项即可诊断为KOA。

5.2 西医分期标准

参照中华医学会骨科学分会2018年标准[1]:临床症状和体征包括膝关节疼痛、活动、肿胀和畸形4个方面。疼痛程度的评价采用视觉模拟评分法(visual analogue scale, VAS)[6],同时,将影像学检查作为客观的诊断标准,其中采用目前临床上应用最广泛X线片表现的Kellgren-Lawrence(K-L)分级作为基本分级标准(附表1-1)[7]。

附表1-1 膝骨关节炎Kellgren-Lawrence分级

分级	描述
0级	无改变(正常)
Ⅰ级	X线可能有骨赘,关节间隙可疑变窄
Ⅱ级	X线有明显骨赘,关节间隙可疑变窄
Ⅲ级	X线有中等量骨赘,关节间隙变窄较明显,有硬化性改变
Ⅳ级	大量骨赘,关节间隙明显变窄,严重硬化性病及明显畸形

(1)早期。疼痛,经常出现膝关节疼痛;活动,日常活动基本不影响,少数患者平路行走偶有影响,常于起立、下蹲或者上下楼梯时疼痛,活动轻微受限;肿胀,偶发肿胀;畸形,无明显畸形(或原有畸形);X线片显示,关节间隙轻度狭窄,可见小的骨赘。K-L分级Ⅰ~Ⅱ级。

(2) 中期。疼痛，经常出现膝关节严重疼痛；活动，日常活动因为疼痛而受限；肿胀，复发性膝关节肿胀；畸形，膝关节可出现轻度内翻或者外翻畸形；X 线片显示，明确的关节间隙狭窄，有中等量骨赘，软骨下骨骨质轻度硬化，可能出现膝关节骨性畸形（内翻畸形、外翻畸形、屈曲畸形）。K-L 分级Ⅲ级。

(3) 晚期。疼痛，膝关节疼痛非常严重；活动，日常活动严重受限；肿胀，可能经常出现膝关节肿胀；畸形，可能出现严重的内翻、外翻畸形或屈曲挛缩畸形；X 线片显示，严重的关节间隙狭窄，大量骨赘形成，明显的软骨下骨硬化，明显的膝关节骨性畸形。K-L 分级Ⅳ级。

当患者主观感觉疼痛程度和 K-L 放射诊断分级严重不一致的情况下，可结合评价软骨损伤为主的 Recht 分级为补充标准协助分期（附表 1-2）[8]。

附表 1-2　膝骨关节炎 Recht 分级

序号	症状或体征
0 级	无改变（正常）
Ⅰ级	软骨内异常信号，但软骨面光滑
Ⅱ级	软骨表面轻度不规则和（或）软骨全层厚度 50% 以下的局灶缺损
Ⅲ级	软骨表面严重不规则和（或）软骨全层厚度 50% 以上但未达全层的局灶缺损
Ⅳ级	软骨全层缺损，软骨下骨暴露

5.3　中医辨证分型

参照现有指南和共识标准[5,9,10]，结合专家多轮论证，将 KOA 常见的中医辨证分型归为气滞血瘀证、寒湿痹阻证、肝肾亏虚证和气血虚弱证四型。①气滞血瘀证：膝关节疼痛如针刺，固定不移，入夜痛甚，或面色晦暗，或局部皮肤色黯，或顽痹不愈，或关节肿大畸形，或肌肤甲错，舌质紫黯，或有瘀斑，苔薄白，脉弦涩。②寒湿痹阻证：肢体关节疼痛重着，屈伸不利，局部皮色不变，触之不热，遇寒痛增，得热痛减，冬春及阴雨天气易发作。寒偏盛者，疼痛剧烈，痛有定处，局部欠温，得热则缓，苔薄白，脉弦紧；湿偏盛者，疼痛重着不移，或肿胀，或麻木不仁，以腰及下肢多见，苔白腻，脉濡缓。③肝肾亏虚证：膝关节隐痛，活动受限，腰膝酸软无力，倦怠乏力，劳作加重，或伴头晕、耳鸣、目眩，舌淡，苔薄白，脉沉迟。④气血虚弱证：双下肢尤膝关节酸痛无力，活动后加剧，或关节变形，肌肉萎缩，伴面色少华，或心悸气短、乏力、自汗，舌淡，苔薄白，脉沉细弱。

6　治疗

本共识经专家组商议、问卷测评及牵头人团队综合评价，将各种治疗方法的使用建议按照 KOA 早、中、晚不同分期分为 4 个等级：强推荐、中推荐、弱推荐和不推荐。见附表 1-3。

附表 1-3　KOA 早、中、晚期的治疗推荐意见

治疗方法＼分期	早期	中期	晚期
基础治疗			
健康教育	√	√	√
运动治疗	√	√	
非药物治疗			
推拿治疗	√	√	△
针灸治疗	√	√	△
内热针治疗	○	√	△
针刀治疗	○	√	△

续表

治疗方法 \ 分期	早期	中期	晚期
药物治疗			
中药泡洗	√	√	△
中药熏蒸	√	√	△
关节注射	△	√	△
中药口服	√	√	△
西药口服	○	√	△
中成药口服	√	√	△
中成药治疗	√	√	△
手术治疗			
关节镜清理术		○	△
软骨修复类手术		○	○
截骨/重建/置换手术			√

注：√强推荐；○中推荐；△弱推荐；空白为不推荐。

6.1 健康教育和运动治疗

健康教育的目的是让患者本人了解疾病，了解引发或加重疾病发展的因素，改变不健康的工作及生活方式，在运动中既要避免患者肌量萎缩，也要避免过度使用，从而达到减轻疼痛，改善和维持关节功能，延缓疾病进展的目的。目前健康教育的渠道包括：传统的面诊时口头宣教、杂志报纸等书面宣教、自媒体或新媒体等。医生应指导患者着重注意以下几方面：

（1）避免过度肥胖：超重是 KOA 发生和进展的独立危险因素，可通过饮食控制、健康的免负重或部分负重有氧运动等方式实现[11]。

（2）避免膝关节过劳：长时间负重运动或工作会加速膝关节退变，在日常工作生活中，应避免长时间跑、跳、蹲等动作，同时减少或避免爬楼梯、爬山等[12]。

（3）健康的锻炼方式：合理采用低强度有氧运动可以改善关节功能，缓解疼痛。同时应加强关节周围肌肉力量训练，以达到改善关节稳定性，增强本体协调性，改善血液循环及纠正髌骨关节对位的目的[13]。

（4）注意肢体保暖：可在一定程度上改善局部血液循环、减轻炎症反应，达到减轻关节疼痛[11]。

推荐意见：推荐 KOA 患者全病程接受健康教育指导，推荐早期和中期的 KOA 患者选择适当的运动治疗。

6.2 非药物治疗

6.2.1 推拿治疗

推拿治疗可有效缓解膝关节疼痛，对关节功能、活动度、肌力、稳定性等均有改善。通过滚法、揉法、拿法等单一手法，和点穴、调筋（分筋、拨筋）、理髌、清宫正骨等复合手法起到舒筋活血、通络止痛的功效。

推荐"舒筋活络"推拿法，操作步骤如下：患者取仰卧位，医者采用轻柔的揉法、拿法松解患侧膝关节及周围、循经部位的肌肉、筋膜等软组织，用一指禅推法着重松解膝髌周围、髌韧带、内外侧副韧带、股四头肌、胫骨前肌等部位（重点治疗穴位为双侧犊鼻、鹤顶、阳陵泉、血海、梁丘、足三里、阿是穴）。患者膝关节屈曲，医者四指按揉腓肠肌内外侧头（重点治疗穴位为委中、承山），同时配合膝关节屈伸、旋转、牵抖等被动活动，理髌手法提髌骨，最后用挤髌伸膝法结束整理。

推荐意见：对于 KOA 早期和中期的患者推荐选择推拿治疗，推荐治疗时长为每次 15min 左右，一周 2 次，10 次为 1 个疗程。

6.2.2 针灸治疗

针灸治疗具有疏经通络、利节止痛的功效。毫针刺法适用范围较广，膝关节不适、活动功能受限者均可根据临证情况使用；疼痛较甚、肌肉萎缩者，可采用电针治疗；有寒湿痹阻症状表现者可采用温针疗法、火针疗法和灸法。

针灸治疗的选穴以局部经穴和阿是穴为主，辨证及循经取穴为辅。推荐主穴为：内膝眼、犊鼻、鹤顶、阳陵泉、足三里、阴陵泉、梁丘、血海，配穴根据临证情况辨证选取。

推荐意见：对于KOA早期和中期的患者推荐选择针灸治疗，推荐每日或隔日行1次针灸治疗，10次为1个疗程，晕针或处于饥饿、疲劳、精神紧张者不宜操作，凝血功能异常者不予推荐。

6.2.3 内热针治疗

在毫针刺法的基础上辅以恒温加热的内热针技术，借助一种针身中空、内部植入产热和测温电子元件不锈钢针具和外联控温主机，发挥通经解结、活血调气的功效。

内热针治疗的选穴以膝关节局部经穴为主，辅以髋关节、腰骶关节和背部穴位。可选取足三里、阴陵泉、血海、梁丘、阳陵泉、合阳、曲泉、膝阳关等为主穴，再根据临证情况辨证选取配穴。参照具体筋结点的体积，局麻后予多针、逐层小幅度提插，抵达骨面进行啄刺后，连接加温仪器。

推荐意见：对于KOA中期的患者推荐选择内热针治疗，推荐加热时长为20~30min，温度为4~45℃，同一部位推荐治疗1次为宜，无筋结部位不予推荐。

6.2.4 针刀治疗

针刀治疗是通过对膝关节周围组织的切割、分离、铲剥，释放患处局部筋膜压力、松解粘连，恢复软组织和骨的生物力学平衡，达到疏通经络、消肿止痛的目的的闭合性软组织松解术。可选取内膝眼、外膝眼、血海等为主穴，进行麻醉与进针，刺至股四头肌腱、髌上囊、髌内侧支持带、髌外侧支持带等部位，探寻结节点提插疏通。

推荐意见：对于KOA中期的患者推荐选择针刀治疗，体质虚弱、凝血功能异常、局部组织坏死者不予推荐。

6.3 药物治疗

6.3.1 中药泡洗

中药泡洗可改善物质代谢和微循环，延缓关节退行性变的进一步发展，具有消炎止痛、促进关节功能恢复的作用。可参考如下中药泡洗处方：

若局部疼痛较甚，遇寒加重，宜选用膝骨关节炎泡洗1号方：红花10g，川芎10g，细辛10g，乳香10g，没药10g，苏木10g，当归10g，赤芍10g，川椒10g，桂枝10g，艾叶10g，防风10g，白芷10g，独活10g，制川乌10g，五加皮10g，淫羊藿15g，海风藤10g，川牛膝15g。

若局部红肿较甚，宜选用膝骨关节炎泡洗2号方：红花10g，川芎15g，大黄10g，乳香10g，没药10g，苏木10g，当归10g，赤芍10g，独活10g，牛膝15g，连翘6g，黄柏10g，苍术10g，泽泻10g，萆薢10g，防己10g，土茯苓10g，拳参10g，车前子20g，五加皮10g。

用法：上药水煎去渣取液3000ml左右，分为6份，每份再加清水3L左右倒入专用药浴袋内，浸泡双下肢，每次45min左右，1天1~3次，每次间隔3~7小时，1份药液可用3天，18天为1个疗程。宜加入少量酒（10ml左右）及醋（50ml）。

推荐意见：对于KOA早期和中期的患者推荐选择中药泡洗治疗，皮肤有创口、药液过敏、妊娠或经期妇女、严重心脏病患者不予推荐。

6.3.2 中药熏蒸

中药熏蒸技术以中药蒸气为载体，熏蒸患处的一种外治技术，通过促进局部的血液及淋巴的循环，达到促进局部水肿及炎症的吸收，消除局部肌纤维的紧张和痉挛等作用。

辨证论治方案推荐如下：

（1）气滞血瘀证。治法：行气活血。推荐方：血府逐瘀汤加减。

（2）寒湿痹阻证。治法：散寒除湿。推荐方：蠲痹汤加减。

（3）肝肾亏虚证。治法：滋补肝肾。推荐方：左归丸加减。

（4）气血虚弱证。治法：补气养血。推荐方：八珍汤加减。

推荐意见：对于 KOA 早期和中期的患者推荐选择中药熏蒸治疗，临床应用时，应视具体情况调节蒸汽温度，以患者能耐受且不出现烫伤为宜，推荐蒸汽温度为 45℃左右，每次 30min 左右，高血压、心脏病重症患者慎用。

6.3.3 关节注射

关节注射治疗可直达病灶，起效较快。可选用利多卡因等局麻药缓解疼痛、改善肌肉痉挛；地塞米松、曲安奈德、倍他米松等糖皮质激素减轻关节局部炎症和水肿；玻璃酸钠、几丁糖等润滑关节、延缓软骨损伤；臭氧（O_3）消炎镇痛。可选用注射位置为双侧髌骨旁、髌上囊等，穴位可参考双侧犊鼻、鹤顶等。

推荐意见：对于 KOA 中期的患者推荐选择关节注射治疗，操作中必须严格无菌，避免短时间在同一部位反复注射（建议同一部位关节注射每次间隔 2 周以上）。

6.3.4 中药口服

（1）气血瘀滞证

治法：理气化瘀，通络止痛。

方药：化瘀通痹汤。

处方：当归，鸡血藤，制乳香，制没药，郁金，醋香附，醋延胡索，透骨草，地龙，炙甘草。

（2）寒湿痹阻证

治法：祛风通络，散寒除湿，活血养血。

方药：通痹汤。

处方：羌活，秦艽，细辛，川芎，当归，杜仲，赤芍，鸡血藤，萆薢，木瓜，薏苡仁，川牛膝，炙甘草。

（3）肝肾亏虚证

治法：补肝肾，强筋骨，通经络。

方药：独活寄生汤。

处方：独活，桑寄生，炒杜仲，牛膝，骨碎补，补骨脂，续断，肉桂，党参，当归，白芍，川芎，炙甘草。

（4）气血虚弱证

治法：补益气血，养血活络。

方药：黄芪桂枝五物汤。

处方：黄芪，桂枝，白芍，生姜，大枣，炒杜仲，骨碎补，党参，白术，茯苓，当归，炙甘草。

推荐意见：对于 KOA 早期和中期的患者推荐选择中药口服治疗，可依据经络辨证选择运用引经药、藤类药、虫类药以增强疗效。

6.3.5 西药口服

（1）非甾体抗炎药物（nonsteroidal anti-inflammatory drugs，NSAIDs）：是 KOA 患者缓解疼痛、改善关节功能的首选药物。目前临床常用的为环氧合酶 2（cyclooxygenase-2，COX-2）选择性抑制剂，此类药物在避免消化道并发症方面有一定优势[14]。常用药物有：塞来昔布、艾瑞昔布、美洛昔康、依托考昔等[15]。此类药物除口服外，还可以凝胶贴膏、软膏、乳胶剂等剂型外用，对于疼痛症状严重者，可在评估风险的同时，适当合用外用剂型与口服剂型。

（2）阿片类镇痛药：对于 NSAIDs 不耐受，或单纯 NSAIDs 类药物控制不良的患者，可考虑应用阿片类或对乙酰氨基酚与阿片类的复方制剂。常用的有：曲马多、氨酚羟考酮、洛芬待因等[16]。

（3）缓解 KOA 症状的慢作用药物：有研究认为此类药物可缓解膝关节疼痛，改善关节功能，延缓病程进展等，但仍存在争议。常用药物包括硫酸或盐酸氨基葡萄糖、硫酸软骨素、双醋瑞因等[17]。

（4）抗焦虑药物：长期慢性疼痛往往伴随焦虑状态，短期内应用抗焦虑药物可改善此类患者的保守治疗疗效，但应注意并发症。常用药物包括：度洛西汀、黛立新（氟哌噻吨美利曲辛）等[18]。

推荐意见：对于 KOA 中期的患者推荐选择西药口服治疗。

6.3.6 中成药治疗

中成药具有使用方便、剂型稳定等优势,可根据患者具体病情酌情选用中成药治疗,口服可选用滑膜炎颗粒、尪痹胶囊、如意珍宝丸、复方杜仲健骨颗粒、金天格胶囊、脉络舒通丸;除口服剂型外,还可选择活血消痛酊、骨痛灵酊、蟾马正痛酊等局部外用,通过药物的局部透皮吸收,常可用来配合其他疗法共同用于KOA 的治疗(附表1-4),对于老年人,推荐首先使用局部外用剂型,但需注意局部皮肤不良反应的发生。

附表1-4 KOA 中成药治疗的功效与适应证

中成药	功效	适应证
口服		
滑膜炎颗粒	清热祛湿、活血通络	湿热闭阻、瘀血阻络所致的痹病,症见关节肿胀疼痛、痛有定处、屈伸不利;急、慢性滑膜炎及膝关节术后见上述证候者
尪痹胶囊	补肝肾、强筋骨、祛风湿、通经络	肝肾不足、风湿阻络的尪痹
如意珍宝丸	舒筋活络、醒脑开窍、清热	痹证、白脉病、四肢麻木、关节不利、痛风
复方杜仲健骨颗粒	补益肝肾、养血荣筋、通络止痛	肝肾不足、筋脉瘀滞所致的膝骨关节炎
金天格胶囊	健骨	改善腰背疼痛、腰膝酸软、下肢痿弱、步履艰难等
脉络舒通丸	清热解毒、化瘀通络、祛湿消肿	用于湿热瘀阻脉络所致的血栓性浅静脉炎,非急性期深静脉血栓形成所致的下肢肢体肿胀、疼痛、肤色暗红或伴有条索状物
外用		
活血消痛酊	活血化瘀、散寒通络、祛风除湿、舒筋止痛	骨关节炎引起的疼痛、沉困、活动不利
骨痛灵酊	温经散寒、祛风活血、通络止痛	骨关节炎、肩周炎、风湿性关节炎及骨质增生
蟾马正痛酊	舒筋活络、活血化瘀、消肿止痛	筋骨关节痹痛和软组织、肌肉损伤

推荐意见:对于KOA 早期和中期的患者推荐选择中成药口服和外用治疗。应根据KOA 患者病变程度,重视杂合以治,采用多样化给药途径,多种疗法可配合使用。

6.4 手术治疗

手术治疗作为有创治疗方法,适用于保守治疗无效、影响正常生活的患者。手术的原则是缓解患者膝关节疼痛、改善膝关节功能和矫正畸形等。按照不同手术方式,可分为三类:

(1)关节修复性手术:①关节镜清理术:主要针对伴有机械性交锁等功能障碍患者,通过关节镜游离体清理、半月板成形等,能减轻部分早中期患者的症状。通过清理滑膜,可能在短期内改善膝关节内无菌性炎症。但对于中晚期,伴随关节间隙明显狭窄的患者,疗效十分有限[19]。②软骨修复类手术:采用外科手段联合组织工程学,修复损伤的膝关节软骨,主要适用于青壮年,活动量较大,并且软骨损伤较为局限的患者。③膝关节周围截骨术:对于早中期伴有关节外畸形的 KOA 患者,截骨术可通过调整下肢力线达到矫正畸形,改善膝关节疼痛症状的效果[20]。④髌骨稳定性重建:对于髌骨运动轨迹不良的早期髌股关节炎患者,可以通过关节镜行髌骨外侧支持带松解,可以进行髌骨内侧结构加强同时外侧松解手术,联合加强股四头肌锻炼,以达到调整髌骨轨迹,缓解疼痛,改善膝关节功能等目的[21]。

(2)部分膝关节置换术:针对单间室 KOA,且韧带结构完整的患者,可考虑行膝关节部分置换术[22]。

(3)全膝关节置换术:全膝关节置换术作为 KOA 的终极治疗手段,适用于严重的膝关节多间室骨关节炎,其他治疗方式疗效均不满意的患者。尤其对于伴随各种膝关节畸形时疗效更为确切[23-24]。

推荐意见:关节镜清理术较宜用于 KOA 中期的患者,对于 KOA 晚期的患者推荐选择截骨、重建、置换类手术治疗。

7 结语

对于KOA 的治疗,需根据患者的个体特征、具体病情、病程分期和程度等因素因人制宜,制定针对性强的系统性治疗方案。中西医结合的治疗理念更符合现阶段日趋个体化、综合性的治疗策略，中医和西医的治疗方法可以相互补充，发挥各自的优势，最终达到减轻炎症反应、缓解疼痛、改善关节功能、延缓病情进展、提高患者的生活质量等综合治疗的目的。在治疗过程中，需要密切关注患者的病情变化和治疗效果，并及时调整治疗方案。同时，应该注意治疗的安全性和不良反应，避免不必要的风险和损害。

《中西医结合治疗膝骨关节炎（膝痹）专家共识》编写委员会

牵头专家：唐学章（中日友好医院推拿科）

执笔专家：王欢（中日友好医院推拿科）

专家组核心成员：刘长信（北京中医药大学附属东直门医院推拿疼痛中心）、岳庆海（北京中医药大学远程教育学院）、郭万首（中日友好医院骨科）、张振宇（中医科学院附属望京医院特色诊疗中心）、韦绪性（河南中医学院附属医院）、裴建（上海中医药大学附属龙华医院针灸科）、黄炳刚（山东省济宁交通医院疼痛科）、王锡友（北京中医药大学附属东直门医院推拿疼痛中心）、何庆（北京中医药大学附属东直门医院推拿疼痛中心）、李建民（北京积水潭医院中医骨科）、丁全茂（中医科学院附属广安门医院推拿科）、刘方铭（山东第一医科大学第一附属医院康复医学科）、高谦（解放军总医院康复科）、王军（北京中医药大学附属东直门医院针灸科）、史榕荇（中日友好医院针灸科）、丁海涛（中日友好医院推拿科）、王全贵（北京第一中西医结合医院骨科）、陈薇（北京中医药大学循证医学中心）、于长禾（北京中医药大学附属东直门医院推拿疼痛中心）

参 考 文 献

[1] 中华医学会骨科学分会关节外科学组. 骨关节炎诊疗指南(2018年版)[J]. 中华骨科杂志, 2018, 38(12): 705-715.

[2] 王声雨, 林源, 陶树清. 中老年人膝骨关节炎的影响因素分析[J]. 中国医药导报, 2021, 18(27): 80-83.

[3] SAFIRI S, KOLAHI A A, SMITH E, et al. Global, regional and national burden of osteoarthritis 1990-2017: a systematic analysis of the Global Burden of Disease Study 2017[J]. Ann Rheum Dis, 2020, 79 (6): 819-828.

[4] 王斌, 邢丹, 董圣杰, 等. 中国膝骨关节炎流行病学和疾病负担的系统评价[J]. 中国循证医学杂志, 2018, 18(2): 134-142.

[5] 陈兆军. 适时运用中西医结合方法, 提高膝骨关节炎的临床疗效——《膝骨关节炎中医诊疗指南(2020年版)》解读[J]. 中医正骨, 2022, 34(3): 1-2, 14.

[6] ALTMAN R, ALARCÓN G, APPELROUTH D, et al. The American College of Rheumatology criteria for the classification and reporting of osteoarthritis of the hand[J]. Arthritis Rheum, 1990, 33(11): 1601-1610.

[7] KELLGREN J H, LAWRENCE J S. Radiological assessment of osteoarthrosis[J]. Ann Rheum Dis, 1957, 16(4): 494-502.

[8] RECHT M P, KRAMER J, MARCELIS S, et al. Abnormalities of articular cartilage in the knee: analysis of available MR techniques[J]. Radiology, 1993, 187(2): 473-478.

[9] 陈卫衡. 膝骨关节炎中医诊疗指南(2020年版)[J]. 中医正骨, 2020, 32(10): 1-14.

[10] 中华医学会骨科学分会关节外科学组, 吴阶平医学基金会骨科学专家委员会. 膝骨关节炎阶梯治疗专家共识(2018年版)[J]. 中华关节外科杂志, 2019, 13(1): 124-130.

[11] BATUSHANSKY A, ZHU S, KOMARAVOLU R K, et al. Fundamentals of OA. An initiative of Osteoarthritis and Cartilage. Obesity and metabolic factors in OA[J]. Osteoarthritis Cartilage, 2022, 30(4): 501-515.

[12] BICHSEL D, LIECHTI F D, SCHLAPBACH J M, et al. Cross-sectional Analysis of Recommendations for the Treatment of Hip and Knee Osteoarthritis in Clinical Guidelines[J]. Arch Phys Med Rehabil, 2022, 103(3): 559-569. e5.

[13] MATTOS F, LEITE N, PITTA A, et al. Effects of aquatic exercise on muscle strength and functional performance of individuals with osteoarthritis: a systematic review[J]. Rev Bras Reumatol Engl Ed, 2016, 56(6): 530-542.

[14] KATZ J N, ARANT K R, LOESER R F. Diagnosis and treatment of hip and knee osteoarthritis: A review[J]. JAMA, 2021, 325(6): 568-578.

[15] CHO S K, CHOI S, KIM H, et al. COX-2 inhibitor use as an early treatment option for knee osteoarthritis patients in Korea: A population-based cross-sectional study[J]. J Korean Med Sci, 2022, 37 (18): e148.

[16] ZHANG Z, HUANG C, CAO Y, et al. 2021 revised algorithm for the management of knee osteoarthritis-the Chinese viewpoint[J]. Aging Clin Exp Res, 2021, 33(8): 2141-2147.

[17] MENG Z, LIU J, ZHOU N. Efficacy and safety of the combination of glucosamine and chondroitin for knee osteoarthritis: a systematic review and meta-analysis[J]. Arch Orthop Trauma Surg, 2023, 143 (1): 409-421.

[18] LEANEY A A, LYTTLE J R, SEGAN J, et al. Antidepressants for hip and knee osteoarthritis[J]. Cochrane Database Syst Rev, 2022,

[19] SIBILSKA A, GÓRALCZYK A, HERMANOWICZ K, et al. Spontaneous osteonecrosis of the knee: what do we know so far? A literature review[J]. Int Orthop, 2020, 44(6): 1063-1069.
[20] PENG H, OU A, HUANG X, et al. Osteotomy Around the Knee: The surgical treatment of osteoarthritis[J]. Orthop Surg, 2021, 13(5): 1465-1473.
[21] HASHIMOTO Y, NISHINO K, TOMOHIRO T, et al. The remaining parameters of patellar instability could be affected for osteoarthritic change after medial patellofemoral ligament reconstruction with or without anteromedialization of the tibial tubercle osteotomy for patellar instability: a retrospective cohort study[J]. BMC Musculoskelet Disord, 2023, 24(1): 56.
[22] PLANCHER K D, BRITE J E, BRIGGS K K, et al. Patient-acceptable symptom state for reporting outcomes following unicompartmental knee arthroplasty: a matched pair analysis comparing UKA in ACLdeficient versus ACL-intact knees[J]. Bone Joint J, 2021, 103-B (8): 1367-1372.
[23] THEIL C, ROEDL R, GOSHEGER G, et al. Total joint replacement of the hip and knee in patients with arthrogryposis multiplex congenita: a report of six joints[J]. Arch Orthop Trauma Surg, 2022, 142(2): 181-188.
[24] 潘丽, 荆琳, 王桂彬, 等. 膝骨关节炎的中西医研究进展[J]. 世界中医药, 2022, 17(16): 2373-2377.

附录2　针刀松解"颈周腧穴"治疗颈椎病技术体系及技术操作（T/CI 076—2023）

起草人　刘方铭等

1　范围

本文件规定了针刀松解"颈周腧穴"治疗颈椎病技术体系及技术操作的术语和定义、操作步骤与要求、注意事项、禁忌和质量控制要求。

2　规范化引用文件

下列文件对于本文件的应用是必不可少的。凡是注日期的引用文件，仅注日期版本适用于本文件。凡是不注日期的引用文件，其最新版本（包括所有的修改单）适用于本文件。

GB/T1.1 标准化工作导则第 1 部分：标准的结构和编写

GB/T20001.1 标准编写规则第 1 部分

GB15810 一次性无菌注射器

GB15811 一次性使用无菌注射针

GB15981 消毒与灭菌效果的评价方法与标准

GB15982 医院消毒卫生标准

GB19083 医用防护口罩技术要求

WS/T 313 医务人员手卫生规范

3　术语和定义

下列术语和定义适用于本文件。

3.1　针刀

将针灸针和手术刀有机融为一体的医疗器械。

3.2　颈椎病病因病机

颈椎病是指颈项部因劳损或风寒湿邪壅滞，局部筋肉气血痹阻，病邪留而不去，经络不通血脉不畅，影响气血运行与津液输布，致使"不通则痛""不荣则痛"，临床上以颈项部病变为核心产生一系列不适为主要表现。其内在根本原因是颈部的阴阳失衡。现代医学研究认为其与椎间生物力学失衡密切相关。

3.3　颈周腧穴

是指颈椎周围与颈椎活动密切相关的一组腧穴的总称。现代研究发现，这组穴位的深层，均与颈椎活动时容易受损的肌肉起点或止点相一致。

4 操作步骤与要求

4.1 诊断标准

4.1.1 中医诊断标准

参照《中医病证诊断疗效标准》。

（1）有慢性劳损或外伤史，或有颈椎先天性畸形、颈椎退行性病变。

（2）好发于成年人，多与长期低头劳作有关，发病多呈慢性。

（3）颈肩臂疼痛，头痛头晕，颈项部板僵，上肢麻木，或全身不适、下肢活动不灵便。

（4）颈部活动功能受限，病变颈椎棘突、患侧肩胛骨内侧常有压痛，可摸到条索状硬结及压痛、压麻点等。

（5）X线平片显示：侧位片显示颈椎曲度变直反张或欠自然，椎间隙变窄，有骨质增生或韧带钙化，张口位偶见寰枢椎半脱位。现在CT和磁共振检查对诊断更有意义。

4.1.2 中医证候分类标准

（1）风寒湿型：颈、肩、上肢串痛麻木，以痛为主，头有沉重感，颈部僵硬，活动不利，恶寒畏风。舌淡红，苔薄白，脉弦紧。

（2）气滞血瘀：颈肩部、上肢刺痛，痛处固定，伴有肢体麻木。舌质暗，脉弦。

（3）痰湿阻络：头晕目眩，头重如裹，四肢麻木不仁，纳呆。舌暗红，苔厚腻，脉弦滑。

（4）肝肾不足：眩晕头痛，耳鸣耳聋，失眠多梦，肢体麻木，面红目赤。舌红少津，脉弦。

（5）气血亏虚：头晕目眩，面色苍白。心悸气短，四肢麻木，倦怠乏力。舌淡苔少，脉细弱。

（6）心阴虚型：疼痛入夜加重，向胸、前臂和手部放射，不能卧眠，同时明显表现焦虑、烦躁易怒、潮热盗汗、目赤少神、口舌生疮。舌红少苔，脉细数。

4.1.3 西医诊断标准

参照我国《颈椎病诊治与康复指南》。

（1）颈型：具有典型的落枕史及上述颈项部症状体征；影像学检查可正常或仅有生理曲度改变或轻度椎间隙狭窄，少有骨赘形成。

（2）神经根型：具有根性分布的症状（麻木、疼痛）和体征；椎间孔挤压试验和臂丛神经牵拉试验阳性；影像学所见与临床表现基本相符合；排除颈椎外病变（胸廓出口综合征、网球肘、腕管综合征、肘管综合征、肩周炎、肱二头肌长头肌腱炎等）所致的疼痛。

（3）脊髓型：出现颈脊髓损害的临床表现；影像学显示颈椎退行性改变、颈椎管狭窄，并证实存在与临床表现相符合的颈脊髓压迫；除外进行性肌萎缩性脊髓侧索硬化症、脊髓肿瘤、脊髓损伤、继发性粘连性蛛网膜炎、多发性末梢神经炎等。

（4）交感型：诊断较难，目前尚缺乏客观的诊断指标。出现交感神经功能紊乱的临床表现、影像学显示颈椎节段性不稳定。对部分症状不典型的患者，如果行星状神经节结封闭或颈椎高位硬膜外封闭后，症状有所减轻，则有助于诊断。除外以下其他原因所致的眩晕：

耳源性眩晕：由于内耳出现前庭功能障碍，导致眩晕。如梅尼埃病、耳内听动脉栓塞。

眼源性眩晕：屈光不正、青光眼等眼科疾患。

脑源性眩晕：因动脉粥样硬化造成椎-基底动脉供血不全、腔隙性脑梗死；脑部肿瘤；脑外伤后遗症等。

血管源性眩晕：椎动脉的V1和V3段狭窄导致椎-基底动脉供血不全；高血压病、冠心病、嗜铬细胞瘤等。

其他原因：糖尿病、神经官能症、过度劳累、长期睡眠不足等。

（5）椎动脉型：可有猝倒发作并伴有颈性眩晕；旋颈试验阳性；影像学显示节段性不稳定或钩椎关节增生；除外其他原因导致的眩晕；颈部运动试验阳性。

4.2 治疗方案

针刀松解"颈周腧穴"（心阴虚型肩臂疼痛综合征诊疗详见附录G）。

(1) 取穴：脑空穴（双）、天宗穴（双）、曲垣穴（双）、脑户—大椎穴。
(2) 术前准备：(包括术前安慰病人)，嘱正常饮食，术前排空大小便，充分阅读并签署知情同意书。
(3) 取"颈周腧穴"（根据《世界卫生组织标准针灸经穴定位》），具体穴位图解见附录H。
脑空穴：在头部，横平枕外隆凸的上缘，风池直上。
天宗穴：在肩胛区，约当肩胛冈中点与肩胛骨下角连线上1/3与下2/3交点凹陷处。
曲垣穴：在肩胛区，肩胛冈内侧端上缘凹陷中。
脑户穴：在头部，枕外隆凸的上缘凹陷中。（注：后正中线与枕外隆凸的上缘交点处的凹陷中，横平玉枕）
大椎穴：在颈后部，第7颈椎棘突下凹陷中，后正中线上。
(4) 具体操作：患者俯卧于治疗床上，充分暴露颈后及肩背部，以"颈周腧穴"为治疗点，用碘伏常规消毒后，抽取0.5%利多卡因适量，每个治疗点注射1～5ml行局部麻醉。选取汉章Ⅰ型Ⅳ号针刀，按照四步规程进针后依次进行松解。具体操作如下：①曲垣穴：刀口线与肩胛提肌肌纤维走向平行，针体垂直于皮肤加压刺入，依次经过背阔肌、斜方肌、肩胛提肌的肌层到达骨面，纵疏2次，横向铲剥2次后出针。②天宗穴：刀口线与冈下肌肌纤维走向平行，针体垂直于皮肤加压刺入，依次穿过斜方肌、冈下肌肌层至肩胛骨骨面冈下肌附着点，纵疏横剥2次（纵疏：针刀刀口线与重要的神经、血管、肌腱走行方向一致，针刀体以进针刀点为轴，使针刀刀端在体内做与组织走行方向一致的弧形运动；横拨：针刀刀口线与重要的神经、血管、肌腱走行方向一致，针刀体以进针刀点为轴，针刀刃在体内做垂直于组织方向的弧形运动），如果在此处有条索状的"筋节"，需调转针刀方向，针至此结节处切割松解后出针。③大椎穴：刀口线与人体纵轴平行，针体垂直于皮肤，从第七颈椎下缘加压刺入皮肤，依次经过棘上韧带、棘间韧带至第七颈椎棘突骨面，在骨面上平行于人体纵轴纵疏横剥2次，然后使刀刃旋转90°垂直于人体纵轴，再次行纵疏横剥2次后出针。④脑户穴：刀口线与人体纵轴平行，针体垂直于皮肤加压刺入，经过枕骨肌群至骨面，注意刀刃与神经、血管走向平行，防止误伤神经血管，沿上项线向不同方向铲剥3次后出针。⑤脑空穴：刀口线与人体纵轴平行，针体垂直于皮肤加压刺入，经过枕骨肌群至骨面，注意刀刃与神经、血管走向平行，防止误伤神经血管，沿上项线向不同方向铲剥3次后出针。
用一次性敷料贴在针孔部位，防止感染。术后24小时保持创面清洁干燥，每5天治疗一次，3次为1个疗程。

4.3 针刀松解禁忌证

(1) 精神障碍或意识不清者。
(2) 施术部位有感染脓肿或患有颈椎骨折、肿瘤或结核者。
(3) 惧针、晕针及其他无法配合治疗者。
(4) 月经、妊娠、哺乳期的妇女和其他体质原因不能耐受者。
(5) 患有严重肝肾疾病、严重心脑血管疾病、重度心力衰竭、血友病等患者。

5 注意事项

5.1 系统治疗前，应与患者充分沟通，使患者了解并接受本方案。
5.2 患者有明确治疗禁忌证的不适宜运用本方案。
5.3 施术过程必须保持无菌操作，术后也须保持清洁、预防感染。
5.4 选取适合的体位，充分暴露治疗部位，施术部位严格消毒，以方便穴、用药和治疗，同时应注意保暖，避免受寒。
5.5 若发生晕针、断针、出血应立即停止治疗，并采取对应措施。

6 本方案禁忌证

6.1 禁忌在劳累、饥饿、大汗、精神过度紧张时实施本方案。
6.2 严重心脑血管病及多器官功能不全者。

6.3 癫痫、意识不清和精神病患者。

6.4 血小板减少等血友病或有出血倾向者。

6.5 局部皮肤破损或感染者。

6.6 妇女月经期、孕期及产后禁用本方案。

附录 H：脑空穴（双）、天宗穴（双）、曲垣穴（双）、脑户—大椎穴、神道穴穴位图解

天宗 Tiānzōng（SI11）

在肩胛区，约当肩胛冈中点与肩胛骨下角连线上 1/3 与下 2/3 交点凹陷处。

In the scapular region, in the depression between the upper one third and lower two thirds of the line connecting the midpoint of the spine of the scapula with the inferior angle of the scapula.

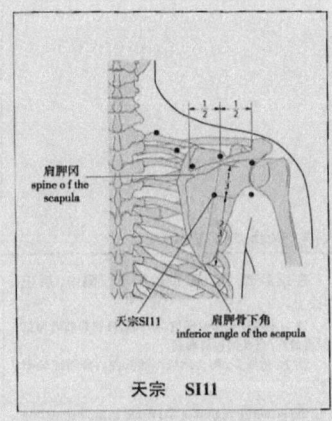

天宗 SI11

脑空 Nǎokōng（GB19）

在头部，横平枕外隆凸的上缘，风池（GB20）直上。

注：横平脑户（GV17）、玉枕（BL9）。

On the head, at the same level as the superior border of the external occipital protuberance, directly superior to GB20.

Note: GB19 is at the same level as GV17 and BL9.

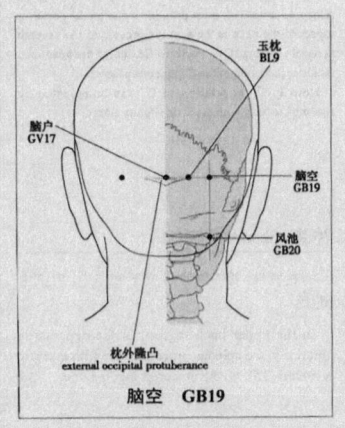

脑空 GB19

曲垣 Qūyuán（SI13）

在肩胛区，肩胛冈内侧端上缘凹陷中。

注：臑俞（SI10）与第 2 胸椎棘突连线的中点处。

In the scapular region, in the depression superior to the medial end of the spine of the scapula.

Note: SI13 is located at the midpoint of the line connecting SI10 with the spinous process of the second thoracic vertebra (T2).

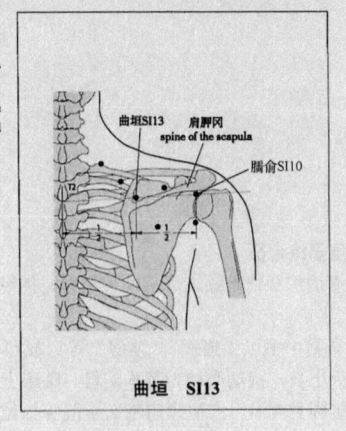

曲垣 SI13

脑户 Nǎohù（GV17）

在头部，枕外隆凸的上缘凹陷中。
注：后正中线与枕外隆凸的上缘交点处的凹陷中。横平玉枕（BL9）。

On the head, in the depression superior to the external occipital protuberance.
Note: GV17 is located in the depression at the intersection of two imaginary lines: the vertical line of the posterior median line and the horizontal line of the superior border of the external occipital protuberance, at the same level as BL9.

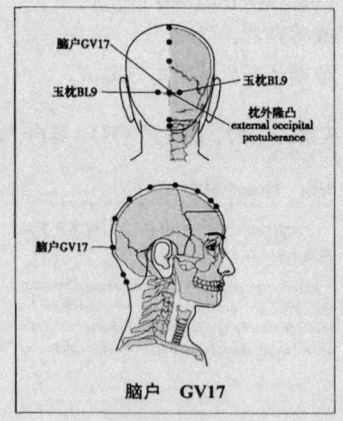

大椎 Dàzhuī（GV14）

在颈后部，第7颈椎棘突下凹陷中，后正中线上。
注1：坐姿，头部中间位，于颈后隆起最高者为第7颈椎棘突，低头时容易触到。
注2：稍低头，第7颈椎可随头左右旋转而轻微旋转。

In the posterior region of the neck, in the depression inferior to the spinous process of the seventh cervical vertebra (C7), on the posterior median line.
Note 1: When the head is in a neutral position while the subject is seated, the most prominent site on the posterior aspect of the neck is the spinous process of the seventh cervical vertebra (C7). Forward flexion of the head may facilitate palpation of the C7 spinous process.
Note 2: Slight rotation of C7 can be palpated by rotating the head with the neck slightly flexed.

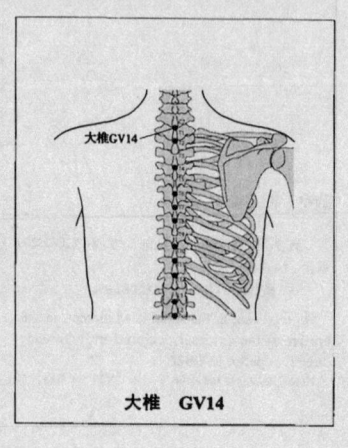

神道 Shéndào（GV11）

在背部，第5胸椎棘突下凹陷中，后正中线上。

In the upper back region, in the depression inferior to the spinous process of the fifth thoracic vertebra (T5), on the posterior median line.

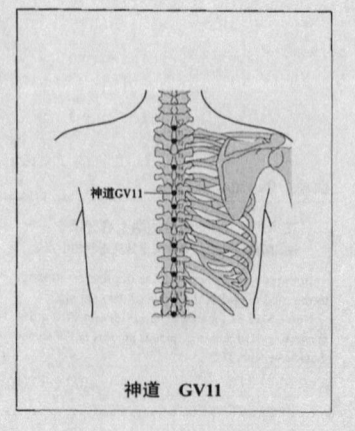

附录 G：心阴虚型肩臂疼痛综合征

1. 疾病概述 肩臂疼痛综合征是颈椎臂丛的神经根、神经丛、神经干部位受累，产生颈、肩、臂等部位以"痛"为主的证候。

2. 病因病机 中医典籍中多以"痛痹""项痹"等记载和描述，以劳倦内伤，复感外邪为病因，以心血暗耗日久致心阴亏虚，阴不制阳，虚火上炎，扰动心神为基本病机。临床上，心阴虚型肩臂疼痛综合征患者多因颈椎间盘突出、颈椎退行性病变、风寒湿侵袭等因素刺激，产生颈肩部、上肢等部位多处同时暴发严重疼痛麻凉症状。患者往往入夜加重，不能卧眠，同时有明显焦虑、烦躁易怒、潮热盗汗、目赤少神、口舌生疮、舌红少苔、脉细数等证，中医辨证为心阴虚型肩臂疼痛综合征，是混合型颈椎病的一种表现形式。

3. 针刀治疗

（1）取穴：脑空穴（双）、天宗穴（双）、曲垣穴（双）、脑户—大椎穴、神道穴、夺命穴（患侧）。

（2）术前准备：（包括术前安慰病人），嘱正常饮食，术前排空大小便，充分阅读并签署《知情同意书》。

（3）取"颈周腧穴"（根据《世界卫生组织标准针灸经穴定位》）。

脑空穴：在头部，横平枕外隆凸的上缘，风池直上。

天宗穴：在肩胛区，约当肩胛冈中点与肩胛骨下角连线上1/3与下2/3交点凹陷处。

曲垣穴：在肩胛区，肩胛冈内侧端上缘凹陷中。

脑户穴：在头部，枕外隆凸的上缘凹陷中。（注：后正中线与枕外隆凸的上缘交点处的凹陷中，横平玉枕。）

大椎穴：在颈后部，第7颈椎棘突下凹陷中，后正中线上。

神道穴：在背部，第5胸椎棘突下凹陷中，后正中线上。

夺命穴：在上臂部，肩髃穴与尺泽穴连线的中点，肱二头肌中，其深层为桡神经沟。

（4）具体操作：患者俯卧位于治疗床上，充分暴露颈后及肩背部，以"颈周腧穴"+神道穴、夺命穴为治疗点，用碘伏常规消毒后，抽取0.5%利多卡因适量，每个治疗点注射1～5ml行局部麻醉。按照针刀进针规程进针后依次进行松解。具体操作如下：

1）曲垣穴：刀口线与肩胛提肌肌纤维走向平行，针体垂直于皮肤加压刺入，依次经过背阔肌、斜方肌、肩胛提肌的肌层到达骨面，纵疏2次，横向铲剥2次后出针。

2）天宗穴：刀口线与冈下肌走行方向平行，针体垂直于皮肤加压刺入，依次穿过斜方肌、冈下肌至肩胛骨骨面，纵疏横剥2次（纵疏：针刀刀口线与病损组织纤维长轴平行或与脊柱纵轴平行或与重要组织长轴走行方向平行，上下提插针刀；横拨：针刀体做与病损组织纤维长轴垂直或与脊柱纵轴垂直或与重要组织长轴走行方向垂直摆动），如果在此处有条索状的"筋节"，需调转针刀方向，针至此结节处切割松解后出针。

3）大椎穴：刀口线与人体纵轴平行，针体垂直于皮肤，从第七颈椎下缘加压刺入皮肤，依次经过棘上韧带、棘间韧带至第七颈椎棘突骨面，在骨面上平行于人体纵轴纵疏横剥2次，然后使刀刃旋转90°垂直于人体纵轴，再次行纵疏横剥2次后出针。

4）脑户穴：刀口线与人体纵轴平行，针体垂直于皮肤加压刺入，经过枕骨肌群至骨面，注意刀刃与神经、血管走向平行，防止误伤神经血管，沿上项线向不同方向铲剥3次后出针。

5）脑空穴：刀口线与人体纵轴平行，针体垂直于皮肤加压刺入，经过枕骨肌群至骨面，注意刀刃与神经、血管走向平行，防止误伤神经血管，沿上项线向不同方向铲剥3次后出针。

6）神道穴：刀口线与人体纵轴平行，于相应椎体棘突下缘垂直刺入针刀，到达棘突下缘骨面，提插切割2～3刀，松解附着于棘突下缘韧带。

7）夺命穴：刀口线与肱二头肌长头肌纤维走向平行，针体垂直于皮肤加压刺入，依次经过肱二头肌、肱肌的肌层到达骨面，注意刀刃与肌皮神经走向平行，防止误伤，纵疏2次，横向铲剥2次后出针。

用一次性敷料贴在针孔部位，防止感染。术后24小时保持创面清洁干燥，每5天治疗1次，3次为1个疗程。

附录3 腰突症中医系统化诊疗体系及关键技术智能化操作（T/CI 055—2022）

起草人 刘方铭等

1 范围

本标准规定了腰突症中医系统化诊疗体系及关键技术智能化操作的术语和定义、操作步骤与要求、注意事项、禁忌和质量控制要求。

本标准适用于腰突症中医系统化诊疗体系及关键技术智能化的技术操作。

2 规范性引用文件

下列文件对于本文件的应用是必不可少的。凡是注日期的引用文件，仅注日期版本适用于本文件。凡是不注日期的引用文件，其最新版本（包括所有的修改单）适用于本文件。

GB/T1.1 标准化工作导则第1部分：标准的结构和编写

GB/T20001.1　标准编写规则第 1 部分
GB15810　一次性无菌注射器
GB15811　一次性使用无菌注射针
GB15981　消毒与灭菌效果的评价方法与标准
GB15982　医院消毒卫生标准
GB19083　医用防护口罩技术要求
WS/T313　医务人员手卫生规范
GB/T21709.20　针灸技术操作规范第 20 部分：毫针基本刺法
GB/T30233　腧穴主治
GB/T40997　经外奇穴名称与定位
GB/T33414　穴位贴敷用药规范
GB/T21709.9　针灸技术操作规范第 9 部分：穴位贴敷

3　术语和定义

下列术语和定义适用于本文件。

3.1　针刀
将针灸针和手术刀有机融为一体的医疗器械。

3.2　椎管内针刀松解
采用传统中医"华佗夹脊穴"为进针点，运用针刀特殊的工具特点，依托"天-人-地"三层次松解治疗不同类型腰突症。

3.3　内热式针灸智能化装备
是一种基于传统"温针灸"治疗技术智能化转化的一种装备，是运用医用钢材特制成中空的针体，内置电加热电子元件和测温电子元件，直径约 0.5～1.0mm，长约 10～16cm 的不锈钢针，配合温控主机使用。

3.4　三维正脊智能化装备
是一种基于传统"推拿手法——斜扳"技术智能化转化的一种装备，三维牵引指通过电脑控制床体相对运动，同步完成三维方向的动作，纠正椎体间生物力的失衡。

3.5　中药贴敷-热敷毯-颈腰椎治疗智能化装备
中药贴敷、热敷毯是在中药熏蒸的基础上利用电热与中药制剂结合制成的医疗保健热敷用品（附录 A）。有祛风除湿、通经活络、活血化瘀、消肿止痛的作用，发挥药物与理疗的双重治疗预防作用。颈腰椎治疗仪是在中药贴敷-热敷毯成果转化基础上，结合现代颈腰椎康复技术而形成的进一步智能化转化装备，设备在中药熏蒸基础上加入电动捶打、按摩等手段配以规范科学运动，促进腰椎部位的血液循环，减轻症状。

3.6　腰突症病因病机
腰痛病是指腰部感受外邪，或因外伤，或由肾虚，导致气血运行失调，脉络绌急，腰府失养，营卫失和，临床上以腰部及下肢疼痛麻凉不适和活动受限为主要表现的一类病症。其内在根本原因是椎间生物力的不平衡（动态平衡失调）。

3.7　辨证分期
根据腰椎间盘突出症的发病特点、进展过程及病情轻重，分为急性期、缓解期和恢复期。

急性期：以身体功能与结构水平的障碍为主，临床以疼痛及活动困难构成的被动体位为主要表现。

缓解期：以活动水平障碍为主，临床上虽然疼痛及活动困难依然存在，但主要的功能障碍以日常生活活动能力障碍为更突出的表现。

恢复期：以参与水平障碍为主，临床上虽然日常生活活动能力显著改善，但难以参加或高质量完成正常的工作学习及社会活动。

3.8 按期施治

按期施治根据体系内腰突症分期，运用不同的诊疗技术或进行治疗。

急性期：采取针刀分层次松解腰部相应华佗夹脊穴和三维正脊智能化装备。

缓解期：采取内热式针灸智能化装备和中药贴敷穴位、中药熏蒸法治疗。

恢复期：采取膏药贴敷、中药熏蒸、中药内服、中医导引养生和康复锻炼治疗。

4 操作步骤与要求

4.1 诊断标准

4.1.1 中医诊断标准

（1）有腰部外伤、慢性劳损或感受寒湿史。大部分患者在发病前有慢性腰痛史。

（2）好发于成年。

（3）腰痛向臀部及下肢放射，腹压增加（如咳嗽、喷嚏）时疼痛加重。

（4）脊柱代偿性侧弯，腰椎生理弧度消失，病变部位椎旁有压痛，并向下肢放射，腰或和腿部活动受限。

（5）下肢受累神经支配区有感觉过敏或迟钝，病程长者可出现肌肉萎缩。直腿抬高和（或）加强试验阳性，膝、跟腱反射减弱或消失，拇指背伸和（或）掌跖屈力减弱。

（6）X线摄片检查：脊柱侧弯、腰生理前凸消失，病变椎间隙变窄，相应椎体边缘有骨赘增生。CT、MRI检查可显示椎间盘突出、退变的部位及程度。

4.1.2 中医证候分类标准

（1）血瘀证：腰腿痛如刺，痛有定处，日轻夜重，腰部板硬，俯仰旋转受限，痛处拒按。舌质暗紫，或有瘀斑，脉弦紧或涩。

（2）寒湿证：腰腿冷痛重着，转侧不利，静卧痛不减，受寒及阴雨加重，肢体发凉。舌质淡，苔白或腻，脉沉紧或濡缓。

（3）湿热证：腰部疼痛，腿软无力，痛处伴有热感，遇热或雨天痛增，活动后痛减，恶热口渴，小便短赤。苔黄腻，脉濡数或弦数。

（4）肝肾亏虚：腰酸痛，腿膝乏力，劳累更甚，卧则减轻。偏阳虚者面色㿠白，手足不温，少气懒言，腰腿发凉，或有阳痿、早泄，妇女带下清稀，舌质淡，脉沉细。偏阴虚者：咽干口渴，面色潮红，倦怠乏力，心烦失眠，多梦或有遗精，妇女带下色黄味臭，舌红少苔，脉弦细数。

4.1.3 西医诊断标准

（1）症状：基于患者年龄和病程、突出椎间盘的位置和大小、对神经的压迫及神经的炎症反应程度不同，腰椎间盘突出症常见的症状有：①放射性神经根性痛。②受累神经根支配的肌肉无力和（或）神经支配区感觉异常。③可伴有急性或慢性腰背部疼痛，腰部活动受限或代偿性侧凸。④儿童及青少年腰椎间盘突出症患者常表现为腘绳肌紧张。⑤马尾综合征。

（2）体征：①受累神经根支配的运动和（或）感觉障碍，腱反射减弱。②神经牵拉试验阳性，主要包括股神经牵拉试验、直腿抬高试验、对侧直腿抬高试验、Lasègue征和对侧Lasègue征。③腰椎局部压痛，腰部活动受限，椎旁肌紧张或痉挛。④马尾综合征可出现会阴部感觉障碍，肛门括约肌无力和松弛等。⑤影像学检查发现包括X线平片、CT、MRI或特殊造影等异常征象与临床表现一致。

4.2 治疗方案

4.2.1 急性期

4.2.1.1 针刀夹脊穴松解

（1）取穴：腰背部相应华佗夹脊穴。通过症状、查体、影像等确定腰突症相关责任节段椎体，定位相应华佗夹脊穴。（椎体解剖位置与华佗夹脊穴定位对应关系见附录L）

（2）术前准备：(包括术前安慰病人)，嘱正常饮食，术前排空大小便。充分阅读并签署知情同意书。

（3）取腰背部相应华佗夹脊穴：①取穴前仔细阅有关影像片，以防腰椎畸形和棘突偏歪等。②腰背部华佗夹脊穴取法：腰椎棘突下缘、脊后正中线水平旁开0.5同身寸。水平虚拟线与竖脊肌内侧缘交点即是。③腰背部同身寸确定依据：患者本人的肩胛冈内缘至第3腰椎棘突中点为3同身寸。

（4）具体操作（术中操作见附录H）：常规外科消毒铺巾麻醉后：针刀刀口线与大神经血管、主要肌纤维平行，针刀垂直于皮肤进针，分天、人、地三层次，每层充分触激病所。浅层（天）触激浅筋膜，疏通络脉；中层（人）过肉直达小关节后囊部，触激肌肉韧带附着点和脊神经后支及其分支，疏通腰痹、解痉止痛；深层（地）穿过黄韧带进入硬膜外腔，可触激神经根，可松解铲拨约束神经根的病变特定纤维隔及其附着点，利用神经根的躲避逃逸反应和病变特定纤维隔及其附着点被铲拨松解后的松弛，来给受累神经根减压和扩大受累神经根的活动范围，从而解除患者肢体酸麻胀痛和坠重僵痉不适。余进针刀点或穴位，针刀刀口线与神经血管、肌纤维平行，针刀垂直于皮肤进针，缓慢探索到达穴位的深层肌肉附着点，在肌肉附着点上进行松解，提插或铲拨范围半径不超过2mm，如有结节要切开剥离，当术者手下有松劲感，患者出现酸胀感（部分可向下肢放射）即可。术后注意按压，防止意外出血（非计划刺络放血）。用无菌敷料外贴治疗点。

（5）针刀松解禁忌证：①患有全身性疾病，风湿性关节炎、类风湿性关节炎，血象异常或发热和精神意识不清者；②严重肝、肾疾病，糖尿病血糖控制不佳者；③有严重皮肤病者；施术部位有感染脓肿者；④惧针、晕针、无法配合腰腹肌锻炼；⑤患有腰椎骨折、肿瘤、结核者；⑥妊娠和哺乳期的妇女和年老体弱者；⑦凝血功能异常，有出血倾向者；⑧严重心脑血管疾病、重度心力衰竭、活动性消化道溃疡或出血者。

4.2.1.2 三维正脊治疗

（1）器械的选择：电动牵引智能化装备。

（2）治疗前准备：针刀施术结束后让病人平卧休息15min左右，观察病人肢体活动，待病人术后状况平稳后，可行三维牵引治疗，不适合或不必行三维牵引术的患者可直接担架车推回病房卧硬板床休息。

（3）具体操作：①接通电动牵引床电源，检查治疗仪运行是否正常。②病人俯卧，胸部固定在头胸板，臀腿部固定在臀腿板，医生把治疗计划输入微机，通过微机控制床体相对运动，同步完成三维方向的动作，纠正椎体间生物力的失衡。不同病人、不同病情，设定不同的治疗参数，具体见附录G。

（4）三维正脊禁忌证：①年龄在15岁以下，或者85岁以上者。②哺乳期或妊娠妇女，过敏体质者。③伴有腰椎结核、腰椎管狭窄症、腰椎肿瘤等病变或类风湿性关节炎或风湿性关节炎者。④伴有严重的心脏病、高血压、糖尿病及肝、肾功能不全者。⑤合并有严重的其他器质性病变包括恶性肿瘤、骨折、骨结核、骨髓炎等。⑥诊断不明确的脊柱损伤伴脊髓损伤症状者。

4.2.1.3 中药贴敷外用治疗

观察病人3～5min，待病人气血平稳后，中药贴敷外用（远道取穴，避开针刀施术部位），腰围外固定，担架车（仰卧或俯卧位）推回病床。

根据病情及查体的结果，辨证选取相应的穴位。常用部位的选择要点见附录B。

4.2.2 缓解期

4.2.2.1 内热式针灸治疗智能化装备

（1）针刺工具的选择：根据病情需要和操作部位，选择相适宜的针具。注意所选针具应光滑、无锈蚀、针尖锐而不利，无卷刃。

（2）针刺部位的选择：根据治疗需要和病人的耐受程度，采取相应舒适的体位。常用部位的选择和布针要点见附录C。

（3）术前准备：患者取俯卧位，应对患者进行心电监护，密切监测患者心率、血压、血氧饱和度等指标，及时发现患者的任何不适反应。一旦出现应立即停止治疗并拔针，并严密评估病人及给予必要的支持治疗。无心电监护的机构，必须随时观察病人意识状态，询问病人的感受，实时测量脉搏、血压、心率、呼吸等生命体征。

（4）具体操作：常规消毒、铺巾、麻醉后（根据患者耐受也可不麻醉），选择长度适宜的内热针，依已定点麻醉部位刺入，常规直刺，针刺深度达骨膜不能进针为止。全部进针完毕后，将预热的机器导线接头，与每根内热针连接确认显示接通，加热42℃，定时，20min。

治疗结束后出针去除连接线后，可逐个或多个一起拔出内热针。用无菌纱布按住针眼皮肤，作反刺入方向快速出针。拔针后，立即双手掌用力压迫止血1～3min，确认无出血后针眼用碘伏棉球消毒再次消毒，敷料贴于治疗部位。嘱患者保持针眼处清洁，48小时不与水或不洁物接触，避免感染。

（5）术后观察：恢复至舒适和伤口压迫体位，术后卧床10～20min，密切观察病人的生命体征和针刺深处有无活动性出血，若出现异常情况，及时对症处理。无异常后，可返回休息。术后出现局部不适或疼痛等属正常针刺反应。极少数患者针数过多可能出现轻度体温升高的现象，不做特殊处理。数日后针眼处皮肤可发痒，忌用指甲搔抓，以免发生皮肤感染。征象明显缓解或完全消除后，建议患者长期坚持康复功能锻炼，可提高治痛及远期疗效。

（6）内热针禁忌证：①排除其他疾病如感染、结核、肿瘤、风湿性疾病所导致的腰腿痛患者。②严重出血性疾病、皮肤破损或严重皮肤病变、严重的过敏体质及精神障碍患者。③月经期、妊娠或哺乳期妇女及严重体虚者。

（7）不能配合治疗者。

4.2.2.2 外用膏药和中药熏蒸治疗

内热式针灸针操作疗程结束后即可对患者采用中药贴敷外敷治疗，具体操作同上。

4.2.3 恢复期

4.2.3.1 颈腰痛治疗智能化装备治疗

（1）器械的选择：选择颈腰痛治疗智能化装备。

（2）治疗前准备：将治疗仪放置在平整、软硬适宜，适合人体仰卧稳固的床板或地面上，接通电源。

（3）具体操作：①腰部治疗姿势：让身体的臀部贴靠在有"腰=>"标识的一方，两腿自然屈膝，双手向后支撑，使腰部尽可能与仪器贴近，然后仰卧入仪器。②腰部治疗时，头、颈、背部可用枕头、"高度调节垫"对高度进行调节。让腰部尽可能贴近仪器，将身体调整到最舒适的姿势。③腰部治疗结束后建议起身动作：请先侧身，双手支撑好再缓缓起身。也可两手抱膝用力向胸前慢慢拉近，循环三次缓缓起身。在家人的帮助下，将仪器从带有电源线的一侧由身体下抽出，躺卧一会儿再起身。④颈腰痛治疗智能化装备的禁忌证见附录D。⑤颈腰痛治疗智能化装备的注意事项附录D。⑥颈腰痛治疗智能化装备操作说明见附录D。

4.2.3.2 外用中药熏蒸治疗

内热式针灸针操作疗程结束后即可对患者采用中药贴敷外敷治疗，具体操作同上。

4.2.3.3 康复锻炼

（1）腰背臀腿部肌肉锻炼：①空蹬自行车：每天起床前300次左右，要质量也要数量。②飞燕点水：每天起床前100次左右，要质量也要数量。③"桥式"五点或三点静力支撑法：每天起床前20次左右，每次坚持1min，起、放均要求主动，避免起时主动，放时"自由落体"。

以上三项，开始阶段达不到数量或时间要求的，以综合锻炼后身体明显汗出为准。

（2）单杠、双杠、引体向上、减重跑步（减重跑步机辅助锻炼）、游泳等腰椎减重的活动。

（3）生活中可适当进行太极拳、太极剑、五禽戏中缓慢有序的动作，持之以恒，形成生活习惯。

5 注意事项

5.1 系统治疗前，应与患者充分沟通，使患者了解并接受本方案。

5.2 患者有明确治疗禁忌证不适宜运用本方案。

5.3 妇女月经期、孕期、产后慎用本方案。

5.4 施术过程必须保持无菌操作，术后也须保持清洁，预防感染。

5.5 选取适合的体位，充分暴露治疗部位，以方便取穴、用药和治疗。同时应注意保暖，避免受寒。

5.6 若发生晕针、折针、出血应立即采用对应治疗或停止治疗，并按照附录F的"针刺异常情况及处理"的晕针、折针、出血处理方法处理。见附录F。

5.7 在中药穴位熏蒸操作过程中预防患者皮肤过敏，尤其是感觉减退的患者，密切观察患者的反应，如有剧烈疼痛、晕厥等严重过敏症状出现，要立即停止治疗。

5.8 因外治药物具有刺激性、温热性，应用时间长会出现局部皮肤发痒、灼辣，甚至发生疱疹、溃烂。因此贴敷药物剂量不宜过大，贴敷时间不宜过长。若因时间过长皮肤发生水疱者，可用消毒针挑破，常规消毒。

5.9 三维正脊术后多数患者腰腿痛明显减轻，少数加重，是由于正脊的同时可使神经根周围的粘连松解，局部出现渗出或水肿刺激神经根引起的，为暂时现象。极个别疼痛严重者可取仰卧位，小腿下垫物支撑使屈膝屈髋以缓解疼痛，必要时可给予镇痛药物。一般经休息1~2日后疼痛会逐渐减轻或消失。

5.10 三维牵引术后个别患者术后出现"岔气"或轻度腹痛腹胀，可做热敷或理疗。腹胀可适当给多潘立酮等，症状短时间消失。一些辅助药物经静脉给药时要防止输液反应，年老及血压高者滴速不宜过快，激素应用一般不超过3日。

6 本方案禁忌证

6.1 禁忌在劳累、饥饿、大汗、精神过度紧张时实施本方案。

6.2 严重心脑血管病、糖尿病、多器官功能不全者。

6.3 癫痫和重症精神病患者。

6.4 血小板减少等血液病或有出血倾向者。

6.5 局部皮肤过敏或感染性疾病以及发热者。

6.6 妊娠以及其他不能配合者。

附录A

符合《中华人民共和国药典》2020年版一部

A.1 药物选择要求

A.1.1 外治药物的选择要遵循辨证论治、选方用药的原则。

A.1.2 选取具有浓烈芳香走窜，气味厚，且有一定的刺激性的药物，以增强药剂的穿透性，并加入调和剂或赋形剂以减缓药物性味，或以其增强药物通达走窜之性，发挥中医外用药"拔、截、挡"的多重功效。

A.2 具体药物的选择

中药贴敷药物选择主要以制马钱子、海桐皮、鸡血藤、仙茅、木瓜、红花、川牛膝、葛根、桂枝、制川乌、制草乌、五加皮、檀香片、降香片、细辛、伸筋草、当归、黄芪、麻黄、羌活、独活、秦艽、枸杞、川芎为主。依据中药贴敷挡、拔、截、担、消、温、定的功效。

A.3 外治药物具体辨证治疗

A.3.1 血瘀证：马钱子、鸡血藤、红花、川牛膝、檀香片、降香片、川芎等。

A.3.2 风寒湿证：海桐皮、木瓜、桂枝、制川乌、制草乌、五加皮、细辛、伸筋草、麻黄、羌活、独活等。

A.3.3 湿热证：葛根、秦艽、金银花、刘寄奴、土茯苓、川萆、芒硝、苍术、大黄等。

A.3.4 肝肾亏虚证：仙茅、五加皮、当归、黄芪、枸杞、川牛膝、狗脊、杜仲、淫羊藿、桑寄生等。

附录B 穴位的选取

B.1 遵循循经取穴，辨证取穴，特定性取穴的取穴原则。

B.2 选取背部相应部位夹脊穴。

腰背部华佗夹脊穴取法：腰椎棘突下缘、脊后正中线旁开0.5寸。

骨度分寸定位的取法：肩胛冈内缘至T3棘突中点为3寸。

B.3 辨证取穴（"辨证分期"确定病期后，再依据"八纲辨证"分型选取）

B.3.1 血瘀证：配患侧环跳、秩边穴。

B.3.2 风寒湿证和 B.3.3 湿热证：配骶管疗法（腰俞穴位注射）。

B.3.4 肝肾亏虚证：配双侧肾俞穴、志室穴（取穴时深至 L_2 或 L_3 横突背或尖部骨面）。

附录C

C.1 总体布针思路：在损害性疼痛的特定部位，视肌肉或其他软组织骨骼附着处的面积和无菌性炎症病变范围的大小选择多个进针点群，并标记。每次进点数及针距离可在评估软组织损害的范围、变性程度及患者的耐受力后灵活选择。治疗部位一般定10个进针点左右，针距1~2cm。如部位较大，可分成几个部分，分次分批进行治疗。

C.2 患者体位、目标软组织、具体定位及进针和注意事项的具体操作

	上腰部（L$_1$～L$_3$）	下腰部（L$_4$～L$_5$）	骶尾部
患者体位	俯卧位或侧卧位	俯卧位或侧卧位	俯卧位或侧卧位
目标软组织	腰方肌、胸腰筋膜、腰大肌、腰髂肋肌、多裂肌、回旋肌	胸腰筋膜、腰方肌、腰大肌、腰髂肋肌、多裂肌和回旋肌	多裂肌、回旋肌、腰骶筋膜
定位	确定L$_1$、L$_2$、L$_3$棘突位置，平L$_1$、L$_2$、L$_3$棘突向两侧距棘突约1～2cm（椎板处）各布一列针，分别在两侧第一列定位点之间，平L$_1$、L$_2$棘突下缘，向外约3cm于椎板横突交界处，定2个进针点	确定L$_4$、L$_5$棘突位置，平L$_4$、L$_5$棘突向两侧各布两排针，分别取距棘突2cm处（椎板）、3cm处（椎板横突交界）为进针点，每侧各5个进针点	先定位两侧髂后上棘，取其连线的中点向下划一约5cm的垂直线，即腰骶部正中线，沿此线向两侧旁1～2cm，定第一列进针点，以1cm为间距分别定3个点 再沿腰骶部正中线每侧旁开3cm定第二列进针点，以1cm为间距分别定2～3个点。两列共10～12个进针点
进针	垂直进针，直刺至椎板骨面	按照定位点，内侧两排平棘突外直刺，达到椎板，外面一排直刺至椎板横突处	沿布针点直刺抵达骨面
注意事项	（1）L$_1$、L$_2$腰椎处进针深度不能太深或太靠外侧，避免损伤腹膜后肾脏等器官 （2）进针未达椎板骨面时，进针深度不应超过椎板深度1cm，避免进入椎间孔 （3）根据患者病情，也可分两次行松解治疗，以L$_1$、L$_2$为一次，L$_3$单独一次	注意控制深度，避免进入椎间孔。如病人有串麻感，则可能进入椎间孔，刺激神经	沿进针点前下方深1.5cm的骨膜下刺时，注意不要进入骶后孔

C.3 体位的选择

C.3.1 俯卧位：胸下垫枕，头部支撑，暴露口、鼻，保持呼吸通畅，低头充分暴露头颈部；俯卧位为最常用的体位，头颈、腰骶、髋部及肩部治疗常取该体位，也适用于膝踝关节后部治疗。

C.3.2 侧卧位：一侧下肢伸直，另一侧下肢屈曲垫枕。常用于髋、膝等外侧部位的治疗，也适用于不能俯卧位的患者，如肥胖、不能耐受长时间俯卧的老年患者等。

附录D

D.1 注意事项、警示以及提示性的内容。

D.1.1 本治疗智能化装备所列属于禁忌证范围内的请禁用！

D.1.2 活动范围受限或运动不方便的，请采取保护措施或家人陪伴下谨慎使用。

D.1.3 年龄65岁以上和18岁以下不宜使用本装备。

D.1.4 使用本装备时需穿单衣，除去腰带、手机等影响其功能的物品。

D.1.5 治疗时不要随意活动治疗部位，切忌在仪器上睡眠，请用薄棉布覆盖使用。

D.1.6（腰椎）初次使用装备起身时腰部有酸痛感觉，静仰卧1～3min酸痛感觉自然消失。

D.1.7 对远红外线、托玛琳材料过敏者慎用。

D.1.8 治疗无效应及时找专科医师诊治。

D.2 禁忌证

颈、腰椎骨折（手术）未愈的，孕妇或严重心肺功能不全；严重心脑血管病患者；颈、腰部位皮肤损伤、结核、先天性颈、腰椎生理曲度异常；脊柱肿瘤、结核患者；重度高血压、严重骨质疏松症。起搏器携带者、脊髓型颈椎病。

D.3 装备及操作说明

D.3.1 将治疗装备放置在平整、软硬适宜，适合人体仰卧稳固的床板或地面上，接通电源。

D.3.1.1 腰部治疗姿势：让身体的臀部贴靠在有"腰=>"标识的一方，两腿自然屈膝，双手向后支撑，使腰部尽可能与仪器贴近，然后仰卧入仪器。腰部治疗时，"高度调节垫"对高度进行调节。让腰部尽可能贴近仪器，将身体调整到最舒适的姿势。

D.3.1.2 腰部治疗结束后建议起身动作

（1）请先侧身，双手支撑好再缓缓起身。

（2）也可两手抱膝用力向胸前慢慢拉近，循环三次缓缓起身。

（3）在照护人的帮助下，将仪器从带有电源线的一侧由身体下抽出，躺卧一会儿再起身。

D.3.2 模式选择和使用频率

D.3.2.1 本装备共分三个功能模式，牵引治疗高度依次由低到高（腰部可使用调节垫调节高度），"模式一"牵引高度最低、治疗时间 11min±2min，"模式二"治疗时间 15min±3min，"模式三"牵引高度最高治疗时间最长 20min±3min。

D.3.2.2 患者可根据自身条件选用不同的功能模式使用装备，牵引高度和时间由低到高、由短到长做到渐进使用。

D.3.2.3 电磁锤敲打强度可选用"强度一""强度二""强度三"，第一次使用仪器时，建议使用强度一。

D.3.2.4 每天两次，每次选择一个模式，患者平躺仰卧于仪器上，使颈、腰部位舒适，然后打开电源并选择模式。第一次使用建议选择"模式一"。

附录 F （规范性附录）针刺异常情况及处理

F.1 晕针

F.1.1 症状

在针刺过程中，患者突感头晕、目眩、心慌、恶心欲吐；重者出现面色苍白，冷汗淋漓，四肢厥冷，心慌气短，脉细弱而数，甚者出现晕厥。

F.1.2 处理

立即停止针刺，或停止留针，将已刺之针迅速取出，让患者平卧，头部放低，松开衣带，注意保暖。轻者给予热水饮之，静卧片刻即可恢复。重者可选取水沟、合谷、足三里等穴点刺或指压。出现晕厥现象时，应采取相应的急救措施处理。

F.1.3 原因

多见于初次接受治疗的患者，可因情绪紧张、体质虚弱、劳累过度、饥饿或大汗引起晕针；患者体位不当，施术者手法过重，也能出现晕针。

F.1.4 预防

对于初次接受针灸治疗和精神紧张者，应先做好解释工作。对初次就诊者，尽量采取卧位，取穴不宜过多，刺激切勿过重。对于饥饿、过度疲劳者，应待其进食、体力恢复后再进行针刺。在行针时医生要密切注意患者，见稍有晕针征兆，如面色有变化、额角微见汗、语言应对謇涩等，应立即点刺水沟，令其平卧，则可解除晕针于前兆之中。

F.2 折针

F.2.1 症状

折针，即断针，可在进针、行针或出针时出现，或部分针体浮露于皮肤之外，或全部没于皮肤里。

F.2.2 处理

术者应沉着，安抚患者不要恐惧，一定保持原有体位，以防残端隐陷。如皮肤外尚露有残端，可用镊子钳出。若残端与皮肤相平，折痕仍可看见，可用押手拇、食两指在针旁按压皮肤，使之下陷，以使残端露出皮肤，再用镊子将针拔出。如残端没于皮内，可采用外科手术方法取出。

F.2.3 原因

多由于针的质量不佳，或针体、针根有剥蚀损伤，术前失于检查，针刺时将针体全都刺入，或行针时强力提插、捻转所致。

F.2.4 预防

针前应仔细检查针具，特别是针根部分，更应认真刮拭。凡接过脉冲电针仪的毫针，应定期更换淘汰。因针根部是最易折针的地方，针刺时不应将针体全部刺入，体外应留一定的长度。行针和退针时，如果发现有弯针、滞针等异常情况，应按规定方法处理，不可强力硬拔。

F.3 出血和皮下血肿

F.3.1 症状

出血是指出针后针刺部位出血；皮下血肿是指出针后针刺部位出现肿胀，继之皮肤呈现青紫色。

F.3.2 处理

出针时出血者，可用于棉球按压出血部位，切忌揉动。若微量的皮下出血而出现局部小块青紫时，一般不必处理，可自行消退。若局部肿胀较重，青紫面积较大者，可先做冷敷以止血，24 小时后再做热敷，以促使局部瘀血消散吸收。

F.3.3 原因

刺伤血管所致。

F.3.4 预防

针刺时应避开血管，行针时避免手法过强，并嘱患者不可随意改变体位。对于易于出血穴位如眼区周围穴位，出针时立即用消毒干棉球按压针孔，只能按压，切勿揉动。

附录G 三维正脊智能化装备治疗参数

G.1 特点

G.1.1 三维是立体空间的意思,而非单指 X、Y、Z 三个方向。

G.1.2 是定距离快牵引而非定重量牵引,成角、快牵、旋转一次完成

G.1.2.1 定距离快牵,成角、快牵、旋转一次完成,具有牵引史上划时代的意义。

G.1.2.2 2004 年 4 月 28 日,卫生部将该技术纳入"十年百项"推广计划项目。

G.1.2.3 2009 年 7 月 23 日,山东省卫生厅纳入"强基工程"第一批适宜技术。

G.2 目的:纠正椎体间生物力的不平衡。

腰椎间盘突出症的根本原因是椎体间受力不平衡,不纠正这个力不平衡就不能从根本上降低复发率。

G.3 主要动作

G.3.1 微机控制下,成角、快牵、旋转一次完成,每次动作只需 1s。

G.3.2 三个动作的顺序:先成角,再牵引,再旋转。

G.3.3 三个动作各自的意义

G.3.3.1 快牵:①在盘内迅速形成负压,有利于突出物部分还纳。②使神经根与突出物粘连分开。③使神经根发生位移,产生松动,从而解除卡压。

G.3.3.2 转角:①纠正椎体间生物力的不平衡。②使突出物和神经根最大可能分离。

G.3.3.3 成角(向下):①在拉紧情况下,张开椎间隙后缘,为突出物部分还纳创造条件。②拉紧椎间盘后辅助组,如后纵韧带等使突出物产生还纳倾向和压力。

G.4 三维正脊智能化装备牵引治疗腰椎间盘突出症时的参数

G.4.1 牵距:以患者身高为主要依据。1.85m 以上的 6.0～7.0cm;1.75～1.85m 的 5.8～6.0cm;1.65～1.75m 的 5.6～5.8cm;1.60～1.65m 的 5.5～5.8cm;1.60m 以下的 5cm 左右。

G.4.2 向下成角:以要牵动的椎间隙为依据。L_5/S_1: 16°～20°;L_4/L_5: 12°～16°;L_3/L_4: 8°～12°;L_2/L_3: 4°～8°;L_1/L_2: 0°～4°。

G.4.3 转角:旋转角度有两个依据。

G.4.3.1 以要动的椎间隙的顺序为依据。L_5/S_1: 16°～20°;L_4/L_5: 12°～16°;L_3/L_4: 8°～12°;L_2/L_3: 4°～8°;L_1/L_2: 0°～4°。

G.4.3.2 以中央突出—极外侧突出顺序为依据。

中央突出,在 G.4.3.1 原则下用最小角。

极外侧突出:在 G.4.3.1 原则下用最大角。

G.4.4 捆绑固定非常重要。

G.4.5 手法配合非常重要。

G.4.6 效果预测,多数是靠医者手下的感觉得出来的,如椎体关节的挫动感。

G.5 三维正脊智能装备牵引治疗腰椎间盘突出症时旋转角的方向问题

G.5.1 常规情况下

G.5.1.1 向患侧旋转(突出物方向与患肢为同一侧)。

G.5.1.2 双侧均有症状,双向旋转。

G.5.2 突出物方向与患肢方向不一致时,以突出物方向为依据。

G.5.3 间盘源性疼痛,原则上不旋转或小角度(8°以内)双向转。

G.6 几种特殊情况

G.6.1 间盘突出合并椎体滑脱(Ⅱ度以内)或不稳。

G.6.1.1 大角度向下成角——在"G4.2"原则下用最大角。

G.6.1.2 大距离——在"G4.1"原则下用最大牵距。

G.6.1.3 小角度旋转(8°内)或不旋转。

G.6.2 手术后(椎板缺如)复发。

G.6.2.1 小角度向下成角(小于 8°)。

G.6.2.2 小距离牵引(5cm 以内)。

G.6.2.3 大角度旋转在"G4.3.1"原则下最大。

G.6.3 手术后复发——有脊柱内固定的,属三维牵引禁忌。

附录 H

H.1 急性期患者行针刀松解治疗

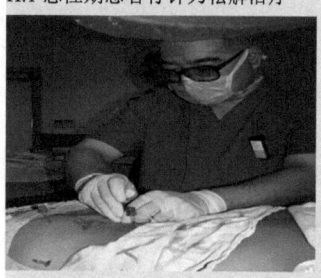

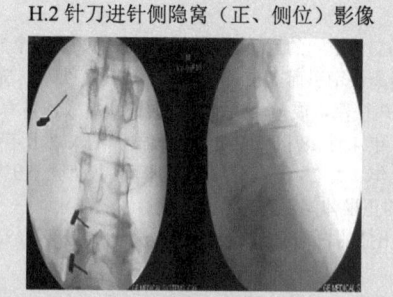

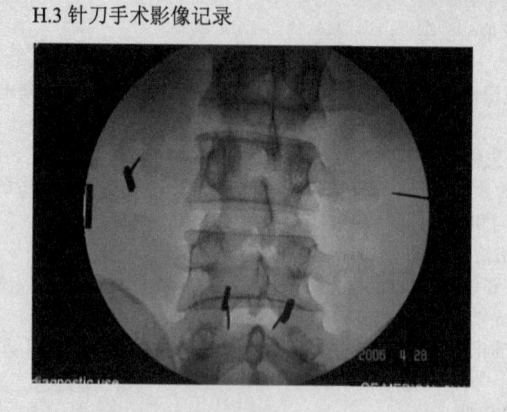

H.2 针刀进针侧隐窝（正、侧位）影像

H.3 针刀手术影像记录

附录 L　椎体解剖位置与华佗夹脊穴定位对应关系

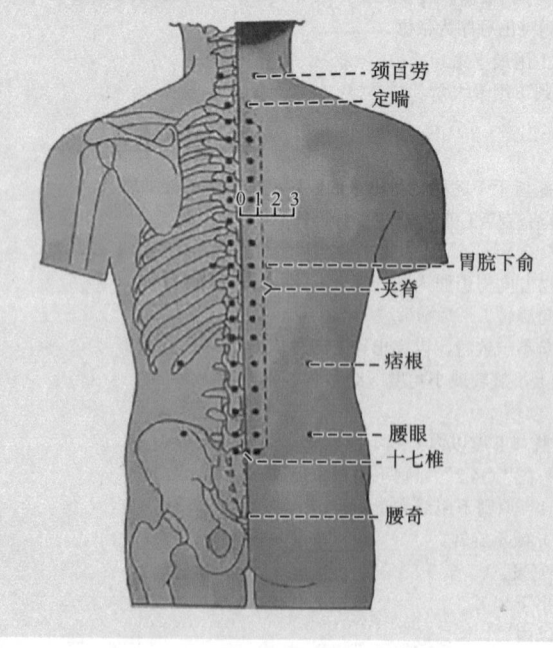

附录 4　内热式针灸疗法

山东前沿医疗器械股份有限公司　姚念民　黄炳刚
山东第一医科大学第一附属医院疼痛科　刘方铭

摘要　内热针疗法起源于传统中医的温针灸疗法。随着科技的进步和社会需求的增加，几经演变在软组织外科学中的密集型银质针疗法基础上，以中医针灸穴位、经络和经筋对痹症的治疗经验加以整合，结合筋膜运动学的研究成果。认为穴位、经络和经筋具有天然的运动属性，总结穴位病变、经络脏腑病变、经筋病变各自的运动模式判断方法，创造性整理出涉及穴位（点）、经络（线、面）和经筋（立体）六向四维顺序解结的崭新治疗模式。即在治疗中同时涉及穴位、经络和经筋的针刺模式。

通过《灵枢》记载内容来看，中医对"痹症"治疗，着重论述针刺解结方法、操作要点。

内热针疗效在选择针刺的部位时与银质针疗法略有不同，银质针疗法是建立在"以松治痛"的基础上，以"以针代刀"松解粘连的理念，采用了密集型布针方式（蜂窝式）来达到放松病损组织的目的。以病损部位的肌肉起止点作为重点治疗区域的一种针灸模式。遵循了中医的"离穴不离经"治疗思想，是在标记、布针中，以行距1cm、间距1～2cm进行针刺，随后针尾燃艾温针的治疗模式。

内热针疗法是以节段性、多平面上的穴位、经络和经筋为单位的组合式针刺治疗模式。也就是整体针刺治疗模式。这基于现代医学对中医经络穴位的崭新认识。内热针疗法认为，无论是穴位、经络，还是经筋，都是在生物进化的过程中随着适应环境进化而来的。因此，每一穴位都对生物运动具有调节属性。不同运动节段（如足、踝、膝、髋、盆、腹、胸、颈、头）上具有同向运动在机体运动的序惯性的影响下，自然地形成了一条纵行的结缔组织结构，该结构就是中医上所说的经络。机体为了适应大自然的环境变化，其肢体也就进化出了前进、后退（矢状面运动），内收、外展（冠状面运动）和内旋、外旋（水平面运动）六种单一运动模式。这些进化成12条带状结缔组织结构被我们的先人就命名为"经络"，无数的先人经过对该经络的生理功能研究，按其生理功能分别给予命名以示区分。这就形成了遍及人体，具有各自生理、运动调节功能的十二经络。并按各自生理功能给予命名。如下肢偏伸侧面（前、前外之间、外）的三条经络分别命名为足阳明胃经、足少阳胆经、足太阳膀胱经，下肢偏屈侧面（前内、内、后）的三条经络分别命名为足少阴肾经、足太阴脾经和足厥阴肝经。上肢的偏伸侧面（前、前外、外）的三条经络分别命名为手阳明大肠经、手少阳三焦经和手太阳小肠经。上肢的偏屈侧面（内、前外、外）的三条经络分别命名为手太阴肺经、手厥阴心包经和手少阴心经。

这些穴位、经络、经筋从属关系是什么呢？

先形成穴位（单一节段）结构，再进化成经络（多节段序惯运动）结构，机体为了适应更复杂的环境又进化了经筋（三维立体运动）结构。

先有节段运动需求才有结缔组织进化成运动功能的新结构单位（穴位）。也就是说，有了生命运动就有了穴位。因为生存需要，机体才有连贯的运动来适应环境，于是这些结缔组织就进化成了经络结构。经长期的观察、研究发现：穴位、经络是仅能适应单一方向运动的结缔组织结构，动物、人类为了适应更为复杂、立体的环境，随之又有一部分结缔组织进化出与三维立体运动相适应的经筋结构。

现代的内热针疗法早期脱胎于密集型银质针疗法，密集型银质针疗法是上海市静安区中心医院宣蛰人教授借鉴了浙东地区流传的粗银针（直径1.1mm）对慢性软组织疼痛的显著疗效发展而来。20世纪70年代，国内倡导中西医结合治疗模式，静安区中心医院的骨科随之与针灸科亦结合在一起开展中西医结合诊疗模式。宣蛰人教授在二十多年松解手术治疗顽固性软组织疼痛基础上，借用了针灸科陆氏伤科传人陆云响医生使用的粗银针针具，对部分软组织松解手术后遗症（当时有些松解手术模式尚未完善）进行补充治疗。陆式伤科使用单针多向刺治疗"坐骨神经痛"在上海地区享有一定声誉。宣蛰人教授的想法是用针尖代替刀尖在软组织深层做有限小范围松解，也取得预设的疗效。陆氏伤科在宣蛰人的推动下，一度把单针多向刺（散刺）增加到六针多向刺，虽然疗效更加显著，但由于有悖陆氏伤科固有的诊疗模式，两科中西医结合业务就停下来了。而宣蛰人教授仍沿着"以针代刀"的多针模式继续开展软组织疼痛诊疗工作。随着研究的深入，宣蛰人不再把银质针疗法局限在手术后遗症上，逐渐发展到全程使用银质针进行松解治疗软组织疼痛疾患。经过二十余年探索、研究、比较，终于形成了一整套的密集型银质针松解术，确立了全身二十八个部位软组织疼痛的独有的诊断、取穴（定位、定点）、针刺先后顺序、进针深度、进针方向、进针提插要求、艾灸和治疗部位的先后顺序。取得了94.7%的五年远期治愈率。

同时，在四十余年实践中，宣蛰人教授创立了软组织外科学的崭新学科。提出了"无菌性炎症致痛新学说"，新创了"腰脊柱三种试验检查法"和"规律性压痛点"分布和检查方法。新创（改良）了多部位的治疗软组织疼痛的松解手术模式。发明了"密集型银质针疗法"松解病变软组织的方法。开创了中西医结合微创（以针代刀）治疗慢性软组织疼痛的先河。为世界软组织疼痛诊疗开创了新纪元。

正是因为密集型银质针疗法惊人的疗效，我们有责任、有义务进一步推动、发展该疗法，使之与时俱进，更好地服务社会。在二十余年临床应用的基础上，我们深入研究了银质针疗法疗效优异的各项指标，结合了中医对痹证的针刺研究和筋膜学对慢性疼痛的研究进展，总结出慢性疼痛的发生、发展、逆转治愈的理论方法、条件。确定病灶、发展（代偿）路径是保证疗效的前提，认识到治疗针具和操作方法也是保障疗效的重要因素。经过对比发现银质针疗法具有以下特点。优点：①针具粗（直径1.1mm）；②使用材质导热性能好（白银）；③操作过程反复小幅度提插；④深（抵骨）；⑤针数多，（密集式布针，间距1～2cm）；⑥立体布针（涉及矢状面、冠状面和水平面）；⑦温针（燃艾球加热）。缺点：①针加温时间不可控；②治疗温度（恒温）不可控；③污染环境；④有发生烧烫伤、火灾的隐患；⑤布针过多。我们依据以上优缺点，结合现代科技手段、材料，经过优化，研制了内热式针灸治疗仪。设计了直径分别为0.35mm、0.45mm、0.70mm、1.00mm、1.10mm、1.40mm 6个规格的针具，中空结构，采用医用不锈钢，内置加热元件和测温元件，通过导线外接主机来控制针体温度和恒温时间。这种内热式针具既能最大限度满足临床要求，又能避免银质针的缺点。